Schaller

Stellen Sie sich vor, Sie sind ...

Aus dem Programm Verlag Hans Huber

Psychologie Klinische Praxis

HUBER

Im Verlag Hans Huber sind außerdem erschienen – eine Auswahl:

Guy Bodenmann
Beziehungskrisen
165 S., (ISBN 978-3-456-84177-9)

Guy Bodenmann
Depression und Partnerschaft
128 S., (ISBN 978-3-456-84724-5)

Pierre Dinner
Depression – 100 Fragen 100 Antworten
207 S., (ISBN 978-3-456-84247-9)

M. K. Dugan / R. R. Hock
Neu anfangen - nach einer Misshandlungsbeziehung
280 S., (ISBN 978-3-456-84517-3)

M. J. V. Fennell
Anleitung zur Selbstachtung
271 S., (ISBN 978-3-456-84145-8)

Ralf Hannes
Wenn Trinken zum Problem wird
181 S., (ISBN 978-3-456-84119-9)

Roger Schaller

Stellen Sie sich vor, Sie sind ...

Das Ein-Personen-Rollenspiel in Beratung, Coaching und Therapie

Verlag Hans Huber

Adresse des Autors:
Roger Schaller
Burgerweg 7
CH-2532 Magglingen
schaller@roleplay.ch
www.roleplay.ch

Lektorat: Monika Eginger, Thomas Reichert
Herstellung: Peter E. Wüthrich
Umschlag: Claude Borer, Basel
Illustrationen: Angelika Kramer, Stuttgart
Druckvorstufe: Claudia Wild, Stuttgart
Druck und buchbinderische Verarbeitung: AZ Druck und Datentechnik, Kempten
Printed in Germany

Bibliografische Information der Deutschen Bibliothek
Die Deutsche Bibliothek verzeichnet diese Publikation in der Deutschen Nationalbibliografie; detaillierte bibliografische Daten sind im Internet über http://dnb.d-nb.de abrufbar.

Anregungen und Zuschriften bitte an:
Verlag Hans Huber
Hogrefe AG
Länggass-Strasse 76
CH-3000 Bern 9
Tel: 0041 (0)31 300 45 00
Fax: 0041 (0)31 300 45 93

1. Auflage 2009

ISBN 978-3-456-84670-5

Inhalt

Stellen Sie sich vor ... – ein (fiktives) Vorwort von J. L. Moreno 9

A Theorie 13

Über Wolken, Uhren und Rollenspiel 13

Drei Welten des Rollenspiels 18

Das Netzwerk der Spiegelneuronen 24

Das «Ich» und seine Rollen 29

Der Rahmen fürs Rollenspiel 33

Vier Anwendungsformen des Rollenspiels 41

B Instrumente und Rahmenbedingungen 47

Szenisches Denken und Handeln 47

Die Bühne 49

Der Szenenaufbau 55

So tun, als ob 57

Rollenübernahme 58

Sich in eine Rolle hineindenken und einfühlen 61

Umsetzung der Rollenübernahme in szenische Handlung 63

Spezielle Rollenübernahme im Hier-und-jetzt-Rollenspiel 64

Szenenwechsel 65

Entrollen 66

Auswertung von Rollenspielen 67

Die Rolle der Leitung 69

C Techniken ... 75

Aufstellung und Skulptur ... 75

Rollenwechsel ... 78

Rollentausch ... 80

Rollendialog ... 82

Zur-Seite-Sprechen ... 85

Comicgeschichten ... 85

Textblasen für Denken, Fühlen und Sprechen ... 88

Doppeln ... 90

Spiegeln ... 91

Leerer Stuhl: einen Interaktionspartner darstellen ... 93

Leerer Stuhl: Gefühle körperlich darstellen ... 94

Mit Symbolen Gefühle darstellen ... 95

Regietechniken: Einfrieren, Rückwärts- und Vorwärtsspulen, Zeitlupe und Stummfilm, Maximierung ... 97

D Praxis 1: Diagnostik mit Rollenspiel ... 101

Selbst- und Fremdbeobachtung ... 101

Diagnostik sozialer Kompetenzen ... 103

Soziales Netzwerk-Inventar ... 104

Rollenhaushalt ... 107

Rollenanalyse ... 108

Der leere Stuhl als diagnostisches Instrument ... 110

Expertengespräche ... 112

Der letzte Tag im Leben ... 113

Die letzte Therapiestunde ... 114

Figurative Anamnese ... 114

Scenotest, Sandspiel und ADOS . . . 115

Figuratives Geschichten-Ergänzen . . . 116

Familiensystemtest . . . 117

Videodiagnostik . . . 118

Diagnostische Rollenspiele im Alltag . . . 119

E Praxis 2: Exploratives Rollenspiel . . . 123

Achtsamkeit und Verständigung . . . 123

Szenische Darstellung eines belastenden Erlebnisses . . . 128

Selbstbilder explorieren . . . 130

Meta-Rolle . . . 132

Innere Anteile . . . 133

Ego-States . . . 136

Das virtuelle Team . . . 138

Das Tribunal . . . 138

Zauberladen . . . 140

Die dritte Person . . . 141

Die konfrontative dritte Person . . . 142

Die dritte Person als Held . . . 143

Der Klient als Co-Therapeut . . . 145

Der Klient als Therapeut . . . 147

Der Narr, der Weise und der Gerechte . . . 149

Eine starke Rolle . . . 150

F Praxis 3: Rituale mit Rollenspiel . . . 151

Symbole und symbolische Handlungen . . . 151

In neue Lebensabschnitte bewusst eintreten . . . 153

Zurückzulassendes betrauern . . . 154

Psychische Integration von neuen Rollen . . . 155
Zugehörigkeit zu Personen und Gruppen festigen . . . 157
Ausgleichsrituale . . . 157
Sitzungsexterne Rituale . . . 158

G Praxis 4: Rollentraining . . . 161
Rollenkonserven . . . 161
Phasenmodell des Rollentrainings . . . 162
Vorlage für Vorbereitung und Protokoll des Rollentrainings . . . 170
Modelllernen . . . 171
Reskription von belastenden Erinnerungen . . . 176
Rollentraining in der deliktorientierten Therapie . . . 182
Symptomverschreibung . . . 184
Rollentraining mit Audio- und Video-Feedback . . . 186
Comicgeschichten . . . 187
Kapitän-Nemo-Geschichte . . . 192
Rollenspiel-Hausaufgaben . . . 193
Computerspiele und Serious Games . . . 197

H Basics . . . 201
Die 10 schlimmsten Fehler . . . 201
Zusammenfassung der Rahmenbedingungen und Instrumente . . . 204
Tabellarische Zusammenfassung der Rahmenbedingungen . . . 207
Leitlinien für den Rollenspiel-Prozess . . . 208
Wirksamkeitsnachweise fürs Rollenspiel in der Psychotherapie . . . 210

Literatur . . . 215

Index . . . 221

Stellen Sie sich vor … – ein (fiktives) Vorwort von J. L. Moreno

Liebe Leserin,

darf ich mich kurz vorstellen? Mein Name ist Jacob L. Moreno. Ich habe von 1889 bis 1974 gelebt und bin die «Mutter» (oder der «Vater») des Rollenspiels. Mein Kollege Sigmund Freud wurde berühmt, weil er die Leute auf die Couch legte und sich mit ihrer Vergangenheit und ihren Träumen beschäftigte. Ich bin einen anderen Weg gegangen: Ich ließ meine Klienten aktuelle Probleme szenisch darstellen und auf der Bühne auch gleich eine Probe davon ablegen, wie sie in der Zukunft damit umgehen könnten. Im Rollenspiel lernten die Klienten, ihre bisherige Einstellung und ihr Verhalten aus einer anderen Perspektive zu betrachten und neues Verhalten auszuprobieren und einzuüben. Es bringt doch nichts, ständig über die Vergangenheit zu grübeln; vielmehr sollten wir uns mit der Zukunft beschäftigen und dabei auch Spaß haben. Mein größtes Verdienst: Ich habe den Humor in die Psychotherapie eingeführt. Über sich selber lachen zu können ist eine der größten Errungenschaften der Menschheit!

Ich gab dieser Methode den Namen *Psychodrama,* abgeleitet aus den griechischen Wörtern *psyche* (= Seele) und *drama* (= Handlung); damit wollte ich ausdrücken, dass die Wahrheit der Seele durch Handeln ergründet werden kann und soll.

Ich wurde nicht so berühmt wie mein Kollege Freud, was mich doch recht wurmt. Ich kann aber rückblickend, mit etwas Distanz, aus einer anderen Perspektive schauend, mit meinem Lebenswerk zufrieden sein: Das Rollenspiel wird heute in Beratung, Psychotherapie, Forschung, Aus- und Weiterbildung, Coaching und Supervision oft und vielseitig eingesetzt. Und darauf bin ich stolz und ich freue mich darüber wie ein Kind!

Aber nun habe ich genug über mich erzählt, kommen wir zu diesem Buch.

Ich stelle mir vor, Sie sind eine kompetente Fachfrau in Beratung, Coaching oder Therapie. Sie haben bereits Erfahrung mit dem Rollenspiel – aber im Einzelsetting haben Sie diese Aktionsmethode bisher nur wenig eingesetzt. Angenommen, Sie möchten dies verändern, und Sie suchen nach einem Rollenspiel-Buch für die Praxis. Dann kann ich Ihnen dieses Buch von Roger Schaller empfehlen: Es vermittelt Instrumente und Methoden des Rollenspiels, die Sie – unabhängig von Ihrer Grundrichtung als Therapeutin, Beraterin oder Coach – in die Tätigkeit mit Einzelpersonen einfließen lassen können. Zahlreiche Fallbeispiele in diesem Buch kommen aus der psychotherapeutischen Praxis. Sie werden aber so beschrieben, dass diese Methoden auch in Beratung, Coaching und Supervision umgesetzt werden können.

Für den ersten Teil seines Buchs (A) hat der Autor einige psychologische und philosophische Theorien über Denken, Handeln und Fühlen beim Menschen ausgewählt. Er will Ihnen damit die Sinnhaftigkeit und Wirksamkeit der Methode *Rollenspiel* erklären. Dies gelingt ihm vortrefflich: Sie werden sehen, dass wir nicht nur ein vernetztes Gehirn, sondern auch ein «rollenspielendes» Gehirn haben.

Im zweiten Teil (B) dokumentiert er die notwendigen Rahmenbedingungen, die Grundregeln und die wichtigsten Werkzeuge für das Rollenspiel. Oft sind es nur kleine, aber entscheidende Anleitungen und Veränderungen, die aus einem mittelmäßigen Rollenspiel eine nachhaltige Lernerfahrung machen.

Der Autor unterscheidet und beschreibt dabei drei Möglichkeiten der Rollenübernahme:

- das imaginative Rollenspiel, nur in Ihrer Vorstellung, ohne eine Rolle körperlich zu übernehmen. Versuchen Sie es: «Schließen Sie die Augen und stellen sich vor, Sie sind jetzt …»
- Im figurativen Rollenspiel können Sie Ihre eigene und andere Rollen mit Spielfiguren, Handpuppen, Steinen, Klötzen, Stühlen, Kissen, Knöpfen usw. szenisch darstellen.
- das körperliche Rollenspiel: Sie übernehmen körperlich die Rolle einer anderen Person, stellen sich so hin wie diese andere Person – dieses Verfahren kennen Sie sicher aus der beruflichen Weiterbildung oder der Gruppentherapie.

Der Autor gibt klare Handlungsanleitungen für diese drei Rollenspiel-Verfahren im Einzelsetting.

Der dritte Teil (C) beschreibt Techniken des Rollenspiels, und in den Teilen zur Praxis (D–G) unterscheidet der Autor zwischen vier Funktionen von Rollenspiel: Diagnostik, Exploration, Ritual und Training. Er beschreibt in zahlreichen anschaulichen Beispielen die vielfältigen Einsatzmöglichkeiten von Ein-Personen-Rollenspielen. Der fünfte Teil (H) gibt dann eine Art Zusammenfassung dessen, was beim Rollenspiel zu beachten ist. Auch die schlimmsten Fehler werden nicht ausgelassen, damit Sie schnell nachlesen können, welche davon Sie regelmäßig machen.

Der Autor ist Psychodramatiker und Verhaltenstherapeut. Er zeigt nicht nur Fallbeispiele aus dem psychodramatischen Rollenspiel und dem angeleiteten Verhaltenstraining, sondern schöpft auch aus dem Methodenrepertoire des systemischen Ansatzes, der Gestalttherapie, der Psychoanalyse, der Hypnose und der Methode des Katathymen Bilderlebens. Die beschriebenen Methoden können von gut ausgebildeten und erfahrenen Therapeuten, Beratern und Coaches aus anderen «Schulen» in deren eigene Praxis übernommen werden – auch ohne Kenntnisse über Psychodrama oder Verhaltenstherapie.

Etwas enttäuscht hat mich, dass ich selber im Buch nur wenig zitiert werde. Erfreut hat mich aber zu sehen, dass die von mir begründete Methode, das szenische Handeln in Therapie, Beratung, Coaching und Supervision, mit viel Fantasie eingesetzt wird.

Und noch eine kritische Bemerkung: Der Autor schreibt meistens nur in der männlichen Form. Er entschuldigt seine Schreibweise mit bekannten Schwierigkeiten in der deutschen Sprache bezüglich der weiblichen und männlichen Form bzw. mit der Umständlichkeit, immer beide Formen zu nennen. An meinem jetzigen Aufenthaltsort sind wir sehr sensibel für Gender-Fragen und ich finde diese Ausrede etwas einfach. Daher spreche ich in meinem Vorwort die sehr geehrten Leserinnen an … – als Leser dürfen Sie sich aber auch angesprochen fühlen.

Ich bin mir sicher, dass Sie beim Lesen dieses Rollenspiel-Buches neue Arbeitsmöglichkeiten entdecken und Ihre Fähigkeit zu spontanen und kreativen Interventionen erweitern werden. Für mich war dieses Buch auch eine Entdeckung, denn ich musste meine alte Psychodrama-Theorie und meine bewährten Rollenspiel-Techniken aus neuen Perspektiven heraus hinterfragen und mit anderen Ansätzen vergleichen. Und ich habe dabei gemerkt, welches die wichtigste Stärke des Rollenspiels ist: Man kann sich aus einer anderen Rolle heraus hemmungslos loben. Das tut richtig gut!

Ich wünsche auch Ihnen, liebe Leserin, viel Verunsicherung, freudige Neugier und spannende Entdeckungen.

Ihr Jacob L. Moreno selig

A Theorie

Über Wolken, Uhren und Rollenspiel

Was unterscheidet Wolken von Uhren? Wolken sind ungleichmäßig, ungeordnet, und ihre Entwicklung ist nur schwer berechenbar. Das Kommen und Gehen der Wolken ist schwer voraussagbar: Wir sprechen von den «Launen des Wetters». Uhren hingegen sind regelhafte, geordnete und in ihrem Verhalten in hohem Maße voraussagbare Systeme. Wir sprechen von der «Genauigkeit eines Uhrwerks», wenn wir ein höchst regelmäßiges und voraussagbares Phänomen beschreiben möchten.

Stellen wir uns ein Schema vor, in dem links eine Wolke steht und rechts eine Uhr. Es gibt viele Dinge, Naturvorgänge und Lebewesen, die man zwischen diesen beiden Polen anordnen kann: Der Wechsel der Jahreszeiten ist eine nicht ganz zuverlässige Uhr und könnte daher irgendwo auf der rechten Seite angeordnet werden. Tiere gehören nicht weit von den Wolken auf die linke Seite, Pflanzen etwas näher zu den Uhren. Unter den Tieren wird ein junger Hund weiter links stehen als ein alter.

Wo würden Sie in diesem Schema des Philosophen Karl Popper (1973) den Menschen einreihen, der als Klient zu Ihnen in die Beratung, die Therapie oder ins Coaching kommt? Wie ist Ihre Arbeitsweise? Sind Sie eher «Meteorologe» oder gleicht Ihre Arbeitsweise einem Uhrmacher?

Ich reihe mich, je nach Klient und Zielsetzung, einmal rechts und ein andermal links ein. Im explorativen Rollenspiel mit einem Klienten, der unter einer Angststörung leidet, bin ich als «Wolkenbeobachter» tätig: Ich beobachte, stelle Fragen und inszeniere eventuell eine problematische Situation. Ich versuche szenisch zu verstehen, wie die Struktur und Dynamik dieser «Wolke» ist. Im Sozialkompetenz-Training mit einem verhaltensauffälligen Jugendlichen bin ich eher der Uhrmacher: Ich zeige ein Modell eines sozial erwünschten Verhaltens und fordere den Jugendlichen auf, dies in einem Rollenspiel nachzumachen.

Es gibt Klientensituationen, die sind eher wie Wolken, und andere, die sind eher wie Uhren. Diese Anordnung dürfte für den psychologischen Alltagsverstand durchaus annehmbar sein. Es gibt aber Fachleute, welche die verblüffende Aussage für richtig halten: Alle Wolken sind Uhren. Diese ungewöhnliche Gleichung wurde früher auch in der Physik als richtig angesehen. Wie Popper (1973, S. 215 f.) festgestellt hat, glaubten Physiker vor nicht allzu langer Zeit, dass auch die allerwolkigsten Wolken eigentlich Uhren seien. Die Newton'sche Theorie war dermaßen überzeugend, dass fast alle lernbegierigen Menschen sich ihr zuwandten und glaubten, diese neue Theorie würde nun alles erklären, nicht nur die Elektrizität und den Magnetismus, sondern auch Wolken und sogar lebende Organismen. Ähnlich verdrehen heute auch in der Psychologie die evidenzbasierten Erfolge der Verhaltenstherapie den Fachleuten den Kopf. Es gibt Stimmen, die sagen: Alle Wolken sind Uhren, und nur klar strukturierte angeleitete Rollenspiele sind wirksam! Mit meinem Buch will ich diesem irrigen ‹Alltagsverstand› widersprechen und aufzeigen, dass das Rollenspiel ein wirksames Instrument für Wolken und für Uhren sein kann.

Die gängigen Rollenspiel-Theorien lassen sich auf einem Schema zwischen Wolken und Uhren folgendermaßen einordnen (s. Abb. 1):

Auf der rechten Seite finden wir angeleitete verhaltenstherapeutische Trainings, und als deren extremste Form die Aversionstherapie. Darin werden die Patienten aufgefordert, ein nicht erwünschtes Verhalten zu spielen («Tun Sie so, als ob Sie betrunken wären!»). Vereinfachend ausgedrückt, kann man sagen, dass diese verhaltenstherapeutischen Rollenspiele eine Art «Uhrmacher-Handwerk» darstellen: Der Patient ist für sie wie eine Uhr, die nicht richtig tickt. Wenn wir dem Patienten aufzeigen, wie es richtig und wie es falsch läuft, dann wird er sein Verhalten entsprechend anpassen können.

Der Verhaltenstherapeut Arnold A. Lazarus (1978) grenzte sich von diesen behaviouristischen Ansätzen ab. Seine Theorie geht davon aus, dass der Mensch

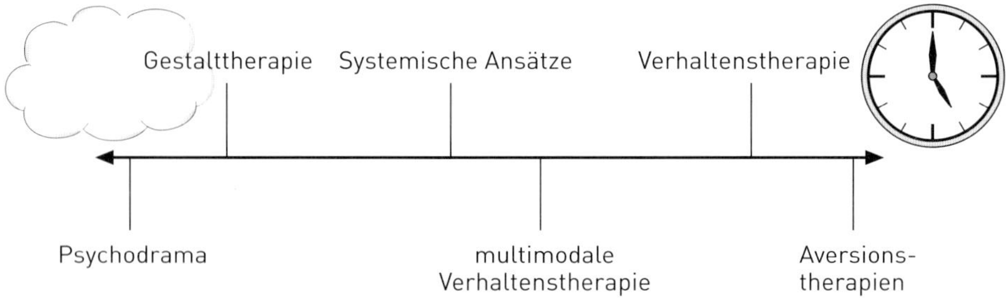

Abbildung 1: Rollenspiel-Theorien verschiedener Therapieansätze

nicht nur durch seine fünf Sinne wahrnimmt und denkt, sondern auch Emotionen hat und ständig – in ganz konkreten körperlichen Situationen – in Interaktion mit anderen steht. Daher müssen in einer erfolgreichen Therapie mehrere Modalitäten gleichzeitig aktiviert werden, da immer alles mit allem verbunden ist. Lazarus (1978, S. 33) kritisierte die Verhaltenstherapie als «mechanistisch und nutzlos vereinfachend». Die Psychoanalyse hingegen erschien ihm als «nutzlos kompliziert und stark eingeschränkt», da der Patient körperlich inaktiv bleibt. Er postulierte, dass bleibende therapeutische Veränderungen eine Funktion kombinierter Techniken, Strategien und Modalitäten seien. Das Rollenspiel, wie es in der Multimodalen Verhaltenstherapie (die Lazarus beschreibt) eingesetzt wurde (in verschiedenen methodischen Anwendungsformen wie Stimmübungen, Selbstbehauptungs-Training, Leerer-Stuhl-Technik, Zukunftsprojektion, Rolleninterview etc.), können wir auf unserem Schema eher der Mitte zu einordnen.

Im deutschen Sprachraum wurden zu Beginn der 1970er-Jahre das Assertiveness-Training-Programm (ATP) zur Einübung von Selbstvertrauen und sozialer Kompetenz (Ullrich & Ullrich de Muynck 1980) und die verschiedenen Trainingsprogramme von Petermann & Petermann (2003, 2006) bekannt. Diese Trainings zur Förderung sozialer Kompetenzen enthalten als wichtige Bausteine das Rollenspiel. In Verhaltenstrainings, die verschiedene mögliche Problemlösungen anbieten, werden den Klienten Alltagssituationen vorgelegt. Die Klienten spielen die in strukturierten Vorlagen ausgearbeiteten Rollen nach, explorieren mögliche Problemlösungen und bewerten die Lösungen danach, wie angemessen sie sind. Das Rollenspiel in dieser Anwendungsform greift auf das Modelllernen zurück: den Erwerb von neuen komplexen Verhaltensweisen durch Nachahmung. Diese Trainingsprogramme kombinieren kognitive Methoden der Selbstbeobachtung und Selbstbeurteilung mit dem Rollenspiel. Sie sind etwas weniger «mechanisch» als die ursprünglichen Verhaltenstrainings: In unserem Schema können wir sie aber dennoch eher bei den Uhren einteilen, etwas weiter links als die Aversionstherapien.

Am anderen Ende des Schemas finden wir das *Psychodrama*. Dieses ist vorwiegend als gruppenpsychotherapeutisches Verfahren bekannt. Grundlage des Psychodramas ist das Prinzip des «szenischen Verstehens» (vgl. Ottomeyer 1987, 2004). Die Klienten tragen ihre eigenen lebensgeschichtlichen Muster und Problemsituationen in das Rollenspiel hinein, und es wird der Versuch unternommen, zu verstehen, was in dieser Szene genau passiert («Wie wird gesprochen? Welche Details sind für Sie wichtig? Welche Gefühle nehmen Sie wahr? Was befürchten Sie? Welches sind Ihre Hoffnungen? Wie erklären Sie sich das?»). Es ist ein Versuch, die «Launen des Alltags» in eine therapeutische Form zu bringen, in die alle Modalitäten und Dimensionen nach Bedarf einbezogen werden können.

Etwas weiter rechts, aber immer noch etwas näher bei den Wolken als bei der Uhr, können wir die Rollenspiel-Techniken der systemischen Therapie und Beratung einfügen. Virginia Satir (Satir & Baldwin 1988) stellt einem verhaltenstherapeutischen Entwicklungsmodell von «oben nach unten» (*threat and reward model*) ein Wachstumsmodell von «unten nach oben» entgegen (*seed model*). Es komme dabei darauf an, zu bestimmen, unter welchen Bedingungen Wachstum in positiver Richtung möglich ist. Diese Bedingungen sind nach Satir oft komplex und widersprüchlich; was den einen als gute Entwicklungsbedingung erscheint, kann anderen das Gegenteil bedeuten. Rollenspieltechniken (wie Pantomime, Skulptur, Aufstellung, simulierte Familie, Parts-Technik) sind ein wichtiges systemisches Handwerkszeug zur Persönlichkeitsentwicklung und Lösungsorientierung.

Ebenfalls links von der Mitte sind in unserem Schema die Rollenspiele anzusiedeln, wie sie in der Gestalttherapie angewendet werden. Zielsetzung ist hier in erster Linie die Erweiterung der Wahrnehmungsfähigkeit. Durch Rollenspiel-Werkzeuge (wie Identifikation mit einem Gegenstand, der leere Stuhl, Dialog mit dem Symptom, Dialog mit den Eltern, Fantasie-Gefährte etc.) sollen drei Bereiche der Wahrnehmung geschult werden: die Wahrnehmung der Gegenstände und Abläufe des gegenwärtigen Augenblicks, die Wahrnehmung der eigenen Empfindungen und die Wahrnehmung der eigenen Gedanken, Interpretationen, Bewertungen und Fantasien.

Eine kleine Denkaufgabe: In der klinischen Hypnose und im Katathymen Bilderleben wird die imaginative Rollenübernahme eingesetzt. Wo würden Sie diese Verfahren auf obenstehendem Schema einreihen? Wo die körperzentrierten Ansätze? Wo die Psychoanalyse? Näher bei den Wolken oder bei den Uhren?

Ich habe meine Psychotherapie-Ausbildung in Psychodrama und Verhaltenstherapie gemacht. In der *Rolle des Psychodramatikers* sage ich: Das wirksame Rollenspiel ist psychodramatisch und verläuft von «unten nach oben», indem wir als Einstieg das unmittelbare körperliche Erleben einer konkreten Situation in den Fokus unserer Aufmerksamkeit bringen. Denn es ergibt sich aus dem menschlichen Bauplan, dass jeder psychische und physische Zustand auch immer auf andere Aktivitäten bezogen ist, die im Augenblick des Erlebens nicht im Fokus der Aufmerksamkeit stehen. Die bio-psycho-sozialen Prozesse sind durch massivste Parallelität gekennzeichnet, alles ist mit allem eng verbunden. Es kommt also nicht vor, dass ich «einfach etwas sehe», «nur einen Gedanken habe» oder «mich nur an etwas erinnere»: Die Erinnerung an ein Ereignis ohne Gefühlsempfindung ist nicht möglich; eine «rein gedankliche» und «objektive» Analyse eines komplexen Sachverhalts ist nicht möglich; wir nehmen immer gleichzeitigen Bezug auf im Gedächtnis gespeicherte Information und entsprechende emotionale Bewertungen. Alles ist mit allem verknüpft und beeinflusst sich gegenseitig auf eine nicht berechenbare Weise (vgl. Pöppel 2006, S. 113).

Und gerade deshalb wird mir *als Verhaltenstherapeut* aber sofort klar, dass nur ein gut geplantes und in alle Einzelheiten strukturiertes Rollenspiel zu einer erfolgreichen Verhaltensänderung führen kann. Ein Mensch, der sein eigenes Verhalten in einem spontanen, unstrukturierten Rollenspiel ändern möchte, ist in Gefahr, Gefangener seiner eigenen Wahrnehmung zu bleiben. Er erkennt nur das, was ihm bereits bekannt ist, denn dafür bestehen gut gebahnte neuronale Erregungsbereitschaften, die leicht aktivierbar sind, und das kann gerade ein Teil seines Problems sein. Er ist also auf klare Regieanweisungen von außen angewiesen, durch jemanden mit anderen neuronalen Erregungsbereitschaften (vgl. Grawe 2004, S. 377). Gut strukturierte Rollenspiele von «oben nach unten» sind zweckmäßig und sinnvoll, da der Klient mit anderen Modellen und anderen Betrachtungsweisen konfrontiert wird.

Es gibt also Rollenspiele für Uhren und Rollenspiele für Wolken. Die meisten Wissenschaftler in Biologie, Medizin, Psychologie und Pädagogik glauben heute, dass der Mensch eher eine Wolke ist als eine Uhr. Der Mensch und das Leben mit seinen Freuden und Schwierigkeiten sind komplexe Systeme, die sich durch eine nichtlineare Dynamik auszeichnen und nicht berechenbar sind. Dementsprechend müssen die Techniken für Therapie und Beratung multimodale Kreativitätstechniken sein, die den Menschen in seiner Ganzheit erfassen. Es kann aber nützlich sein, so zu tun, als ob der Mensch eine Uhr wäre. In einem klar strukturierten Rollenspiel, bei dem die Alltagsrealität auf einige wenige Dimensionen künstlich reduziert wird, kann ein Freiraum für neues Wahrnehmen, Fühlen, Denken und Handeln geschaffen werden. Wir werden sehen, dass es beispielsweise zweckmäßig sein kann, eine Begrüßungsszene zu simulieren und die Aufmerksamkeit auf ganz spezifische «mechanische Uhrwerk-Teile» (gleichmäßige Handlungsabläufe) zu lenken.

Jeder einzelne Mensch – sein Gehirn, seine Gefühle und seine Welt – zeichnet sich durch eine massive Vernetzung, Parallelität der Prozesse und Unvorhersagbarkeit aus. Dies erfordert, dass wir uns als Therapeuten und Berater immer neu erfinden (uns nicht auf Altbekanntes beschränken) und neue Lösungen suchen. Mit diesem Buch möchte ich Ihnen kreative Techniken zur Verfügung stellen, die Sie in Ihre Therapie- und Beratungstätigkeit, speziell im Einzelsetting, integrieren können. Ich werde beschreiben, wie wir in der szenischen Darstellung aus einer Wolke eine Uhr oder aus einer Uhr eine Wolke machen können. Das Einzelsetting eröffnet dazu einen intimen kreativen Freiraum.

Drei Welten des Rollenspiels

> »Gefragt wird keiner: nicht nach der Bereitschaft zur eigenen Existenz und noch weniger zu einigen entscheidenden Details: dick oder dünn, halbwegs erfolgreich oder gleich am Rand, schwachsinnig, lebensfähig oder keins von beiden.« *Ilse Aichinger*

Keiner ist dafür verantwortlich, wie er in den ersten Lebensjahren die Welt erfahren hat. Die Welt ist verantwortlich dafür, dass der eine in einem wohligen und sicheren Nest landet und der andere mit schwierigen Lebensbedingungen kämpft. Wer weniger Glück hatte, wird im Leben auch mehr Probleme haben, denn die Erfahrungen, die wir als Kind gemacht haben, sind ein Teil von uns selbst. Heißt das, dass wir für unser Denken und Handeln nicht verantwortlich sind? Nein. Jeder Mensch hat, selbst in den allerschwierigsten Lebenssituationen, immer mindestens zwei Möglichkeiten: Er kann sich weiterhin so verhalten wie bisher oder sein Verhalten ändern. Oft sehen wir aber diese Möglichkeiten nicht.

Das Rollenspiel ist ein Spiel mit Möglichkeiten. Indem wir ein vorhandenes Problem auf die Bühne bringen, werden wir aktiv: Wir können das Problem aus einer gewissen Distanz anschauen, verändern, in Einzelteile zerlegen, neu zusammensetzen und neue Szenenabläufe schreiben.

Wie aber bringe ich ein Gefühl, ein unerfülltes Bedürfnis oder eine inadäquate Einstellung auf die Bühne? Dies ist nicht einfach. Wir sind zwar materielle Körper, und als solche können wir gesehen, betastet und gerochen werden. Aber können wir Einstellungen riechen? Können wir Bedürfnisse betasten? Sind Gefühle farbig? Ist Ungerechtigkeit hörbar?

Zu diesen Fragen ein kurzer philosophischer Exkurs in das erkenntnistheoretische Modell der drei Welten von Karl Popper (Popper & Eccles 1989, S. 61). Er unterteilt unsere Erfahrungswelt in drei Welten, nämlich in Welt 1 (materielle Körper), Welt 2 (psychische Zustände) und Welt 3 (Theorien):

- **Welt 1:** Lebende Wesen sind materielle Körper. Wie alle materiellen Körper sind sie Prozesse; und wie einige andere materielle Körper (z.B. Wolken) sind sie offene Systeme von Molekülen: Systeme, die einige ihrer Bestandteile mit ihrer Umwelt austauschen. Lebewesen gehören dem *Universum physikalischer Gegenstände* an. Alle Dinge, die wir mit unseren Sinnen erfahren (Formen, Druck, Temperatur, Gerüche), gehören zu dieser materiellen Welt 1.

- **Welt 2:** Die psychischen und seelischen Zustände eines Lebewesens sind ebenso (aber anders) wirklich wie die materiellen Dinge der Welt 1. Zahnschmerzen sind ein gutes Beispiel für einen Zustand, der sowohl psychisch als auch physikalisch oder physisch ist. Die Karies im Zahn – ein materieller, physikochemischer Vorgang – hat eine psychische Wirkung, nämlich das Schmerzempfinden, die damit verbundene psychische Beeinträchtigung und daraus sich ergebende Handlungsmotive. Zur Welt 2 gehören Zustände wie Freude, Trauer, Motivation, Ich-Bewusstsein usw.

- Glücklicherweise verfügen wir über Theorien, wie wir Zahnschmerzen verhindern oder beseitigen können. Diese Theorien, Fantasien, Ideen gehören zu einer immateriellen **Welt 3**. Gegenstände der Welt 3, wie beispielsweise ein Selbst-Ideal («So möchte ich sein»), können zu konkreten problematischen Handlungsweisen führen und eine gesunde psychosoziale Entwicklung beeinträchtigen. Zur Welt 3 gehören alle unterschiedlichen adäquaten und völlig inadäquaten Theorien, Ideen und Bewertungen einer Person über sich selbst, über andere und über die Welt. Zur Welt 3 gehören Erzählungen, Interpretationen, Einstellungen, moralische Urteile. Ein Buch beispielsweise ist ein physisches Ding und gehört zu Welt 1; was ein Buch aber zu einem bedeutsamen Erzeugnis menschlichen Denkens macht, ist sein Inhalt: der in den verschiedenen Auflagen und Ausgaben unverändert bleibt. Dieser geistige Inhalt gehört zur Welt 3.

Die Hauptthese von Popper besagt, dass Gegenstände der Welt 3 wirklich werden können, wie beispielsweise die Theorie vom Fliegen. Diese Theorie oder Idee führte dazu, dass Flugzeuge entwickelt wurden. Aber auch Theorien und Ideen, die nie in der Form materieller Körper erscheinen, können einen großen Einfluss haben: Sie können Menschen dazu veranlassen, bestimmte Handlungen zu tun oder zu unterlassen. Gegenstände der Welt 3 sind abstrakt, aber nichtsdestoweniger wirklich; denn sie sind mächtige Werkzeuge zur Veränderung der Welt 1. Unsere Ideen, Werte und Einstellungen bestimmen unser Verhalten, indem sie als motivationale Ziele handlungssteuernd wirken, auch wenn sie nicht materiell greifbar sind.

Die Welt 3 hat also einen ganz wesentlichen Einfluss auf die Entwicklung unserer Persönlichkeit, auf Gesundheit und Wohlbefinden. Dabei hat die Welt 2 (die Welt der Emotionen und Befindlichkeiten) eine Verständigungs- und Vermittlungsfunktion.

Das Rollenspiel ist eine szenisch-handlungsorientierte Arbeitsweise: Der Klient wird zum Regisseur seiner Lebenswelt, indem er immaterielle Objekte der Welten 2 (die Emotionen) und 3 (Hypothesen, Bewertungen, Bedürfnisse, Ziele) auf der Bühne sichtbar und handhabbar machen kann. Das Rollenspiel ermöglicht es ihm, seine Probleme zu erkennen und die Regie über sein eigenes Verhalten zu übernehmen.

« Dazu ein Beispiel aus der Therapie einer Klientin, die als Opfer eines schweren Verkehrsunfalls unter einer Anpassungsstörung leidet. Ein Symptom dieser Störung sind häufig auftretende Angstzustände, wenn ein Familienmitglied sich verspätet.

Die Angst ist eine Emotion und gehört zur Welt 2. Sie hat aber auch physische Korrelate (Schweiß, Zittern usw.) und ist insofern auch Teil von Welt 1, wie die oben beschriebenen Zahnschmerzen. Eine therapeutische Intervention mit Rollenspiel kann nun darin bestehen, der Angst «eine Materie zu geben», um sie genauer erkennen zu können und eine angemessene Distanz zur Emotion zu bekommen. Dadurch kann die Klientin lernen, von der Angst nicht überwältigt zu werden, sie als Erfahrung in einen Gesamtzusammenhang zu stellen und eventuell den Sinn dieses Symptoms zu erkennen.

Ich beginne auf der Erkenntnisebene der Welt 3: «Sie haben erzählt, dass sie schwere Angstzustände haben, wenn Ihr Mann oder Ihre Tochter nicht pünktlich nach Hause kommen. Wie fühlen Sie sich dann? Was geht Ihnen dann durch den Kopf?» In einem zweiten Schritt stelle ich nun einen *leeren Stuhl* hin. «Und nun wollen wir mal so tun, als ob dieses Gefühl der Angst einfach hier auf diesem Stuhl wäre. Wie geht es Ihnen, wenn diese Angst da ist? Sie können auch ein bisschen näher kommen oder weiter weg gehen. Suchen Sie sich eine Distanz, die Sie gut aushalten können, nicht zu weit, denn die Angst gehört ja zu Ihnen, aber auch nicht so nahe, dass es ganz unangenehm wird.» Wir haben jetzt dieses Gefühl mit einem Stuhl symbolisch materialisiert (eine Welt 1-Simulation), und wir spielen jetzt auf der Ebene der Welt 2, der psychischen Befindlichkeit, indem die Klientin versucht, eine angemessene Distanz zur Emotion zu bekommen.

Wir können dieses Spiel noch weiterführen, mit einer *Rollenübernahme*: «Wenn Sie wollen, können Sie sich auch einmal auf diesen Stuhl setzen und dieses Gefühl der Angst sein. Sprechen Sie aus diesem Gefühl heraus. Versuchen Sie, sich in dieses Gefühl zu verwandeln und zu sagen, wer Sie sind…, also beispielsweise so: ‹Ich bin die Angst, ich bin mächtig, ich kann…›»

Dies ist ein Versuch, die real existierenden Ängste – die nicht materiell sind, sondern als Angstgefühl zur psychischen Welt 2 und als Angstfantasien zur kognitiven Welt 3 gehören – in eine sichtbare und bearbeitbare Form (Welt 1) zu bringen. Dadurch soll die Klientin einen besseren Zugang zu ihren Emotionen finden. Mit diesem Rollenspiel schaffen wir einen Übungsraum, in dem die Klientin das Problem erfassen und verschiedene Lösungen ausprobieren kann. Die Instrumente und Techniken des Rollenspiels (Inszenierung, so-tun-als-ob, Rollenübernahme, Verbalisierungstechniken etc.) erschaffen eine simulierte materielle Welt 1, in der die Emotionen und Fantasien personifiziert werden und sprechen können. Die Gefühle (Welt 2), die Ideen und Fantasien (Welt 3) der Klientin werden dadurch für sie selber erkennbar und handhabbar.

In einem weiteren, psychoedukativen Schritt kann es nützlich sein, der Klientin zu erklären, was Angst ist, welche Funktion diese Emotion hat und wie man die Intensität von Emotionen regulieren kann. Es genügt aber nicht, wenn es bei der Theorie bleibt. Um das Problem der Klientin noch besser zu verstehen und ihre Kompetenzen zum Selbstmanagement bei angstmachenden Situationen zu verbessern, können wir einen Umweg über eine *Als-ob-Schlaufe* nehmen: «Stellen Sie sich vor, hier sitzt ein Kind, das Angst hat, weil seine Eltern nicht rechtzeitig zurückgekommen sind. Das Kind hat Angst, den Eltern könnte ein Unfall passiert sein oder sonst etwas Schlimmes. Und stellen Sie sich nun vor, Sie kommen zufällig vorbei und sehen dieses Kind. Was löst dieses Kind bei Ihnen aus? Was möchten Sie tun? Versuchen Sie es doch einfach!»

»

Karl Popper schreibt: «Um ein Problem zu verstehen, muss man wenigstens einige der einleuchtenderen Lösungen ausprobieren und herausfinden, dass sie falsch sind; so wiederentdeckt man also, dass es da eine Schwierigkeit gibt – ein Problem. Um eine Theorie zu verstehen, muss man erst das Problem verstehen, zu dessen Lösung die Theorie entworfen wurde, und dann muss man sehen, ob das dieser Theorie besser gelingt als einer naheliegenderen Lösung. [...] Wir lernen also nicht durch unmittelbares Schauen oder durch Kontemplation, sondern durch praktisches Tun, durch aktive Teilnahme daran, wie man Gegenstände der Welt 3 macht, wie man sie versteht und wie man sie ‹schaut›.» (Popper & Eccles 1989, S. 70)

Im Popper'schen Sinn wird die Klientin (mit dem Kind-Angst-Rollenspiel) in die Lage versetzt, ihre eigenen Theorien über Angstbewältigung zu prüfen, indem sie mit einem simulierten konkreten Problem konfrontiert wird. Kann die Klientin die Bedürfnisse des Kindes erkennen und in einer angstreduzierenden Weise darauf reagieren, hat sie einen ersten Erkenntnisschritt gemacht. Die Klientin lernt durch praktisches Tun im Umgang mit einem simulierten Problem (Angst – Kind) Gegenstände der Welten 2 (Emotion) und 3 (Lösungstheorien) zu sehen und zu gestalten.

Rollenspiele sind nicht primär lösungsorientiert, sondern erkenntnisorientiert. Ein ganz zentraler Wirkfaktor ist hierbei die Achtsamkeit. Achtsames Gewahrsein beinhaltet gemäß Siegel (2007, S. 33) fünf Faktoren, die auch im beschriebenen Fallbeispiel zur Anwendung gekommen sind:

1. Nichtreaktivität gegenüber inneren Erfahrungen: Die Klientin wird aufgefordert, im Rollenspiel innere Gefühle und Emotionen wahrzunehmen, ohne aber auf sie sofort reagieren zu müssen – in einer nächsten Szene kann dann eventuell eine Reaktion erfolgen.

2. Empfindungen, Gedanken und Gefühle beachten, selbst wenn sie unangenehm oder schmerzhaft sind: Die Klientin soll, wenn sie die Rolle der Angst spielt, diese Emotion erkunden, verschiedene Facetten betrachten.

3. Mit Bewusstheit handeln, nicht den Autopiloten einschalten und achtlos werden, an anderes denken: Die Klientin kann hierbei durch bestimmte Interventionen des Leiters unterstützt werden: dieser kann die Aktion verlangsamen oder einfrieren, die Perspektive verändern, verbal oder non-verbal zur Achtsamkeit auffordern.
4. Mit Worten beschreiben, benennen: Durch verschiedene Verbalisierungstechniken kann der Leiter die Klientin unterstützen, das Beobachtete zu beschreiben und Gefühle zu benennen.
5. Nicht-Beurteilen von Erfahrungen: Die Klientin soll sich nicht dafür kritisieren, dass sie jetzt schon wieder unangemessene Emotionen zeigt oder eine inadäquate Idee hat – sie wird vom Leiter unterstützt, diese einfach zuzulassen; dies ist Teil des Spiels.

Spontaneität im Rollenspiel bedeutet, offen und achtsam zu sein für das, was kommt, wenn wir die geistigen Gegenstände der Welten 2 und 3 in Szene setzen.

Das Erleben von Emotionen und das Ausagieren von konflikthaften Anteilen im Rollenspiel machen nur Sinn, wenn die Klientin durch Achtsamkeit gegenüber den inszenierten Bildern und dem eigenen szenischen Handeln dazu geführt wird, dass sie ihre eigenen Bedürfnisse und mögliche Widersprüche zwischen ihren eigenen Bedürfnissen und ihren Zielen erkennen kann. Wie Popper schreibt, lernen wir durch praktisches Tun, durch aktive Teilnahme daran, wie man Gegenstände der Welten 2 und 3 in Szene setzt und erschafft, um sie zu verstehen und zu schauen. Mit *schauen* meine ich hier ein prüfendes Schauen: Im obenstehenden Fallbeispiel kann die Klientin das ängstliche fremde Kind trösten. Sie schaut sich diese Szene achtsam an und erkennt das eigene Bedürfnis nach Trost, welchen sie als Kind nicht erhalten hat.

Das Rollenspiel ist nur ein Element in einem komplexen Therapieprozess. Das Rollenspiel ist nicht das Zauberkunststück, sondern lediglich eine Als-ob-Schlaufe: Wir tun so, als ob Dinge der Welt 2 (z. B. das Gefühl der Angst) und Dinge der Welt 3 (z. B. eine Idee, wie Angst reduziert werden kann) körperliche Gegenstände wären, und setzen sie in Szene (z. B.: «Wir tun so, als ob Sie jetzt die Angst wären»). Diese Schlaufen sind ein Umweg und nur notwendig, wenn das Therapieziel damit leichter erreicht werden kann (Abb. 2).

Ausgangspunkt ist immer eine Narration: Die Klientin erzählt ein erinnertes Ereignis («Ich hatte gestern Abend wieder so furchtbare Angst, dass …»). Diese Erinnerung ist ein Ding der Welt 3, sie ist aber nicht das tatsächliche Ereignis, sondern eben nur eine Erinnerung. In der Schlaufe gehen wir nun auf die Welt 2 ein, auf die Gefühle und Befindlichkeit der Klientin, wenn die Angst da ist (beispielsweise simuliert durch einen Stuhl). Nach diesem Rollenspiel geht es wieder zurück in die

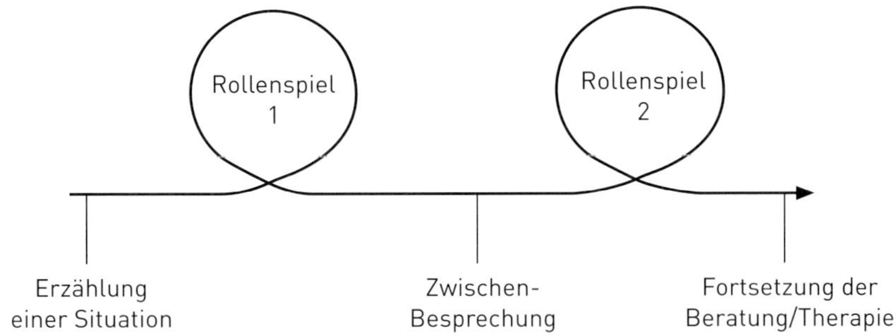

Abbildung 2: Das Rollenspiel als Schlaufe im Therapie- bzw. Beratungsprozess

Gesprächssituation. Im Verlaufe dieses Gesprächs schlage ich der Klientin vor, selber die Rolle der Angst zu übernehmen: Wir durchlaufen eine neue Als-ob-Schlaufe, und die Klientin kann im Rollenspiel verschiedene Facetten von Angst erkennen.

Das Erkennen, Verstehen und In-Regie-Nehmen von Problemen aus den Welten 2 und 3 läuft, gemäß Popper, über Handlung: beispielsweise mit aktivem Ausprobieren in den Rollenspiel-Schlaufen. Damit widersprach Popper dem damaligen Zeitgeist. Die klassischen lernpsychologischen Vorstellungen gingen von einem linearen Modell aus: Ein Ereignis (Reiz) wirkt auf einen Organismus ein und veranlasst diesen zu einer motorischen Reaktion, einem Verhalten. Diesem linearen Modell setzt Tschacher (in: Storch u.a. 2006) das Konzept des *Embodiment* entgegen: «Unter Embodiment (deutsch etwa ‹Verkörperung›) verstehen wir, dass der Geist (also: Verstand, Denken, das kognitive System, die Psyche) mitsamt seinem Organ, dem Gehirn, immer in Bezug zum gesamten Körper steht. Geist/Gehirn und Körper wiederum sind in die restliche Umwelt eingebettet. Das Konzept *Embodiment* behauptet, dass ohne diese zweifache Einbettung der Geist/das Gehirn nicht intelligent arbeiten kann. Entsprechend kann ohne Würdigung dieser Einbettung der Geist/das Gehirn nicht verstanden werden.» (S. 15)

Denken heißt handeln und findet immer in einem bestimmten Körper und einer konkreten Situation statt. Unser Gehirn ist ein handelndes Gehirn. Wenn ich beobachte, wie die Klientin sich hinsetzt, so produziert mein Gehirn ständig Als-ob-Schlaufen: Es tut so, als ob ich selber mich so hinsetzen würde, und erkennt so die Einstellungen, die Absichten und Gefühle der Klientin. Wenn meine Klientin mir von ihren Ängsten erzählt, macht mein Gehirn sofort innere Bilder von dieser Angst. Unser Gehirn pendelt ständig zwischen den drei Welten, ohne dass wir dies überhaupt merken. Dazu verhilft uns das Netzwerk der Spiegelneuronen. Ich werde im nächsten Kapitel auf diese «Hirn-Rollenspiele» eingehen.

Das Netzwerk der Spiegelneuronen

> »Hast du, o Andere, je bedacht, wie unsichtbar wir füreinander sind? Hast du je darüber nachgedacht, wie wenig wir einander kennen? Wir sehen uns und sehen uns doch nicht. Wir hören einander, und ein jeder vernimmt nur eine Stimme in seinem Inneren.« *Fernando Pessoa*

Die Hirnforschung ist lange davon ausgegangen, dass das menschliche Gehirn in Regionen aufgeteilt werden kann, die jeweils für verschiedene Aufgaben zuständig sind. So wurde auch angenommen, dass eine Region im präfrontalen Kortex für die Ausführung von Bewegungen zuständig ist. Man ging von folgendem Muster aus:

- Über die Sinnesorgane nehme ich eine Tasse Kaffee wahr (ich sehe die Tasse und rieche den Kaffee).
- Diese Wahrnehmungen werden nun in einem großen intermediären Netzwerk kognitiv bearbeitet und mit meinen Bedürfnissen und Zielen abgestimmt.
- Daraufhin erfolgt die Anweisung an die motorischen Zellen: Mein rechter Arm bewegt sich in Richtung Tasse und mein Mund bereitet sich auf die Aufnahme des Getränks vor.

Die Forschung richtete ihr Interesse vor allem auf die Art und Weise der Sinneswahrnehmungen, auf die kognitiven Verarbeitungszentren und auf die komplexen Rückkoppelungsmechanismen (es braucht einen enormen Apparat zur Koordination der Bewegungen, damit ich den Kaffee nicht verschütte). Das Grundmuster schien also klar: *Wahrnehmung – Kognition – Bewegung*. Im Lichte der Forschung über die sogenannten Spiegelneuronen (vgl. Rizzolatti & Sinigaglia 2006, Bauer 2006) muss diese Handlung des Kaffeetrinkens anders beschrieben werden: Zuständig für die Ausführung von Bewegungen ist ein Mosaik von verschiedenen Regionen des Frontal- und Parietallappens, die eng mit den Zentren für das Sehen, Riechen, Hören und Tasten verbunden sind. Das System erscheint als viel komplexer und gleichzeitig viel einfacher als bisher vermutet.

Eine spezielle Bedeutung haben hierbei die Spiegelneuronen. Entdeckt wurden sie in verschiedenen Experimenten in den frühen 1990er-Jahren durch Rizzolatti. Mit seinem Team betrieb er mit Affen Hirnforschung zu Fragen der Bewegungskoordination. Rizzolatti und seine Mitarbeiter konnten dabei einzelne Neuronen identifizieren, die ganz bestimmten Aktionen zuzuordnen waren. Ein solche Neuronengruppe wurde immer nur dann aktiv, wenn der Affe eine spezifische Handlung ausführte: etwa, wenn er mit der Hand nach einer Erdnuss griff. Interessant für die Forscher war dann die Entdeckung, dass genau dieselbe Neuronengruppe auch aktiv wurde, wenn der Affe lediglich die Erdnuss beobachtete, ohne sich zu bewegen. Und völlig überraschend ergab sich ein weiterer Befund: In einer Pause griff ein Forscher zu einer Erdnuss, und im Gehirn des Affen wurde wieder dieselbe Neuronengruppe aktiviert. «Die Sensation war, dass es so etwas wie eine neurobiologische Resonanz gibt: Die Beobachtung einer durch einen anderen vollzogenen Handlung aktiviert im Beobachter, in diesem Fall dem Affen, ein eigenes neurobiologisches Programm, und zwar genau das Programm, das die beobachtete Handlung bei ihm selbst zur Ausführung bringen könnte. Nervenzellen, die im eigenen Körper ein bestimmtes Programm realisieren können, die aber auch dann aktiv werden, wenn man beobachtet oder auf andere Weise miterlebt, wie ein anderes Individuum dieses Programm in die Tat umsetzt, werden als Spiegelneuronen bezeichnet. Spiegelneuronen lassen sich aber nicht nur dadurch zur Resonanz aktivieren, dass bei einem anderen eine Handlung beobachtet wird. Geräusche, die typisch sind für eine bestimmte Handlung, haben den gleichen Effekt: Wird das Erdnuss-Experiment mit dem Affen so aufgebaut, dass die Nüsse in einem Papier enthalten sind, das beim Öffnen auf typische Weise raschelt, reicht dieses Geräusch aus, um die entsprechenden handlungssteuernden Spiegelneurone des Affen zu aktivieren. Beim Menschen genügt es zu hören, wie von einer Handlung gesprochen wird, um die Spiegelneurone in Resonanz treten zu lassen.» (Bauer 2006, S. 23)

Verlassen wir nun die «Welt der Erdnüsse» und kommen wir zu unserem Kaffee zurück. Nehmen wir an, Karl Popper sieht eine Tasse Kaffee. Die Tasse Kaffee ist aus Porzellan und gehört zu Welt 1. Was Popper sieht, ist aber viel mehr: In seinem Hirn hat er Spiegelneuronen, die auf zielgerichtete Handlungen reagieren (nicht auf abstrakte Bewegungen) und auch auf Gegenstände, die einen Gebrauchswert haben (wie eine Kaffeetasse). Diese Spiegelneuronen aktivieren bereits bei der Wahrnehmung die Welt 2 («... wie wunderbar ...») und die Welt 3 («... ich könnte diese Tasse ergreifen und den Kaffee trinken»). Spiegelneuronen scheinen fähig zu sein, aus den zahlreichen Informationen, die durch unsere Sinne aufgenommen werden, jene Informationen auszuwählen, die für uns einen gewissen Gebrauchswert haben, unabhängig davon, ob wir diese Möglichkeit dann tatsächlich nutzen oder nicht. Popper sieht nicht Porzellan, er sieht eine Tasse Kaffee. Wir sehen nicht einen Arm, der sich langsam streckt, wir sehen eine Hand, die zur Tasse geht und diese nehmen will. Wir nehmen unsere Umwelt nicht als abstrakte Bilder wahr, sondern als für uns sinnvolle und funktionale Gegenstände, Handlungen und Situationen. Jede Wahrnehmung beinhaltet bereits eine Bedeutung. Zwischen *Wahrnehmung – Denken – Handeln* gibt es keine deutliche Trennung, sondern diese drei Funktionen sind eng ineinander verwoben. Unser Gehirn will verstehen. Und Verstehen ist auch neuropsychologisch nur über Handeln möglich. Unsere Wahrnehmung der Welt ist pragmatisch, auf Funktionalität ausgerichtet und nicht bewusst. Das Denken kommt erst später. Wir geben der Welt einen Sinn, ohne zu denken. Ernst Pöppel (2006, S. 152) schreibt in diesem Zusammenhang: «Aufgrund der hochgradigen Vernetzung des Gehirns gibt es keinen Wahrnehmungsakt, der unabhängig wäre von einer emotionalen Bewertung oder der frei wäre von einem Bezug zu unseren Erinnerungen. Jedes Sehen, jedes Bild das im Wahrnehmen entsteht, ist eingetaucht in unsere Gefühlswelt, in unsere Vergangenheit mit unseren Erinnerungen und auch in die Zukunft mit unseren Absichten. Jede Wahrnehmung hat immer auch einen Bezug zu neuronalen Mechanismen des Wollens, das sich in Bewegungen oder Handlungen kundtut.»

Stellen wir uns vor, Popper liebt Kaffee und Pöppel liebt Porzellan. Wenn Popper und Pöppel eine schöne Tasse Kaffee sehen, so werden sie nicht das Gleiche sehen: Jeder wird sehen, was ihn interessiert. Unsere persönlichen Welten 2 und 3 bestimmen, wie wir die Gegenstände der Welt 1 wahrnehmen. Das «Hauptgeschäft» des Gehirns ist die Reduktion riesiger Mengen an Information, die gleichsam auf uns einstürzen, damit wir nicht in einem Sumpf von Milliarden von Einzeldaten versinken. Das Netzwerk der Spiegelneuronen ist hierbei ein wertvolles Instrument. Bei der *Wahrnehmung* einer Handlung wird dasselbe neuronale Netzwerk aktiviert, das für die *Ausführung* dieser Handlung zuständig ist. Das bedeutet, dass unser Gehirn eine Simulation durchführt: Poppers Gehirn tut so, als ob er die Tasse ergreifen würde. Pöppel hingegen interessiert sich für Porzellan. Pöppels Gehirn tut so, als ob er die Tasse zum Betrachten in die Hand nähme. Diese zwei Handlungen scheinen ähnlich, sind es aber nicht: Ihre Zielsetzung ist völlig unterschiedlich, und entsprechend werden unterschiedliche Neuronengruppen aktiviert. Und wenn wir die beiden Herren bei ihrer ähnlichen Handlung (Bewegung der Hand zur Tasse) beobachten würden, könnte unser Gehirn uns sofort sagen, was sie im Sinn haben. Auch wenn die Bewegung als sehr ähnlich erscheint, wird ein gesunder Mensch sofort erkennen, dass Popper Kaffee trinken will und Pöppel lediglich die Tasse betrachten will. Denn entsprechend werden auch in unserem Gehirn, beim Beobachten, unterschiedliche Neuronengruppen aktiviert. Die Spiegelneuronen scheinen direkt den Sinn und Zweck einer Handlung erkennen zu können. Sie machen es möglich, die Absichten der anderen zu verstehen, indem wir in unserem Gehirn ständig kleine Rollenspiele durchführen. Ich bewege imaginär meinen Arm, so wie Popper dies tut, und erkenne die dahinterstehende Intention der Handlung, abgeleitet aus dem Kontext der Beobachtungssituation. Wie Rizzolatti & Sinigaglia (2006, S. 3 f.) darlegen, beruht unsere Erfahrung der Welt auf der Wahrnehmung sinnvoller Handlungen und nicht auf der «abstrakter» (d. h. von ihrem Sinn/Ziel losgelöster, abstrahierender) Bewegungen. Das handelnde Gehirn ist ein verstehendes Gehirn. Seien es die einfachsten Handlungen wie *eine Tasse Kaffee trinken, eine Erdnuss ergreifen* oder komplexe Handlungen wie *tanzen, Klavier spielen* oder *die Rolle Napoleons spielen:* Dank der Spiegelneuronen kann unser Gehirn den Sinn der beobachteten

Handlungen sofort erkennen, indem es so tut, als ob es diese Handlung selber ausführen würde. Ohne diese Fähigkeit hätten wir lediglich ein Abbild des Verhaltens von anderen Personen und müssten Vermutungen anstellen, was diese Personen da eigentlich genau machen. Unser Gehirn ist aber in der Lage, durch seine motorischen Kompetenzen den Sinn einer Handlung sofort zu erkennen, ohne auf das Denken warten zu müssen. Das Netzwerk der Spiegelneuronen ermöglicht spontanes und vorgedankliches Verstehen und gibt uns einen ersten Rahmen, wie wir die Welt verstehen können. Die Wahrnehmung eines Gefühlsaudrucks wie Schmerz oder Ekel bei einer anderen Person aktiviert dieselben Hirnareale, wie wenn wir selber Schmerz oder Ekel empfänden.

Dies zeigt, wie wichtig für das *Ich* ein *Du* ist. Einen anderen Menschen zu erleben geschieht dadurch, dass in uns etwas aktiviert wird, was dem beobachteten Verhalten entspricht. Spiegelnervenzellen werden aktiviert, wenn wir selbst eine Handlung ausführen, aber auch, wenn wir dieselbe Handlung bei einem anderen beobachten. Sie werden gleichermaßen aktiviert, egal ob wir bestimmte Gefühlsaudrücke bei anderen sehen oder ob wir selber diese Gefühle haben. «Neurobiologisch gesehen stehen wir damit vor einer auf den ersten Blick verwirrenden Konstellation: Nervenzellen, mit denen wir uns selbst als Person wahrnehmen, dienen – in ihrer Eigenschaft als Spiegelsysteme – zugleich dazu, in uns eine Vorstellung von anderen Personen zu erzeugen. Im System der Spiegelneuronen begegnen sich die Vorstellungen, die wir von uns selbst haben, und die Bilder, die wir uns von anderen machen. Spiegelnervenzellen sind das neuronale Format, mit dem wir sowohl uns selbst als auch andere Personen wahrnehmen bzw. als Vorstellung abbilden. Die Arbeitsweise der Spiegelneuronen zeigt, auf welche Weise wir andere verstehen: Einen Menschen zu erleben geschieht dadurch, dass etwas ihm Entsprechendes in uns selbst aktiviert wird.» (Bauer 2006, S. 88)

Dieses spontane Erkennen bzw. Vermuten der Emotionen von anderen ist ein wichtiges Element des bedeutsamen interpersonellen Konstrukts, das wir als Empathie bezeichnen. Oft ist es nicht das motorische Verhalten selbst, aus dem sich die dahinterstehende Absicht erschließen lässt, sondern der Kontext, in dem das Verhalten stattfindet. Die Spiegelneuronen erraten nicht nur den Sinn des beobachteten Verhaltens, aufgrund des Kontexts wird auch vorausgesehen, welche möglichen Handlungen folgen können (vgl. Rizzolatti & Sinigaglia 2006, S. 121 f.).

Spiegelneuronen scheinen somit die physiologische Grundlage für die Resonanz des Therapeuten bzw. Beraters zu sein. Wie Gallese (2007) darlegt, ist ein Neuron aber kein mitfühlendes Ding. Ein Neuron ist ein mechanisches Teil, das elektrische Spannung erzeugt, wenn bestimmte Ionen durch es hindurchfließen. Es ist nicht in einer Zauberkiste, die Gefühle und Absichten magisch erkennen kann. Neuronen befinden sich in einem Organ – dem Gehirn –, und dieses Organ ist in einem Körper, der handelt, sich bewegt, mit seiner Umwelt interagiert. Empathie und Resonanz entstehen nicht in den Spiegelneuronen, sie entstehen in der Interaktion mit unserer Umwelt. Die Persönlichkeit und Identität eines Menschen entwickelt sich in der Interaktion: indem das Kleinkind, wenn es weint, lacht, Schmerzen hat oder etwas will, von seiner Mutter eine Bestätigung erhält, dass es verstanden wurde. Wenn das Kind weint, wird die Mutter nicht auch weinen – das wäre eine Gefühlsansteckung. Die Mutter wird dem Kind liebevoll zu verstehen geben (durch Mimik, Gestik, Tonfall etc.), dass sie verstanden hat, was mit ihm los ist, und wird etwas tun. Diese Spiegelungen der inneren Zustände des Kindes sind die Grundlage für eine gesunde Entwicklung. Ermöglicht werden sie durch die Lebenserfahrung der Mutter, und Teil dieser Erfahrungen sind die Spiegelneuronen. Die Mutter sieht nicht nur das weinende Kind, sie kann sich in dessen Lage versetzen und dessen Bedürfnis erkennen. Dies ist nicht in erster Linie das Ergebnis eines Denkprozesses, sondern das Ergebnis der Tätigkeit von Spiegelneuronen, die eine *embodied simulation* (körperliche Simulation), eine Art inneres Rollenspiel, durchführen. Das Netzwerk der Spiegelneuronen bildet also, wie gesagt, die Grundlage, von der aus die Handlungen von anderen erkannt werden können. Und sie erlauben uns auch, körperlich und vorgedanklich, darauf zu schließen, welche Absicht hinter dieser Handlung steckt.

Stellen wir uns vor, Popper lebte noch und wäre bei mir zu Besuch, und ich hätte ihm gerade eine Tasse Kaffee gereicht. Er hält die Tasse in der Hand, und ich beobachte nun eine Suchbewegung seiner Augen. Sofort reiche ich ihm die Zuckerdose. Popper ist entzückt, dass ich ihm sein Bedürfnis von den Augen abgelesen habe. Wie habe ich das gemacht? Meine Spiegelneuronen haben nicht nur auf die Augenbewegung reagiert, sondern auch auf den Kontext: Sie haben berücksichtigt, dass Popper Gast bei mir ist. Würden wir in seiner Küche stehen, wäre dies ganz anders. Bei mir aber bin ich der Gastgeber. Unser Hirn tut nicht nur so, als ob es die gleiche Bewegung ausführen würde, es tut dies in einem bestimmten Kontext: Wenn ich Popper wäre und als Gast in einer fremden Küche stehen würde und eine Tasse Kaffee erhalten hätte und die Augen so bewegen würde, dann … Die Spiegelneuronen repräsentieren nicht nur den beobachteten Bewegungsablauf, sondern sie setzen das beobachtete Verhalten in Verbindung mit der jeweiligen Rolle der betreffenden Personen. Zur Rolle eines Gastes gehört, dass er diskrete Suchbewegungen mit den Augen macht, wenn er etwas vermisst.

Wir haben also nicht nur ein handelndes Gehirn, wir haben sogar ein «rollenspielendes» Gehirn. Damit wird es Zeit, uns zu überlegen, was eine Rolle ist.

Das «Ich» und seine Rollen

»Wir alle sind daran gewöhnt, uns selbst vorzugsweise als geistige und die anderen als unmittelbar körperliche Wirklichkeiten zu betrachten; uns selbst sehen wir nur vage als körperliche Wesen und so, wie wir auf die anderen wirken; und die anderen sehen wir nur vage als geistige Wirklichkeiten, und nur in der Liebe oder im Konflikt wird uns wirklich bewusst, dass die anderen, wie auch wir, vor allem eine Seele haben.«

Fernando Pessoa

«Rolle kann definiert werden als die aktuelle und greifbare Form, die das Selbst annimmt. Wir definieren Rolle also als die funktionale Form, die der Mensch in dem spezifischen Moment annimmt, in dem er auf eine spezifische Situation reagiert, an der andere Personen oder Dinge beteiligt sind. Die symbolische Repräsentation dieser funktionalen Form, die der einzelne und andere wahrnehmen, wird Rolle genannt.» (Moreno 1989, S. 105) Eine Rolle ist, gemäß Moreno, das beobachtbare Verhalten in einem spezifischen sozialen Kontext, das der Einzelne und andere wahrnehmen. Bemerkenswert an der Formulierung von Moreno ist, dass *die Repräsentation* dieser funktionalen Form als Rolle bezeichnet wird. Moreno nahm damit etwas vorweg, was in der heutigen neuropsychologischen Diskussion betont wird: Das menschliche Gehirn speichert nicht einfach eine Serie von wichtigen Abbildern der Umwelt, nein, das Gehirn speichert Handlungsmöglichkeiten, wie wir dies im Kapitel über Spiegelneuronen diskutiert haben. Wenn wir einen Menschen sehen, ruft dies in uns automatisch eine Spiegelreaktion hervor. Es werden Nervenzellennetze aktiv, die auch dann aktiviert würden, wenn wir diese Handlung selber ausführten. Solche beobachteten Handlungen werden in unserem Gedächtnis szenisch gespeichert. Wir verfügen über innere Repräsentationen bestimmter, uns gut bekannter Personen und Personengruppen. Diese inneren Abbilder bestehen aus typischen Handlungsmustern und werden ständig mit neuen Erfahrungen verglichen und angepasst.

Die ersten inneren Repräsentationen entstehen bereits im embryonalen Stadium; dabei geht es zunächst um im Körper ablaufende Vorgänge, eine Art «Körperselbst»: «Die allererste und wichtigste Aufgabe des Gehirns ist (und bleibt zeitlebens) nicht das Denken, sondern das Herstellen, Aufrechterhalten und Gestalten von Beziehungen. Und zwar in einem doppelten Sinn: Indem sich ein Mensch mit Hilfe seines Gehirns mit dem, was außen passiert, in Beziehung setzt, werden im Gehirn ganz bestimmte Beziehungen zwischen den Nervenzellen hergestellt. Die ersten Beziehungen, die im sich entwickelnden Gehirn entstehen, die ersten Verbindungen, die geknüpft werden, sind einfache Regelkreise zur Steuerung von Körpervorgängen und zur Koordination von Organfunktionen. In einem zweiten Schritt werden diese einfachen Regelkreise von weiter aussprossenden Nervenzellenfortsätzen auch innerhalb des Gehirns miteinander verbunden und in ihren Aktivitäten aufeinander abgestimmt. [...] Diese übergeordneten neuronalen Netzwerke sind in der Lage, die Aktivität der in den ‹älteren› Schichten bereits angelegten, einfachen Regelkreise zu koordinieren und aufeinander abzustimmen. All das geschieht, bevor die ersten Sinnesorgane ausreifen und Signale aus der Umgebung des Embryos zu seinem Gehirn weitergeleitet werden. Deshalb sind die allerersten komplexen Verschaltungsmuster, die im Gehirn entstehen, quasi ‹innere Bilder› von Vorgängen, die im Körper ablaufen.» (Hüther 2006, S. 85)

Diese inneren Bilder, ein unbewusster Fluss von Informationen über alle im Körper ablaufenden Prozesse, bilden sozusagen das erste Selbstbild. Zu diesem «Körperselbst» oder «Kernselbst» kommen im Verlaufe der Entwicklung die Erfahrungen des Säuglings im Umgang mit dem Körper seiner Mutter hinzu. Daniel Stern (1992, S. 143) bezeichnet die aus der Interaktion mit der Mutter herstammenden inneren Bilder als «generalisierte Interaktionsrepräsentationen» («representations of interactions that have been generalized», RIGs). Sie sind unbewusst, vorsprachlich und stellen einen primären Rahmen für die Erfahrungen des Säuglings dar.

Dazu ein Beispiel: Kaum geboren, werden die Säuglinge heute sofort auf die Brust der Mutter gelegt. Der Säugling spürt so die Wärme seiner Mutter, riecht ihren Duft und wird sich geborgen fühlen. Er macht hierbei auch die ersten Bewegungen in Richtung Brustwarze, was für das Stillen wichtig ist. Bei meinem kleinen Sohn Rafael war dies anders: Seine Mutter wurde noch medizinisch versorgt und er wurde auf meine «Vaterbrust» gelegt. Ich werde nie vergessen, wie dieser kleine Wurm auf meiner Brust nach einer guten Warze suchte. Daraus ist wohl für Rafael kein ganz befriedigendes inneres Bild einer Kind-Brust-Interaktion entstanden. Glücklicherweise kam nach einer halben Stunde die «gute Mutterbrust». In den ersten Tagen musste Rafael lernen, wie es an dieser Brust läuft. Aus diesen Erfahrungen entwickelte er eine klare innere Repräsentation (RIG), wie die Interaktion des Brust-Saugens verläuft. Diese Repräsentation einer generalisierten Interaktion hat sich auch ständig verändert: An der Brust hat Rafael immer Neues entdeckt. Nach etwa einem halben Jahr hat er beispielsweise angefangen, während des Saugens mit einem Arm in der Luft nach Dingen zu suchen, und hat so den Hals, das Kinn, die Haare seiner Mutter ertastet. Seine RIG wurde so ständig mit neuen Bildern gefüllt und entsprechend neu angepasst.

Unser Gehirn ist ein handelndes und soziales Gehirn: Wir entwickeln innere Bilder von Handlungen in einem sozialen Raum. Eine Repräsentation von generalisierten Interaktionen (RIG) beinhaltet Rollen: wie die Rolle des saugenden Kindes an der Brust der Mutter. In dieser RIG sind die verschiedenen Modalitäten der den beiden Rollen (von Mutter und Kind) entsprechenden Verhaltensweisen und des Kontexts aus der Sicht des Säuglings enthalten. Der Säugling entwickelt Vorstellungen und Erwartungen an eine bestimmte Rolle. Eine Rolle ist eine interpersonelle Erfahrung und ist ein persönliches Konstrukt. Eine Rolle ist immer vom Kontext abhängig und dadurch auch von der jeweiligen Kultur mitbestimmt. Ein Kleinkind entwickelt allmählich auch ein bestimmtes Rollenrepertoire: Es lernt, wie es mit der Mutter, wie es mit dem Vater und wie es mit anderen Lebewesen umgehen kann. Erst im weiteren Verlauf der ersten zwei Lebensjahre wird das Kind ein eigentliches Ich-Gefühl, ein entsprechendes Selbst- und Fremdbild und verschiedene Rollenidentitäten entwickeln.

Wir können, in Anlehnung an die Rollentheorie von Moreno, folgende Merkmale des Rollenbegriffs definieren (vgl. Hochreiter 2004, S. 128 f.):

- Rolle ist immer ein körperliches Welt-1-Verhalten in einem bestimmten Kontext – in den ersten Monaten des embryonalen Stadiums wird das körperliche Selbstempfinden entwickelt, und der Säugling lebt und wirkt vorwiegend in somatischen Rollen (Befriedigung der körperlichen Bedürfnisse).
- Rolle ist eine interpersonelle Erfahrung mit emotionalen Prozessen (Welt 2). Diese emotionalen Prozesse entwickeln sich im Gehirn des Embryos ansatzweise, entfalten sich in den ersten Lebensjahren, kommen in Pubertät und Jugend zu voller Blüte – und führen uns dann gegebenenfalls im Erwachsenenalter zum Psychotherapeuten.
- An jede Rolle sind persönliche und gesellschaftliche Einstellungen, Normen und Erwartungen gebunden (Welt 3). Diese soziale und kulturelle Dimension einer Rolle bedingt einen lebenslangen Entwicklungsprozess, da mit Veränderungen in der Lebenssituation (im Alter, im Beruf usw.) die Rollen immer neu angepasst werden müssen bzw. neue Rollen erworben werden sollten.
- Jeder Mensch verfügt über mehrere Rollen, die den jeweiligen Situationen angepasst sind. Jeder Mensch ist Träger einer spezifischen Kombination verschiedener Rollen (Ehemann, Geliebter, Vater, Gelderwerber, Fondue-Koch etc). Die Summe aller von einem Individuum übernommenen Rollen wird als *Rollenhaushalt* bezeichnet.
- Zentrale Rollen, die das Alltagsleben und die subjektiv empfundene Identität maßgeblich bestimmen, sind in unserer Kultur üblicherweise die Berufs-, die Eltern- und die Partnerrolle. Auf diese zentralen Rollen bezogen, gibt es verschiedene Konfigurationstypen: beispielsweise Singles (alleinlebende Personen ohne Partner und Kinder) oder Alleinerziehende ohne Berufsrolle oder aber «Tri-Rollenträger» (Berufstätige, die mit Partner und Kind im selben Haushalt

leben). Der Rollenkonfigurationstyp beschreibt das soziale Netz, in welchem die betreffende Person lebt.

- Die Bedeutung einer sozialen Rolle für den individuellen Rollenträger, für dessen Gesundheit und Wohlbefinden muss im Rahmen seines ganzen Rollenhaushalts, d. h. unter Berücksichtigung seiner anderen Rollen, betrachtet werden (vgl. Meyer 2000, S. 36 f.).

Ich werde immer wieder von aufgebrachten Seminar-Teilnehmern gefragt: Aber wo bleibt denn die Identität, wenn alles nur eine Rolle ist? Sind wir nur Rollenspieler? Wo bleibt das «Ich»?

Auf den frühen Psychologen William James geht ein Modell zurück, das man als *Ich-Mich*-Modell bezeichnen könnte: «Woran ich auch immer denken mag, stets bin ich mir gleichzeitig mehr oder weniger meiner selbst, in meiner persönlichen Existenz bewusst. Dabei bin ebenfalls in demselben Moment ich es, der das Bewusstsein hat. Mein ganzes Selbst ist also gleichsam verdoppelt. Einerseits zum Bewusstsein Kommendes, andererseits Bewusstsein Habendes, einerseits Objekt, andererseits Subjekt, muss es zwei unterschiedliche Aspekte in sich vereinigen, von denen wir der Kürze halber den einen als Mich [engl. ‹Me›], den anderen als Ich [engl. ‹I›] bezeichnen wollen.» (Zit. n. Storch & Riedener 2005, S. 31).

Das *Ich* ist das erkennende Subjekt, und das *Mich,* in dem ich mir Objekt werde, kann man als das innere Abbild meiner Rolle oder das Ergebnis des Nachdenkens über meine Rolle in bestimmten sozialen Situationen ansehen. Das *Ich* wäre die Zentrale (oder Seele), die Informationen aus der Umwelt und körpereigene Signale aufnimmt, verarbeitet und diese den verschiedenen *Michs* zuordnet und gegebenenfalls neue *Michs* entwirft. Storch und Riedener beschreiben, dass in der Adoleszenz die Zahl der bisher ordentlich in verschiedenen Schubladen versorgten Selbstbilder («Bei meiner Großmutter bin ich ein Engelchen und bei meiner Mutter bin ich ein Teufelchen») explosionsartig zunimmt, was zu einem uneinheitlichen Identitätsgefühl führt: «Die jetzt täglich zunehmende Wahrnehmung der eigenen intrapsychischen Gegensätze macht Jugendliche in dieser Altersphase besonders verletzlich. Innere Konflikte und Verwirrungen sind die Regel, nicht die Ausnahme. Dies liegt daran, dass gegensätzliche *me's* jetzt zwar schmerzhaft und deutlichst wahrgenommen werden, dass die eigene Gegensätzlichkeit jedoch noch nicht zu einer Einheit verbunden werden kann; diese Fähigkeit entsteht erst in der späten Adoleszenz. In der mittleren Adoleszenz (15 bis 16 Jahre) kann man sich in der einen Sekunde als hochbrillant erleben und im nächsten Moment als absoluter Vollversager. Aus der mangelnden Fähigkeit, diese verschiedenen *me's* zu einer Einheit zu integrieren, rühren dann auch die frappanten Stimmungswechsel von Jugendlichen dieser Altersstufe, die Erziehende oftmals in tiefe Ratlosigkeit stürzen.» (Storch & Riedener 2005, S. 39)

Der kleine Rafael hat noch nicht so viele *Michs* bzw. Rollen wie sein Papa. Dadurch ergeben sich auch weniger innere Rollenkonflikte. Es kümmert ihn noch wenig, was die anderen denken, wenn er an Mutters Busen liegt. Anders wird es sein, wenn er als kleiner Junge in die Schule geht und die Mutter ihm einen Kuss geben will. Zu Hause sehr gerne, aber in der Öffentlichkeit: kein Kuss für Mutter! Die Rolle des «großen» Schülers lässt dies nicht mehr zu. Rollen bilden eine Art Rahmen für das Verhalten. Der Rahmen ist eine Orientierungshilfe, um einen Handlungsablauf als zusammenhängend erkennen und situationsadäquat interpretieren zu können. Soziale Handlungen finden immer in einem bestimmten sozialen Rahmen statt, auch das Rollenspiel. Wir wollen uns daher nun mit der Frage beschäftigen: Welchen Rahmen hat ein Rollenspiel?

Der Rahmen fürs Rollenspiel

> »Wenn man gut durch geöffnete Türen kommen will, muss man die Tatsache achten, dass sie einen festen Rahmen haben: dieser Grundsatz ist einfach eine Forderung des Wirklichkeitssinns.« *Robert Musil*

Das Konzept des Rahmens («frame») wurde von Gregory Bateson in die Kommunikationspsychologie eingeführt (in seinem Aufsatz «A theory of play and fantasy», erstmals 1955 veröffentlicht). Ausgehend von der Beobachtung spielender Tiere stellt Bateson fest, dass durch die Handlung eines «Spiels» automatisch auch Handlungen definiert werden, welche das Phänomen «Nicht-Spiel» bezeichnen. Indem wir ein Ereignis als «Spiel» definieren, wird signalisiert, was das «Nicht-Spiel» für Merkmale hat.

Watzlawick u.a. (1974, S. 100) beschreiben dieses Phänomen an einer Delfin-Beobachtung: Wenn ein Fremder sich auf die Brüstung eines Delfin-Beckens setzte, versuchte der Delfin die Hand des Fremden ins Maul zu nehmen und diese sanft zwischen seinen Kiefern zusammenzupressen; dabei könnten die Delfine mit ihren scharfen Zähnen die Hand glatt abbeißen. Sobald der Fremde sich diesem sanften Biss unterwarf, schien der Delfin dies als Vertrauensbeweis zu betrachten: Sein nächstes Verhalten bestand darin, den anterior-ventralen Teil seines Körpers (seine verletzbarste Stelle) auf die Hand, den Fuß oder das Bein des Fremden zu legen und damit gleichsam zu sagen: «Du hast Vertrauen zu mir gezeigt, jetzt zeige ich dir, dass ich auch Vertrauen zu dir habe». Der Fremde am Becken und der Delfin haben einen Rahmen definiert, wie sie miteinander umgehen wollen: einander nicht verletzen. Dies geschah aber natürlich nicht durch eine vorherige schriftliche Vereinbarung zwischen dem Fremden und dem Delfin, sondern implizit, gewissermaßen als Beginn eines Spiels und bereits als Teil des Spiels. In der weiteren

Interaktion zwischen dem Fremden und dem Delfin bleibt diese spielerische Vereinbarung als Rahmen für die Interaktion bestehen.

Solche impliziten Mitteilungen bilden einen Rahmen, der die Funktion hat, dass er den Beteiligten hilft, die aktuellen Handlungsabläufe als zusammenhängend zu interpretieren, zu bewerten und einzuordnen. Auch im Rollenspiel in Therapie und Beratung gibt es bestimmte Rahmenbedingungen. Diese werden aber nicht in einem expliziten Arbeitskontrakt («Wir machen jetzt ein Rollenspiel, und es gelten folgende Regeln ...»), sondern implizit durch die spielerische Aktion vereinbart.

Auch bei der *Wahrnehmung* eines Ereignisses ist der Rahmenbegriff von zentraler Bedeutung. Die Hauptaufgabe des Gehirns ist die Reduktion von Komplexität: der enormen Informationsmenge, die uns überfluten könnte. Damit wir nicht in diesem riesigen Meer der Milliarden von Einzeldaten versinken, stellt uns das Gehirn beim Wahrnehmen und Denken jeweils einen spezifischen Rahmen zur Verfügung: «Das Wahrgenommene oder das Gedachte, die Entscheidung oder das Urteil ist jeweils eine Bestätigung oder Zurückweisung einer Hypothese (eines Vor-Urteils) innerhalb eines mentalen Bezugsystems, das in einem gegebenen Augenblick besteht. Alles Psychische steht immer schon in einem Rahmen, und der Rahmen, der unser Wahrnehmen und Denken bestimmt, ist in jedem Augenblick wirksam. Hier liegt eine Automatik von Hirnprozessen vor, der sich keiner entziehen kann, von der wir also nicht absehen können. Mentale Hypothesen, der jeweilige Rahmen, gehören zu uns wie das Atmen.» (Pöppel 2006, S. 116)

Doch was im jeweiligen Rahmen erscheint, ist individuell oder auch kulturell bestimmt. Die treibende neuronale Maschinerie für die Inhalte des Rahmens ist die Aufmerksamkeit. Es wird jeweils ausgewählt (meist implizit), was im Rahmen erscheint (vgl. Pöppel 2006, S. 491).

Die meisten Rahmen sind uns nicht bewusst, sie gehören ganz einfach zu unserem Denken, Fühlen und Handeln. Vielfach suchen wir aber bewusst nach einem Rahmen: Ich beobachte zufällig, wie zwei junge Männer mit den Fäusten kämpfen, ich suche nach einer Erklärung, sehe verschiedene «Rahmenbedingungen» und komme zum Schluss, dass dies «nur ein Spiel ist».

Rahmen organisieren Erfahrungen, sie schaffen eine metakommunikative Abstraktionsebene gegenüber dem gerahmten Inhalt. Auch das Rollenspiel stellt eine Abstraktionsebene zum realen Leben dar und wird durch einen Rahmen begrenzt. Der Rahmen des Rollenspiels in Therapie und Beratung kann folgendermaßen charakterisiert werden (vgl. hierzu Brücher 2005, S. 170):

- Der Rahmen trennt den Fluss der Handlungsereignisse in einzelne Episoden – nicht ein ganzes Ereignis wird inszeniert, sondern bestimmte Elemente. Indem gewisse Handlungen in einen Rahmen eingeschlossen werden, werden andere ausgeschlossen.

- Der Rahmen lenkt die Aufmerksamkeit der am Rollenspiel Beteiligten auf das Rollenspiel – nicht die real erfahrene Situation steht im Fokus der Aufmerksamkeit, sondern die Spielszene.
- Rahmen beziehen sich auf bestimmte Formen von Beurteilungen und Bewertungen: Eine Spielsituation wird anders bewertet als eine Alltagserfahrung.
- Der Rahmen definiert die Regeln einer Interaktion – die Teilnehmenden erhalten Hinweise, wie sie das Rollenspiel verstehen können.

Bezüglich des Rahmens bestehen wichtige Unterschiede zwischen *explorativem Rollenspiel* und *Rollentraining*. Im *Rollentraining* werden die Regeln vorher vereinbart, bzw. das Spiel mit den Rollen wird bei auftretenden Schwierigkeiten unterbrochen, und eine Regeldiskussion findet statt. Dieses Vorgehen gleicht dem eines Regelspiels (etwa ein Kartenspiel oder ein Fußballspiel). Kommt es im Freizeit-Fußball unter Kollegen (ohne einen offiziellen Schiedsrichter) zu Schwierigkeiten, unterbrechen die Spieler die Partie, und das weitere Vorgehen wird besprochen bzw. es entstehen Konflikte und es wird oft heftig gestritten.

Im *explorativen Rollenspiel* ist die Regeldiskussion ein Teil des Lernprozesses. Bateson umschreibt dies für die Psychotherapie folgendermaßen: «Der psychotherapeutische Prozess ist eine in einem Rahmen stattfindende Interaktion zwischen zwei Personen, in der die Regeln zwar implizit, aber der Veränderung unterworfen sind. Eine solche Veränderung kann nur durch experimentelles Handeln vorgeschlagen werden, aber jede dieser experimentellen Handlungen, in denen ein Vorschlag, die Regeln zu ändern, angelegt ist, bildet selbst einen Teil des fortdauernden Spiels.» (Zit. n. Brücher 2005, S. 181)

Der Rahmen des *explorativen Rollenspiels* sagt uns, dass wir die Interaktionen zwischen Klient und Therapeut bezüglich Ablauf und Regeln des Rollenspiels einbeziehen sollen, sie sind also Teil des Spiels. Mit anderen Worten: Störungen im explorativen Rollenspiel sind ein sicheres Zeichen dafür, dass erfolgreich gespielt wird. Der Rahmen des *Rollentrainings* sagt uns hingegen, dass wir unsere Aufmerksamkeit auf das zu lernende Sozialverhalten richten sollen – die Interaktionen im therapeutischen Prozess werden zurückgestellt.

Gregory Batesons Rahmenkonzept wurde von dem Soziologen Erving Goffman (1980) übernommen und auf die Ebene des Wahrnehmens und Verstehens von Alltagssituationen übertragen. Den ursprünglichsten Typ von Rahmen, der uns eine geordnete Wahrnehmung der Welt ermöglicht, bezeichnet Goffman als *primären Rahmen:* Damit Handlungen des täglichen Lebens verstehbar werden, brauchen wir einen (oder mehrere) primäre Rahmen, die ihnen einen Sinn verleihen.[1]

Goffman hat sich wenig mit der Genese und Entwicklung des primären Rahmens beschäftigt. Vielmehr interessierten ihn die Rahmenbedingungen des spielerischen Handelns im Alltag und die Veränderung von Rahmenbedingungen, die sogenannte *Modulation.* Darunter versteht er ein System von Konventionen, wodurch eine bestimmte Tätigkeit in etwas umgewandelt wird, das dieser Tätigkeit nachgebildet ist, von den Beteiligten aber als etwas ganz anderes gesehen wird (Goffman 1980, S. 56 f.). Folgende Kategorien von Modulationen werden von Goffman benannt:

1. So tun, als ob (in Spiel und Scherz, beim Fantasieren oder Tagträumen, mit dramatischen «Drehbüchern», in Fantasy-Spielen);
2. Wettkämpfe (Boxen, Pferderennen, Hochsprung etc.);
3. Rituale und Zeremonien;
4. Rollen-Training (zum Einüben bestimmter Fertigkeiten);

---

1 In der Sprache der Neuropsychologie würde man von hochkomplexen gebahnten und gefestigten Nervenzellverschaltungen sprechen, welche die Basis fürs Verstehen sind. Weiter oben, im Abschnitt-zum Ich und seinen Rollen, habe ich von RIGs gesprochen, die man als einen solchen primären Rahmen ansehen kann. Auch das spontane und vorgedankliche Verstehen, das uns die Spiegelneuronen ermöglichen, kann man als primären Rahmen verstehen.
Wir haben gesehen, dass neue Erfahrungen über die verschiedenen Sinneskanäle aufgenommen, gefiltert und im Hirn mit bereits vorhandenen inneren Bildern verglichen werden. Die Hirnforscher vermuten, dass die ankommenden Sinnesdaten in unserem Gehirn zuerst ein inneres *Wahrnehmungsbild* erzeugen. Gleichzeitig werden dazu passende, in den höheren Arealen der Hirnrinde bereits angelegte innere Bilder benutzt, um ein bestimmtes *Erwartungsbild* in Form eines charakteristischen Aktivierungsmusters zu generieren. Falls diese beiden Erregungsmuster identisch sind, bleibt alles beim Alten. Interessant wird es, wenn das alte bereits vorhandene Muster und das neue nur teilweise übereinstimmen. Das im Kortex entstandene *Erwartungsbild* muss dann geöffnet und angepasst werden. Dieser im Gehirn angelegte primäre Rahmen (innere Repräsentanzen der in der äußeren Welt wahrnehmbaren Erscheinungen) wird auf diese Weise im Laufe des Lebens ständig erweitert, solange der Mensch lernfähig bleibt. Die Bereitschaft zum Lernen (die Offenheit zur Anpassung und Erweiterung bereits vorhandener innerer Erwartungsbilder) ist während der Phase der Hirnreifung, also bei Kindern und Jugendlichen, besonders groß (vgl. Hüther 2006, S. 76 f.).

5. Demonstrationen und Vorführungen (die Ausführung bestimmter Tätigkeiten außerhalb ihres gewöhnlichen Zusammenhangs, z. B. Staubsaugerpräsentation);
6. Rekonstruktionen (einer historischen Schlacht, eines Tatablaufs usw.);
7. Gruppenpsychotherapie und andere Rollenspielveranstaltungen (Psychodrama, Play-Back, Forum-Theater, Drama-Therapie usw.);
8. Experimente/Test/Diagnostik (beispielsweise zur Stressbewältigung oder Emotionsregulation);
9. In-einen-anderen-Zusammenhang-Stellen (beispielsweise wenn eine Dame aus der Oberschicht für einen Tag eine andere Rolle übernimmt und sich als Altenpflegerin betätigt).

Bei all diesen Beispielen für Modulationen bekommen Tätigkeiten eine von ihrer ursprünglichen Verwendung abweichende neue Bedeutung (das Staubsaugen, um Schmutz zu beseitigen, wird etwa zur Präsentation des Elektrogeräts – die Aufmerksamkeit richtet sich in der dem Staubsaugen nachgebildeten Tätigkeit der Gerätepräsentation auf anderes), sie stehen in einem neuen Rahmen. Die Rahmentheorie besagt, wie dargestellt, dass eine beobachtete Handlung sinnvoll und verstehbar wird, wenn wir den Rahmen kennen, in dem sich diese Handlung abspielt. Ein Rollenspiel ist eine Frage der Rahmung: Wenn wir in den primären Rahmen einen anderen Rahmen hineinstellen, dann kann ein «reales» Verhalten zu einem Rollenspiel werden.

Ein Beispiel aus der Psychotherapie-Praxis:

« Florian ist ein 11-jähriger Junge, der in der Schule durch starke Hyperaktivität auffällt. Er erhält von mir einen Auftrag zur Selbstbeobachtung: «Schreib nach jeder Schulstunde eine Bewertung deines Verhaltens auf.» Damit erhält sein störendes Verhalten einen anderen Rahmen: Es wird zu einem zu untersuchenden Symptom, einer Art Test. Und Florian übernimmt eine neue Rolle: die des Beobachters von störendem Schulverhalten.

In einem zweiten Schritt können wir eine andere Modulation vorschlagen: Der Junge erhält den Auftrag, sein Symptom in bestimmten Unterrichtsstunden absichtlich zu produzieren. Durch diese Symptomverschreibung erhält das störende Verhalten wiederum einen neuen Rahmen: Es wird Element eines Spiels, und Florian muss so tun, *als ob* er zu einem bestimmten Zeitpunkt in einer bestimmten Unterrichtsstunde hyperaktiv *wäre*. Falls wir diese Symptomverschreibung nicht durchführen wollen, weil wir der Lehrerin und Florian keinen zusätzlichen Ärger bereiten wollen, können wir innerhalb der Therapie eine Schulsituation simulieren: Ich spiele die Lehrerin, und Florian spielt sich selber mit dem störenden Verhalten. Diese Simulation kann in unterschiedlichen Rahmen stattfinden:

- zu Beginn der Therapie als diagnostisches Instrument («Ich möchte mal sehen, in welcher Weise du, Florian, unter diesem sogenannten hyperaktiven Verhalten leidest: Zeig mir mal, wie sich das störend in der Schule auswirkt. Ich spiele die Lehrerin, du spielst dich selber … in welcher Unterrichtsstunde soll das sein? …»);
- im Verlauf der Therapie als exploratives Rollenspiel («Mir scheint, dass es für dich ganz wichtig ist, was die anderen von dir denken, wie sie dich beurteilen. Ich schlage vor, wir spielen mal so eine Szene in der Schule, wo du gerade zum wiederholten Mal dreinschwatzt, aber du spielst hierbei einen anderen Schüler. Wer möchtest du da sein? Wer ist hier wichtig?»);
- gegen Ende der Therapie als Rollentraining («Jetzt wollen wir üben, wie du diesen Impuls, dich sehr oft zu melden und dreinzuschwatzen, frühzeitig erkennen und besser kontrollieren kannst. Dazu wollen wir jetzt eine Schulsituation darstellen: Du spielst dich …»). »

Das Schulverhalten wird hier unter ganz unterschiedlichen Bedingungen in verschiedenen Rollenspiel-Variationen gezeigt. Für den Rollenspiel-Leiter ist es dabei von zentraler Bedeutung, dass er beim «So-tun-als-ob» des Rollenspielens weiß, was er tut. Er muss wissen, in welchen Rahmen dieses Rollenspiel stattfindet. Die Modulation ist, nach Goffman, eine systematische Veränderung einer Interaktion, die bereits ursprünglich *als sinnhaft* erfahren wurde. Merke: Es ist unsinnig, einen Unsinn im Rollenspiel zu verändern.

Es wird vorausgesetzt, dass die Beteiligten wissen und offen aussprechen, dass eine systematische Veränderung erfolgt, wie ich dies oben gegenüber Florian angedeutet habe. Wichtig für Modulationen und dementsprechend fürs Rollenspiel in Therapie, Beratung und Coaching sind zwei «Klammern»:

- Es gibt Hinweise darauf, wann die Modulation beginnen und enden soll, nämlich zeitliche Klammern, auf deren Wirkungsbereich die Modulation beschränkt ist («Start» und «Stopp»).
- Entsprechend zeigen räumliche Klammern das Gebiet an, auf das sich die Modulation in dem betreffenden Fall erstrecken soll (eine Art «Bühne»).

Neben dem primären gibt es noch weitere Rahmen, die den Rollenspielprozess prägen: der soziale Rahmen, der Begegnungsrahmen, die Modulation (wie eben beschrieben) und die Szene (Abb. 3).

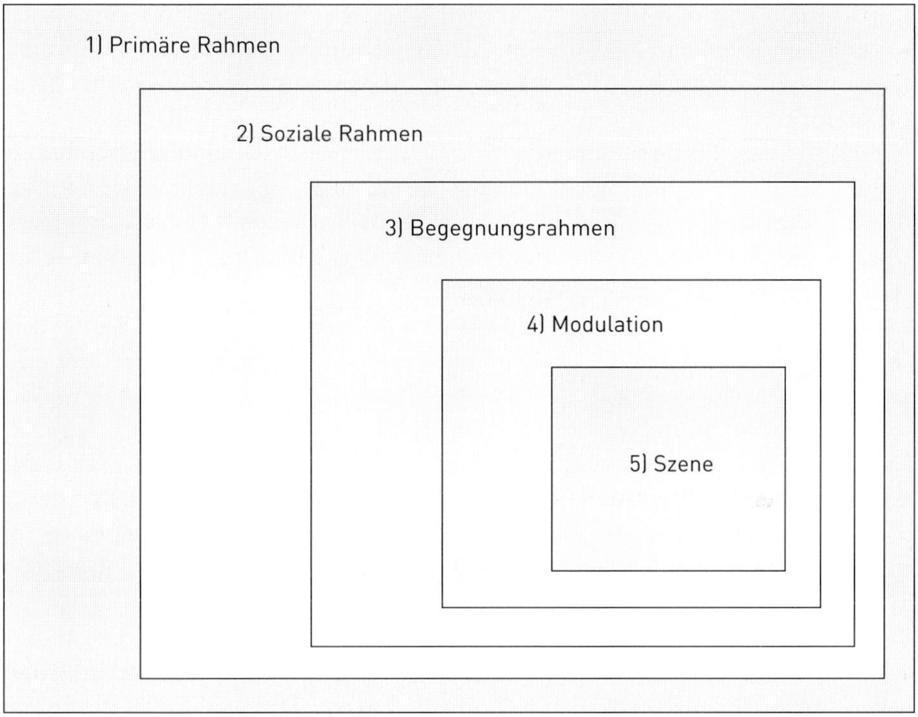

Abbildung 3: Rahmen im Rollenspiel

Der *soziale Rahmen* gibt sozusagen die Anweisung, in welcher «Sprache» wir ein bestimmtes Ereignis lesen sollen. Therapie und Beratung finden immer in einem ganz spezifischen sozialen Umfeld statt. Dazu ein Beispiel:

- Herrn Müller wurde wegen mehrerer Verkehrsdelikte der Fahrausweis entzogen. Er musste sich einer verkehrspsychologischen Begutachtung unterziehen und es wurde eine Psychotherapie verordnet.
- Frau Meier wurde vor mehreren Jahren als Fußgängerin Opfer eines Verkehrsunfalls. Sie leidet seither unter verschiedenen körperlichen und psychischen Folgen dieses Unfalls.

Der soziale Rahmen definiert die Behandlungsvoraussetzungen und gibt mir Hinweise für die Planung des Beratungsprozesses. Wie Bateson (1983b) schreibt, sagt ein (Bilder-) Rahmen dem Betrachter, dass er bei der Interpretation des Bildes nicht dieselbe Art des Denkens anwenden soll, die er bei der Interpretation der Tapete außerhalb des Rahmens einsetzen könnte (vgl. Brücher 2005, S. 170).

Der Rahmen sagt mir, welche Art des Denkens ich bei diesen zwei ganz unterschiedlichen Klienten einsetzen soll: Bei Herrn Müller gehe ich auf Konfrontation, während ich mich bei Frau Meier eher an den Prinzipien der Traumatherapie orientiere.

Zum sozialen Rahmen gehören noch zahlreiche weitere Behandlungsvoraussetzungen, die die therapeutische Beziehung definieren, z. B. Finanzierung, Bildungsstand, Herkunftsland. Aber alleine schon das oben Gesagte (Verkehrsdelikte vs. Unfallopfer) zeigt, dass es bei der Therapie von Frau Meier und Herrn Müller um zwei ganz unterschiedliche «Bilder» geht.

Der dritte Rahmen, der *Begegnungsrahmen,* definiert die Art und Weise der therapeutischen Interaktion. Die Leseanweisung dieses Rahmens ist: Was hier passiert, ist nicht das wahre Leben, sondern ein ganz bestimmtes Spiel, welches das wahre Leben simuliert. Für Bateson ist die Psychotherapie der Versuch, «die metakommunikativen Gewohnheiten des Patienten zu verändern. Vor der Therapie denkt und handelt der Patient im Sinne einer bestimmten Menge von Regeln für das Machen und Verstehen von Mitteilungen. Nach erfolgter Therapie operiert er mit Hilfe einer anderen Menge solcher Regeln. Daraus folgt, dass im Prozess der Therapie eine Kommunikation auf einer Ebene stattgefunden haben muss, die diesen Regeln nachgeordnet (meta) ist.» (Zit. n. Brücher 2005, S. 181)

Ein Beispiel hierfür können zwei Canastaspieler geben: Sie spielen ihr Spiel, und dann können sie mit dem Spielen aufhören und in eine Diskussion über die Regeln eintreten. Eventuell setzen sie dann ihr Spiel mit veränderten Regeln wieder fort. Der Unterschied zwischen Therapie und Canasta liegt darin, dass die Canastaspieler mögliche Streitigkeiten vermieden haben, indem sie die Regeldiskussion vor dem Spiel oder während einer Spielpause führen. Die Begegnung im therapeutischen Setting hingegen «ist eine in einem Rahmen stattfindende Interaktion zwischen zwei Personen, in der die Regeln zwar implizit, aber der Veränderung unterworfen sind. Eine solche Veränderung kann nur durch experimentelles Handeln vorgeschlagen werden, aber jede dieser experimentellen Handlungen, in denen ein Vorschlag, die Regeln zu ändern, angelegt ist, bildet selbst einen Teil des fortdauernden Spiels» (Brücher 2005, S. 181). Auf der *Begegnungsbühne* kommt es zur Begrüßung, zu einer meist impliziten Einigung über Zeit und Arbeitsform, zu einem Gespräch über aktuelle Befindlichkeit und Probleme und zur Besprechung von Zielsetzungen. Und bereits diese Handlungen sind ein Spiel: eine Art Rollenspiel vor dem eigentlichen Rollenspiel.

Der vierte Rahmen, die Umwandlung einer erlebten oder fantasierten Alltagssituation in ein Rollenspiel (*die Modulation*), definiert, welches Spiel gespielt wird: «Canasta oder Poker?» Es muss dem Leiter (des Rollenspiels – in Therapie, Beratung oder Coaching) klar sein, ob er etwa ein diagnostisches Rollenspiel, ein exploratives Rollenspiel, ein Ritual oder ein Rollentraining leitet. Er braucht dies dem

Klienten nicht explizit mitzuteilen: Modulationen werden auch im Alltag meistens aus dem Kontext heraus verstanden. Ich werde im nächsten Abschnitt diese vier Anwendungsformen oder Modulationen des Rollenspiels kurz vorstellen.

Und nun sind wir mit der fünften Rahmung beim eigentlichen *Rollenspiel* angelangt: der Inszenierung. Wir könnten meinen, dass ein Spiel unter dermaßen zahlreichen Rahmenbedingungen unmöglich wird. Das genaue Gegenteil ist der Fall: Erst die mehrfache Rahmung macht die Inszenierung zu einem spontanen und kreativen Akt. Baudrillard schreibt zur Bedeutung des Spielens: «Es ist eine trügerische Freiheit, als Subjekt die Verantwortung für das eigene Leben übernehmen zu wollen. Da wir den objektiven Bedingungen unserer Umwelt unterworfen sind, bleiben wir Objekt und sind nicht wirklich frei. Wir müssen uns von dieser scheinbaren Freiheit erst mal befreien. Diese Befreiung ist nur im Spiel möglich, in der subtilen Freiheit des Spielens. Die willkürlichen Regeln eines Spieles haben die paradoxe Wirkung, dass sie uns befreien, während die Realität uns durch den eigenen Willen in Ketten legt.» (Baudrillard 1999, S. 77)

Vier Anwendungsformen des Rollenspiels

Zur Verwendung des Rollenspiels in Psychotherapie und Beratung erscheinen mir aus der obenstehenden Modulationen-Liste von Goffman vier Kategorien als bedeutsam, nämlich die Unterscheidung zwischen:

- Rollenspiel als diagnostisches Instrument;
- explorativem Rollenspiel (vgl. im vorigen Abschnitt die Punkte 1, 6 und 9, die explorativen Charakter haben);
- Rollenspiel als Ritual zur Bewältigung von Lebensveränderungen;
- Rollenspiel als Kompetenztraining (vgl. oben Punkt 4, Rollentraining).

In Anlehnung an Robert Musil würde ich sagen: Wenn man wirksame Rollenspiele einsetzen will, muss man die Tatsache achten, dass sie einen festen Rahmen haben und nicht jeder Rahmen die gleichen Dimensionen hat. Ich will die vier Kategorien des Rollenspiels in diesem Abschnitt kurz vorstellen und in den Praxisteilen (D–G) dann ausführlich darauf zurückkommen.

Stellen wir uns das Popper'sche Schema vor, in dem links eine Wolke steht und rechts eine sehr zuverlässige Pendeluhr. In diesem Schema befände sich das diagnostische Rollenspiel wohl in der Mitte. Das explorative Rollenspiel wäre ganz links anzusiedeln, das Rollentraining ganz rechts. Das Ritual stünde auch eher rechts, in Richtung Rollentraining. Dabei ist zu berücksichtigen, dass in jedem

Rollentraining auch Exploration enthalten ist und im explorativen Rollenspiel auch Rollentraining betrieben wird. (Abb. 4)

Diagnostisches Rollenspiel: Das Rollenspiel als diagnostisches Instrument führt zu einer beschreibenden Diagnostik – wir beobachten einen Ist-Zustand bezüglich bestimmter Persönlichkeitseigenschaften oder Kompetenzen. Dabei kann entweder der Betroffene selber (Selbstbeobachtung) oder der Therapeut (Fremdbeobachtung) eine Beurteilung vornehmen; die Selbstbeobachtung steht bei der *psychodramatische Rollenspiel-Diagnostik* im Vordergrund.

Das Rollenspiel, das sowohl in der Praxis der Klinischen Psychologie als auch in der Organisationspsychologie verwendet wird (vgl. Kanning 2003), ist die wohl am häufigsten eingesetzte Methode zur Beurteilung von Sozialkompetenzen – nicht in realen Lebenssituationen, sondern in künstlich geschaffenen Beobachtungssettings. Im Rollenspiel werden bedeutsame soziale Interaktionen simuliert, und der Klient muss sich darin möglichst «wie im Alltag» verhalten. Dabei steht das Rollenverhalten in der therapeutischen Beziehung und in den Spielsequenzen im Zentrum der Aufmerksamkeit. Aus dem beobachtbaren szenischen Verhalten können Annahmen über das Rollenmuster und das Rollenrepertoire abgeleitet werden. Durch soziometrische Instrumente, wie das soziale Netzwerk-Inventar (vgl. Teil D), kann die Qualität der sozialen Beziehungen einer Person evaluiert werden (vgl. Burmeister 2004). Mehrere der in diesem Buch vorgestellten Rollenspiel-Techniken aus dem explorativen Rollenspiel und dem Rollentraining können auch als diagnostische Instrumente eingesetzt werden.

Exploratives Rollenspiel: Durchs Rollenspiel können eigene Bedürfnisse, Ziele, Emotionen, Wünsche, Konflikte und mögliche Ressourcen erkennbar gemacht werden. Einerseits können im Rollenspiel problematische Interaktionssequenzen

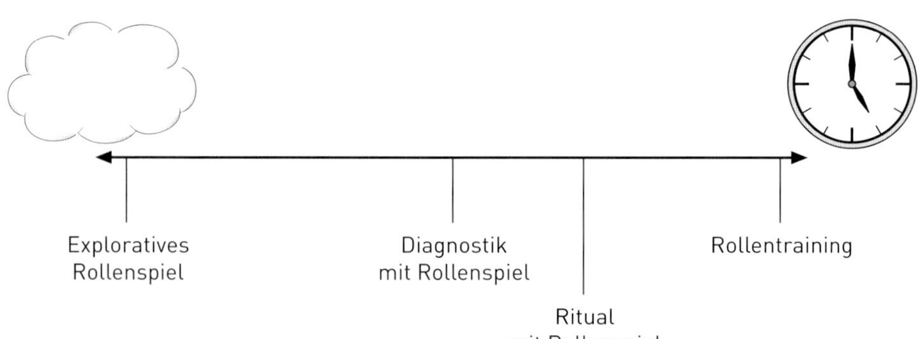

Abbildung 4: Anwendungsformen des Rollenspiels im Popper'schen Schema

nachgespielt werden; andererseits können aber auch alternative Verhaltensweisen, mit denen die Problemsituation zukünftig besser bewältigt werden könnte, exploriert werden. Es stehen zahlreiche Rollenspiel-Techniken zur Verfügung, um das eigene Verhalten in einer simulierten Situation zu beobachten. Das explorative Rollenspiel kann auch zum Ziel der psychischen Integration von Rollen eingesetzt werden: Im Spielen einer neuen, vorgegebenen Rolle kann erfahren werden, welche Einstellungen, Werte und Normen zu dieser spezifischen Rolle gehören.

Im explorativen Rollenspiel nimmt der Therapeut/Berater eine nicht-wissende, naiv fragende und akzeptierende Haltung ein. Er versucht das Problem zu verstehen, hat aber keine Lösung bereit. Er ist bezüglich Problemanalyse und Problembewältigung «inkompetent». Er ist aber kompetent in der *Methode* Rollenspiel: Er ermöglicht dem Rollenspieler, sich sozusagen «geistig zurückzulehnen» und achtsamer Zeuge eines Prozesses zu werden.

Ziel des explorativen Rollenspieles ist es, die Aufmerksamkeit des Klienten auf bestimmte Weise auszurichten: absichtsvoll, im Hier-und-Jetzt der Spielsituation, auf die eigenen Gefühle achtend.

Ritual-Rollenspiele: können eine Hilfestellung bei der Bewältigung von Lebensbelastungen verschiedenster Art sein. Sie bieten den Rahmen, um neue Lebensabschnitte bewusst zu gehen, Zurückzulassendes zu betrauern, neue Lebensrollen anzunehmen. Im Ritual-Rollenspiel kann der Klient die Schritte über eine oft angstmachende Schwelle wagen und erfahren, wie sich die ersten Schritten ins Neue und Ungewohnte «anfühlen». Durch ein rituelles Rollenspiel (z.B. durch ein Tor in einen neuen Lebensabschnitt hineintreten) kann der Leidensdruck vermindert werden oder es können unerfüllbare Sehnsüchte abgelegt werden. Rituale können auch als Instrument eingesetzt werden, um die Kohäsion des sozialen Netzes zu erhöhen und die Zugehörigkeit zu Personen und Gruppen zu festigen.

Rollentraining: Im Unterschied zum explorativen Rollenspiel nimmt der Therapeut oder Coach im Rollentraining eine wissende und «kompetente» Haltung ein: Er gibt ein Verhaltens-Modell vor oder führt ein direktes Rollen-Coaching durch. Der Klient erwartet vom Trainer, dass seine Kompetenzen, sein Wissen und seine Erfahrung im Problembereich groß sind und er ihm auch inhaltlich weiterhelfen kann. Der Trainer muss also über eine hohe «Feldkompetenz» verfügen (vgl. Wissemann 2006, S. 98). Zielsetzungen des Trainings sind das Erlernen von neuem Rollenverhalten und das Einüben von spezifischen Fertigkeiten, die zu einer bestimmten sozialen Rolle gehören. Im Rollentraining werden möglichst konkrete Ziele und Inhalte einer Rollenspiel-Situation festgelegt: neues erwünschtes Verhalten, Zusammenpassung verbaler und nonverbaler Aspekte, zu erwartendes Rollenverhalten der möglichen Interaktionspartner.

Im Rollenspiel findet implizit immer auch ein Achtsamkeits-Training statt: Die Spieler erweitern ihre Fähigkeit zur kritiklosen Selbstbeobachtung im *Hier und Jetzt* des Rollenspiels. Menschliches Wahrnehmen, Denken, Fühlen und Handeln findet immer in Bezug zum ganzen Körper statt. Im Rollenspiel – sei dies in der Exploration, im Ritual oder im Training – wird die Aufmerksamkeit der Klienten immer wieder auf Körperhaltung und Körpergefühle gerichtet. Die Fähigkeit, die Aufmerksamkeit auf Prozesse im eigenen Körper (wie beispielsweise die Atmung) und Körperteile zu lenken, kann zu einem Abbau der Erregung/Anspannung führen und darüber hinaus auch positive emotionale Effekte bewirken.

In der Tabelle 1 sind beispielhaft mögliche Zielsetzungen des Rollenspiels aufgelistet, in Entsprechung zu den vier Anwendungsformen. In der mittleren Spalte sind mögliche Rollenspiele aufgeführt, die eine Bearbeitung von früher erlebten Situationen und Emotionen beinhalten. In der rechten Spalte sind mögliche zukunftsgerichtete Rollenspiele aufgeführt (vgl. hierzu auch Kipper 2007).

Tabelle 1: Zielsetzungen des Rollenspiels

Anwendungsform	Rückwärts gerichtetes Rollenspiel (Erinnerung von erlebten Situationen oder von Träumen, Fantasien, etc.)	Vorwärts gerichtetes Rollenspiel (Ereignisse, die nicht oder noch nicht stattgefunden haben und möglicherweise stattfinden werden)
Diagnostisches Rollenspiel	• Hinweise über den Ist-Zustand der Klienten • Diagnostik sozialer Kompetenzen • Inventar des sozialen Netzwerks • Problemanalyse	• Hinweise über den Ist-Zustand der Klienten • Diagnostik sozialer Kompetenzen • Handlungsmöglichkeiten erkennen • Analyse der Konsequenzen von möglichen Handlungen

Anwendungsform	Rückwärts gerichtetes Rollenspiel (Erinnerung von erlebten Situationen oder von Träumen, Fantasien, etc.)	Vorwärts gerichtetes Rollenspiel (Ereignisse, die nicht oder noch nicht stattgefunden haben und möglicherweise stattfinden werden)
Exploratives Rollenspiel	• Kathartisches Wiedererleben • Exploration der eigenen Gefühle • Exploration verpasster Handlungsalternativen • Veränderung der emotionalen Bewertung einer Situation • Perspektivenwechsel • Erkennen, welche Erwartungen, Werte und Normen an eine bisherige Rolle gebunden sind • Verstehbarkeit von Lebensereignissen	• Neue Wissensinhalte aneignen • Orientierung in sozialen Systemen • Sich einen Wunsch erfüllen • Exploration möglicher Handlungsalternativen • Erkennen, welche Erwartungen, Werte und Normen an eine künftige Rolle gebunden sind • Überprüfung von eigenen Einstellungen und Werten bezüglich erwarteter Ereignisse • Exploration möglicher Ressourcen • *Best case* und *worst case* ausprobieren
Rollenspiel als Ritual	• Eine Lebensphase abschließen • Zurückzulassendes betrauern • Ungerechtigkeiten ausgleichen • Lebensereignissen eine neue Bedeutung geben	• Psychische Integration von neuen Rollen • In neue Lebensabschnitte bewusst eintreten • Neue Lebensrollen annehmen • Zugehörigkeit zu Personen und Gruppen festigen
Rollentraining	• Achtsamkeit fördern • Belastende Erinnerungen bearbeiten • Handhabung von angstauslösenden Reizen und Situationen	• Achtsamkeit fördern • Veränderung von Einstellungen • Erlernen von neuem Rollenverhalten in künftigen Situationen • Einüben von spezifischen Fertigkeiten

B Instrumente und Rahmenbedingungen

Szenisches Denken und Handeln

Wir erleben die Welt glücklicherweise nicht als chaotisches Flimmern und Rauschen, sondern als eine Abfolge von Ereignissen, die aufeinander bezogen werden. Diese Ereignisse fassen wir in Einheiten zusammen, die den Ereignissen einen Sinn geben: «Was geschieht mit einzelnen Ereignissen, die das Gehirn aus einem Meer unzähliger neuronaler Bewegungen mit einem Zeitnetz von etwa 30 ms herausgefischt hat: wie werden die Bausteine des Bewusstseins weiterverarbeitet? Um dieser Frage näherzutreten, muss man von einer ursprünglichen Erfahrung unseres Erlebens ausgehen, die so selbstverständlich ist, dass es fast peinlich ist, darauf hinzuweisen: Elementare Ereignisse werden nicht für sich allein stehend erlebt oder wahrgenommen, sie werden vielmehr aufeinander bezogen, so dass aufeinanderfolgende Ereignisse oder Gedanken jeweils eine Wahrnehmungsgestalt, also eine Einheit, bilden. Dieses Bezugnehmen zwischen dem Aufeinanderfolgenden ist deshalb möglich, weil das Gehirn einen zeitlichen Integrationsmechanismus bereitstellt, der automatisch für einige Sekunden alles, was geschieht, zu einer Einheit zusammenfasst.» (Pöppel 2006, S. 301)

Solche Wahrnehmungseinheiten können wir auch als *Situationen* bezeichnen. Das Leben ist ein Voranschreiten von Situation zu Situation. Situationen sind die «gerahmten Bilder», sie sind unsere episodischen Erfahrungen. Situationen werden erlebt und hinterlassen mit ihren Bedeutungen, Empfindungen und Gefühlen in unserem Körper irgendwo Spuren oder werden sogar als Erinnerungen aufbewahrt.

Therapie, Beratung und Coaching sind Wiederaufarbeitungen von erlebten oder fantasierten Situationen. Wir versuchen, die Klienten dazu zu bewegen, erlebte Situationen aus anderen Perspektiven zu sehen, ihren Sinn und ihre Bedeutung zu erkennen und neue Erklärungs- und Handlungsmöglichkeiten zu erkunden.

Wenn eine erinnerte oder fantasierte Situation anderen Personen erzählt oder vorgeführt wird, dann sprechen wir von einer *Szene* (vgl. Osten 2000, S. 78 f.). Die *Szene* war im griechischen Theater der Schauplatz der dramatischen Handlung. In der Theaterdramaturgie sind Szenen Unterteilungen des Theaterstücks in einzelne Abschnitte. Auch im Film sprechen wir von einer Abfolge von Szenen.

Das Rollenspiel beginnt in Therapie und Beratung immer mit dem Erzählen einer Situation: Der Klient berichtet beispielsweise, dass er letzte Woche ein schwieriges Gespräch mit einem Mitarbeiter geführt hat. Durch diese Erzählung wird die Situation zu einer Szene: Diese ist nicht die Situation, die real stattgefunden hat, sondern ein *Bild* der Situation, so wie es der Klient erinnert und so wie er es mitteilen will. Auf die Erzählung folgen die Bestimmung eines Spielorts und der Szenenaufbau. Die Szene muss eine Bühne enthalten, sei dies eine eigentliche Theaterbühne oder eine imaginative innere Bühne. Die Bühne ist ein unverzichtbares Instrument des Rollenspiels. Ist der Spielort definiert, kann die Szene aufgebaut werden, mit materiellen Requisiten oder imaginativ («Stellen Sie sich vor, da ist die Türe, hier der Bürotisch …»).

Mit der Bühne und dem Szenenaufbau wird immer implizit eine entscheidende Simulation vorgenommen: «Wir tun so, als ob wir jetzt in Ihrem Büro wären und der Konflikt …» Und dies führt uns automatisch auch zum nächsten Schritt im Rollenspiel: der Übernahme einer Rolle und dem eigentlichen Rollen-Spiel. Nach der Spielphase folgt eine Auswertung mit Feedback aus der Rolle (z.B. «Ich habe mich in dieser Rolle hilflos und bedürftig gefühlt»), Selbstbeurteilung durch den Rollenspieler (z.B. «Es ist mir schwergefallen, mich in diese Rolle hineinzuversetzen») und Rückmeldung durch den Leiter (z .B. «Ich habe Sie in dieser Rolle nicht als erwachsene Person wahrgenommen, vielmehr als kleines Kind»).

In den folgenden Abschnitten werden die zentralen Instrumente des Rollenspiels vorgestellt:

- Bühne und Szenenaufbau;
- so tun, als ob;
- Rollenübernahme;
- sich in eine Rolle eindenken und einfühlen;
- Umsetzung der Rollenübernahme in Handlung:
- Hier-und-jetzt-Rollenspiel;
- Szenenwechsel;
- Auswertung;
- Rolle der Leitung.

Während der eigentlichen Spielphase können verschiedene Techniken eingesetzt werden, um die Wirksamkeit des Rollenspiels zu erhöhen.

Die Bühne

Moreno schreibt: «Das erste Werkzeug ist die Bühne. Sie umgibt den Patienten mit einem überdimensionalen und äußerst beweglichen Lebensraum. Der Lebensraum der Wirklichkeit ist oft eng und beengend. Auf der Bühne kann der Patient sich wiederfinden, sei es durch Befreiung von unerträglichem Druck oder durch die Freiheit für Ausdruck und Erlebnis. Der Bühnenraum ist eine Erweiterung des Lebens über das wirkliche Leben hinaus.» (Moreno 2008, S. 77)

Der Therapieraum an sich ist bereits eine Art «Bühne», die es dem Klienten ermöglicht, außerhalb des alltäglichen Lebens über das Leben zu reflektieren. Wenn der Klient die «Bühne der Therapie», also den Therapieraum, betritt, hat er bereits eine erste Spielrolle übernommen: Er betritt in seiner Rolle als «Kranker» oder «Beratung Suchender» den Raum, und damit wird bereits ein entscheidender Rahmen gesetzt: Hier drinnen wird Therapie oder Beratung durchgeführt.

«Indem der Patient dem Therapeuten seine Beschwerden berichtet und sie interaktiv reproduziert, wiederholt er sie nicht bloß, sondern zeigt sie vor. Wiederholung im therapeutischen Raum ist also gerade nicht einfach Reproduktion, sondern Exposition einer Störung. Die Handlung gewinnt neuen Sinn: ‹So verhalte ich mich› – und nimmt damit eine Metaebene ein gegenüber dem, was im alltäglichen Sichverhalten lediglich agiert wird. Damit ist eine Lücke geöffnet in der Hermetik des pathologischen Zirkels: Der Patient, der sein Symptom im Modus des Vorzeigens wiederholt, demonstriert ein erstes Moment der Distanzierung.» (Brücher 2005, S. 294) Dieses Vorzeigen der Symptome in der Besprechungssituation ist an sich bereits eine Art spontanes Rollenspiel. Der Therapieraum ist demzufolge bereits eine Art Spielraum. Daher ist es notwendig, den Besprechungsort vom Rollenspielort zu unterscheiden und eine Spielbühne einzurichten. Sie stellt dem Darsteller einen lebendigen Raum für das imaginative, figurative oder körperliche Rollenspiel zur Verfügung. Wichtig ist, dass immer eine räumliche und zeitliche Klammer geschaffen wird, in welcher das Rollenspiel stattfindet.

Die innere Bühne

Im *imaginativen Rollenspiel* kann die Bühne eine innere Bühne sein: Der Klient lässt in seiner Vorstellung ein inneres Bild auftauchen. Findet die Imagination im Sitzen statt, so lade ich den Klienten ein, seinen Stuhl etwas zu verschieben. Findet die Imagination im Stehen oder liegend statt, ist die räumliche Klammer durch die Körperposition gegeben. Die zeitliche Klammer wird durch die Anleitung bei der Lenkung der Aufmerksamkeit gegeben: «Lenken Sie Ihre Aufmerksamkeit auf die Atmung … Und nun kommen Sie mit der Aufmerksamkeit zurück in diesen Raum.»

« Als Beispiel für das Arbeiten auf der imaginativen inneren Bühne sei die Fantasiereise *Baum-Imagination* dargestellt. Bei dieser zur Ressourcenförderung oft eingesetzten Rollenspiel-Imagination ist sozusagen der eigene Körper die Bühne:

«Stellen Sie sich so hin, dass es gemütlich ist, die Füße in leichter V-Stellung, Knie entspannen, die Wirbelsäule etwas aufspannen, die Schultern nach außen unten fließen lassen, die Arme loslassen, den Kopf hoch. Lenken sie Ihre Aufmerksamkeit auf die Atmung. Spüren Sie, wie die Luft durch die Nase in den Körper kommt, in Brust und Bauch. Und atmen Sie durch den Mund wieder ruhig aus. Stellen Sie sich eine Landschaft vor, die Ihnen gefällt und wo Sie sich wohlfühlen. Das kann eine Landschaft sein, die Sie kennen, oder eine, die Sie nun gerade erschaffen. Stellen Sie sich in dieser Landschaft einen Baum vor, der Ihnen gefällt. Sie können ihn anschauen – wie sieht er aus? Sein Stamm, seine Krone, seine Umgebung. Und wenn Sie wollen, dann können Sie sich vorstellen, dass Sie dieser Baum sind. Und als Baum erleben Sie Ihre Wurzeln, die fest in der Erde vergraben und verzweigt sind. Die Wurzeln, die die Nahrung aus dem Boden aufnehmen. Und der kräftige und flexible Stamm, der eine starke Rinde hat. Und Sie können die Äste fühlen, kräftig verzweigt, immer feiner werdend. Und mit den Blättern oder Nadeln können Sie die Kraft der Sonne aufnehmen. Lassen Sie die Atmung durch den ganzen Baum gehen, von den Blättern zu den Wurzeln und zurück. Und für den Abschluss dieser Baum-Imagination gönnen Sie sich, als Baum, zwischen Himmel und Erde, einfach etwas Ruhe: da stehen wie ein Baum und nichts tun müssen. Bleiben Sie einen Moment einfach so da. Und nun kommen Sie mit der vollen Aufmerksamkeit zurück in den Raum.» »

Leinwandbühne

Wir können die inneren Bilder auch auf eine imaginative Leinwandbühne projizieren. Diese Leinwandbühne kann ein weißes Blatt Papier sein oder eine weiße Wand. Auf die Leinwand kann der Klient sein inneres Bild einer bestimmten konflikthaften Situation projizieren: als gemaltes Bild, als Fotografie oder als Film (alle drei: gemaltes Bild, Fotografie, Film, imaginiert). Therapeut und Klient setzen sich nebeneinander und schauen auf die Leinwand. Handelt es sich um ein imaginiertes gemaltes Bild, können wir dies auch an der Wand aufhängen und wie in einer Ausstellung stehend betrachten und kommentieren.

« Als Beispiel nun eine Leinwandimagination mit einer Lehrerin, die durch eine schwierige Klassensituation belastet ist:

«Stellen wir uns vor, hier an dieser Wand ist eine Leinwand, und darauf wird nun ein Film projiziert. Wir nehmen unsere zwei Stühle und richten uns ein wie im Kino. Es ist ein Film über eine ganz schwierige Klassensituation, Ihre Klassensituation. Welche Szene kommt Ihnen in den Sinn? Nehmen wir an, der Film steht gerade still, es ist ein Standbild, was sehen Sie? Wo sind Sie auf dem Bild? Beschreiben Sie mir bitte, was Sie sehen ... Und jetzt haben wir hier eine Fernbedienung, wir können nun den Film weiterlaufen lassen – oder zurückspulen – oder vorwärtsspulen. Was möchten Sie machen?»

Wie bei der Baum-Imagination auf der inneren Bühne besteht auch auf der Leinwandbühne die Möglichkeit, die Klientin in der Beobachterposition zu belassen oder sie eine Rolle übernehmen zu lassen:

Beobachtende Position: «Beschreiben Sie bitte, wo die Lehrerin auf dem Bild ist und was sie gerade macht. Wo schaut sie hin? Was geht in dieser Lehrerin jetzt vor? Was fühlt sie? Was möchte sie wohl machen?»

Rollenübernahme: «Und jetzt stellen Sie sich vor, Sie sind in diesem Standbild. Wo genau sind Sie? Ah ... hier ... und wie geht es Ihnen in dieser Situation? Was fühlen Sie jetzt, in diesem Bild? Was möchten Sie machen?» »

Tischbühne

Ein kleiner Tisch dient als Bühne für das figurative Rollenspiel mit Klötzen, Steinen, Knöpfen, Spielfiguren von Tieren oder Menschen, Duplo-Figuren usw.

« Im obenstehenden Fallbeispiel könnte die Klientin aufgefordert werden, aus einer Schachtel von Menschenfiguren eine Figur für sich als Lehrerin auszuwählen: «Bitte, stellen Sie diese Figur hier auf den Tisch. Und jetzt wählen Sie Figuren für Ihre Schülerinnen und Schüler aus und stellen diese auch hier auf den Tisch. Je eine Figur pro Person. Stellen Sie die Figuren so hin, wie Sie es in der problematischen Situation erlebt haben.» Auf der Tischbühne könnte die Klientin im Rollenspiel dann ihre eigene Rolle in der problematischen Situation übernehmen: «Und jetzt berühren Sie diese Figur, Sie führen diese Figur der Lehrerin, Sie sind jetzt die Lehrerin in dieser Situation ... sprechen Sie als Lehrerin in dieser Situation ...» »

Als Tischbühne wird oft auch ein Spielbrett eingesetzt, ähnlich wie ein Schachbrett (vgl. hierzu die Ausführungen in Teil D zur Diagnostik). Auch eine Magnettafel mit magnetischen Figuren eignet sich als eine Art Tischbühne.

In den **Abbildungen 5 bis 10** sind einige Szenenfotos von Rollenspielen auf der Tischbühne mit Spielfiguren (Tiere, Menschen), mit abstrakten Holzfiguren und mit Knöpfen und Steinen abgedruckt.

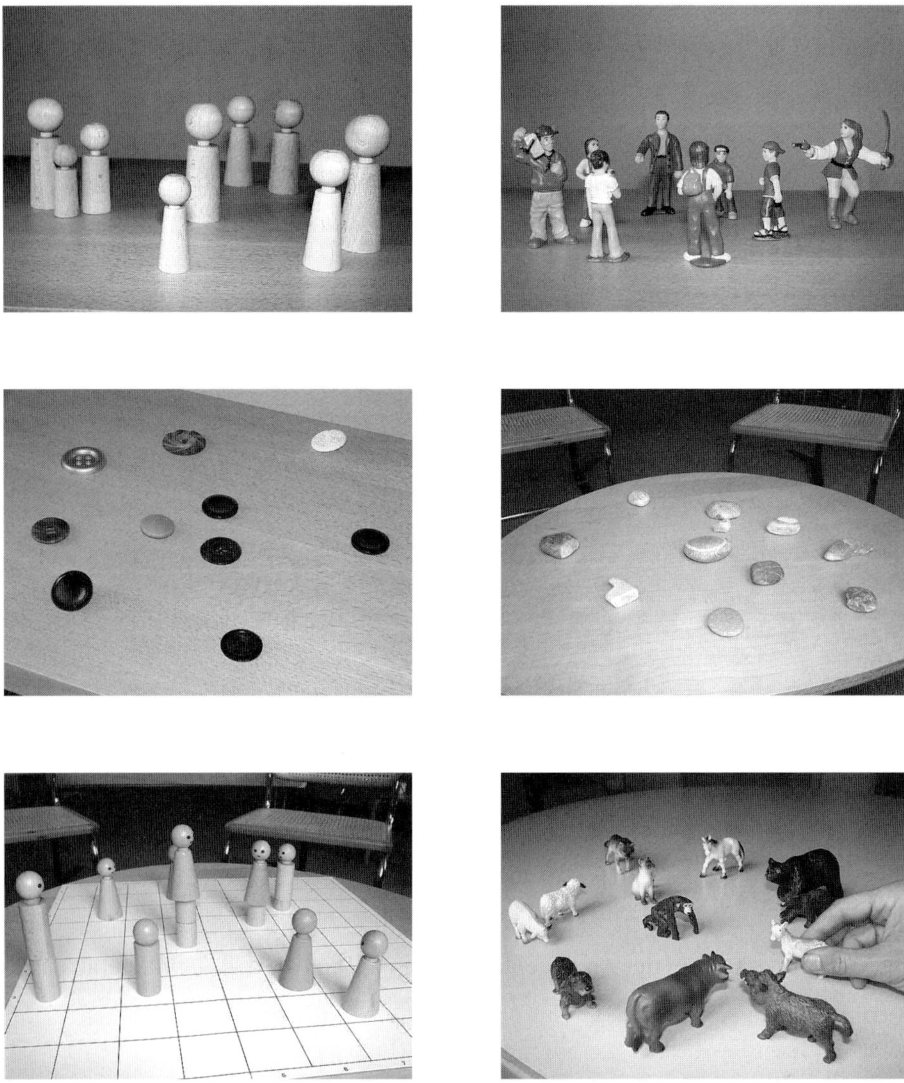

Abbildung 5–10: Szenenfotos von figurativen Rollenspielen auf der Tischbühne

Raumbühne

Wir verfügen im Therapie- oder Beratungszimmer selten über eine große Bühne. Wir können aber einen Teil des Raumes als Bühne benutzen. Idealerweise ist ein Teppich da, der als Abgrenzung dient. In kleinen Räumen kann eine Ecke als Spielecke benutzt werden.

« Wie dies genau funktioniert, können wir anhand des Fallbeispiels aus dem Abschnitt «Drei Welten des Rollenspiels» aus Teil A anschauen:

1. **Besprechungsraum:** Ich beginne auf der Erkenntnisebene der Welt 3: «Sie haben erzählt, dass sie schwere Angstzustände haben, wenn Ihr Mann oder Ihre Tochter nicht pünktlich nach Hause kommen. Wie fühlen Sie sich dann? Was geht Ihnen dann durch den Kopf?» Dieses Gespräch findet noch am üblichen Ort statt, nicht auf der Bühne.
2. **Besprechungsraum und Bühne:** In einem zweiten Schritt stelle ich nun einen leeren Stuhl hin. Dieser Stuhl wird auf den Teppich oder eine leere Fläche im Zimmer oder – wenn ganz wenig Platz ist – eben in die Spielecke gestellt. «Und nun wollen wir mal so tun, als ob dieses Gefühl der Angst einfach hier auf diesem Stuhl wäre. Wie geht es Ihnen, wenn diese Angst da ist?» Bis jetzt ist die Patientin auf ihrem Stuhl sitzengeblieben. Der Stuhl mit der symbolisierten Angst befindet sich aber auf der Bühne. Sie betrachtet die Angst aus ihrer Patientin-Position.
3. **Bühne:** Jetzt wird die Patientin eingeladen, aufzustehen und auf die Bühne zu kommen, wenn sie will; der Therapeut geht bereits auf die Bühne: «Sie können auch ein bisschen näher kommen – oder weiter weg gehen. Suchen Sie sich eine Distanz, die Sie gut aushalten können, nicht zu weit, denn die Angst gehört ja zu Ihnen, aber auch nicht so nahe, dass es ganz unangenehm wird.»
4. **Bühne:** Die folgende Rollenübernahme findet dann ganz klar auf der Bühne statt: «Wenn Sie wollen, können Sie sich auch einmal auf diesen Stuhl setzen und dieses Gefühl der Angst sein. Sprechen Sie aus diesem Gefühl heraus. Versuchen Sie sich in dieses Gefühl zu verwandeln und zu sagen, wer Sie sind … also beispielsweise so: ‹Ich bin die Angst, ich bin mächtig, ich kann …›»
5. **Besprechungsraum:** In einem weiteren psychoedukativen Schritt kann es nützlich sein, der Klientin zu erklären, was Angst ist, welche Funktion diese Emotion hat und wie man die Intensität von Emotionen regulieren kann. Dies findet wieder außerhalb der Bühne statt, im gewöhnlichen Besprechungsraum.

6. **Bühne:** Ich schlage der Klientin vor, sich ein Kind vorzustellen, das auf diesem Angst-Stuhl sitzt: «Stellen Sie sich vor, hier sitzt ein Kind, das Angst hat, weil seine Eltern nicht rechtzeitig zurückgekommen sind. Das Kind hat Angst, den Eltern könnte ein Unfall passiert sein oder sonst was Schlimmes. Und stellen Sie sich nun vor, Sie kommen zufällig vorbei und sehen dieses Kind. Was löst dieses Kind bei Ihnen aus? Was möchten Sie tun? Versuchen Sie es doch einfach!» Hier steht der Therapeut, wenn er dies erklärt, bereits auf der Bühne und lädt dann die Klientin ein, dies auf der Bühne zu versuchen. »

An diesem Fallbeispiel ist ersichtlich, wie wichtig die Modellfunktion des Therapeuten ist: Er ist eine Art Türöffner zum Spiel, indem er selber als Erster die Bühne betritt.

« In sehr kleinen Praxisräumen, in denen es nicht möglich ist, eine separate Raumbühne zu bestimmen, kann die Bühne durch eine kleine «Bewegungsklammer» am Besprechungsort eingerichtet werden: «Wir stehen nun mal auf, treten hier etwas zur Seite und stellen uns vor, das hier wäre nicht mein Besprechungszimmer, sondern das wäre jetzt Ihre Küche. Wie sieht das aus in Ihrer Küche? Steht da ein Tisch? …»

Nach dem Rollenspiel schließen wir wieder die Klammer: «Wir verlassen jetzt wieder Ihre Küche, gehen mal da raus und richten unsere Stühle wieder so, wie sie vorher waren.» »

Alltagsbühne

In Anlehnung an Versuchsanordnungen in der Biochemie kann man das Rollenspiel auf den obenstehenden Bühnen als In-vitro-Rollenspiele bezeichnen: Sie finden gewissermaßen in einem Reagenzglas – bzw. auf einer «Kunst-Bühne» – statt. Im Gegensatz dazu gibt es auch die In-vivo-Rollenspiele, die ohne eigentliche Bühne auskommen. Unter *Alltagsbühne* verstehen wir den Lebensalltag des Klienten: seine Wohnung, seinen Arbeitsort, seine Wege, die Einkaufsläden, die Orte, wo er seine Freizeit verbringt. Der Klient erhält Rollenspiel-Aufgaben, die er außerhalb der Therapiesituation erledigen muss. In der Behandlung von sozialen Angststörungen werden die Klienten beispielsweise angehalten, nach einem Training von neuen sozialen Fertigkeiten im Rollenspiel während der Therapie auch in ihrem Alltag möglichst häufig gefürchtete Situationen aufzusuchen. In der Therapie werden diese Verhaltensexperimente vor- und nachbesprochen.

Solche Rollenspiele auf der Alltagsbühne des Klienten können in einem ersten Schritt auch vom Therapeuten begleitet werden. Rollenspiele im Alltag des Klienten sind ein zentrales Instrument der Verhaltenstherapie und werden dort auch als In-vivo-Expositionen bezeichnet (siehe hierzu Teil G zum Rollentraining). Auch in der systemischen Therapie und Beratung hat die Alltagsbühne eine große Bedeutung: Neben konkreten Verhaltensaufträgen erhalten die Klienten vielfach auch Aufträge zum Einsatz von spezifischen rituellen Handlungen auf der Alltagsbühne (vgl. hierzu Teil F zu Ritualen mit Rollenspiel).

Wie wir weiter oben gesehen haben, kann die Bühne des Alltags aber auch der Praxisraum sein. Bereits die Therapie oder Beratung ist eine Inszenierung: Der Klient kommt in der Rolle als «Person, die ein Problem hat». Nur selten wird im Einzelsetting mit Rollenspiel auf dieser «Praxisbühne» gearbeitet (siehe dazu weiter unten den Abschnitt «Spezielle Rollenübernahme im Hier-und-jetzt-Rollenspiel»). Eine interessante Methode für die Praxisbühne ist der imaginäre Co-Therapeut auf dem leeren Stuhl: Der Klient wird eingeladen, auf dem leeren Stuhl neben dem Therapeuten Platz zu nehmen und die Rolle eines Co-Therapeuten einzunehmen. In dieser Rolle wird er vom Therapeuten nach Ideen gefragt, wie der aktuell etwas blockierte Therapieprozess erfolgreich weitergeführt werden könne (siehe hierzu die Beschreibung Teil E «Exploratives Rollenspiel»).

Der Szenenaufbau

Erinnerungen sind keine wertfreien Schnappschüsse von erlebten Situationen, sondern mentale Konstrukte, die Bedeutungen, Empfindungen und Gefühle enthalten. Was wir aus dem Strom der täglichen Ereignisse beachten und erinnern, sind keine Kopien dieser Ereignisse, sondern ganz individuell geprägte Konstrukte, die in enger Verbindung zu früheren Erfahrungen entstanden sind. Das bereits vorhandene Erfahrungswissen beeinflusst entscheidend, auf was wir unsere Aufmerksamkeit richten, wie wir neue Ereignisse wahrnehmen und wie wir diese neuen Erfahrungen als Erinnerungen kodieren und speichern.

Die Technik des Szenenaufbaus ist eine Art «mentale Zeitreise»: Wir können wie beim Erinnern die unmittelbaren Einschränkungen von Zeit und Raum abstreifen und die Erinnerungsinhalte so darstellen, wie wir sie sehen. Der Szenenaufbau ist eine wirksame Distanzierungstechnik, denn es wird dadurch eine Spielbühne eröffnet:

- Der Szenenaufbau kann die Form einer *theater-ähnlichen Inszenierung* annehmen («… wir brauchen einen Tisch, drei Stühle, da ist der Eingang, hier das Fenster, und vor dem Fenster steht ein großer Kaktus …») – so wird beispielsweise eine erlebte Konfliktsituation nachgestellt, indem der erinnerte Raum, wo der Konflikt stattfand, mit Einrichtungsgegenständen auf einer Raumbühne simuliert wird. Wichtig ist, dass eine räumliche Trennung zwischen Gesprächsort und Spielort hergestellt wird. Die simulierten Gegenstände können aus vorhandenem Mobiliar gestellt werden («… können wir diesen kleinen Tisch nehmen und uns vorstellen, das sei der große Tisch im Sitzungszimmer?»), sie können aber auch nur symbolisch markiert werden («… hier, wo der Kaktus steht, legen wir ein Kissen hin …»), oder Raum und Gegenstände werden nur imaginativ beschrieben («… wir stellen uns vor, hier steht ein großer Tisch .»).

- *Figurativer Szenenaufbau:* Mit Miniaturfiguren, Holzklötzen, kleinen Steinen, usw. kann eine erlebte Konfliktsituation ebenso nachgestellt werden. Diese Vorgehensweise hat den Vorteil der erweiterten Distanzierung und der besseren Handhabbarkeit: Die Situation kann wie auf einem Schachbrett analysiert und einfach verändert werden.

- *Imaginativer Szenenaufbau auf der inneren Bühne:* Dieses Verfahren wird in Hypnose, Gestalttherapie und Katathymem Bilderleben eingesetzt. Die Anleitung lautet: «Schließen Sie die Augen und stellen Sie sich vor, Sie sind jetzt in dieser Situation …»

- *Imaginativer Szenenaufbau auf einer äußeren Bühne,* wie beispielsweise eine leere weiße Wand oder ein leeres Blatt Papier: Die Anleitung lautet: «Stellen Sie sich vor, auf diesem weißen Blatt ist ein Foto dieser Szene …» Die Szene wird «so, wie sie in meinem Kopf aussieht», projiziert – es wird aber nicht richtig gezeichnet, sondern die betreffende Person beschreibt einfach das imaginierte Diapositiv: «Im Büro meines Chefs befindet sich ein großes Pult, dahinter ein Bürostuhl und davor zwei Sessel, und ich stehe bei der Tür und …»

Untersuchen wir die im Gedächtnis gespeicherten Bilder der Vergangenheit, so fällt auf, dass wir selber im Bild anwesend sind: «Ist es nicht erstaunlich, dass ich mich im Bild sehe? Wie gerate ich in mein Bild hinein? In mehreren Studien, in denen Personen verschiedenen Alters über ihre Erinnerungen befragt wurden, haben wir festgestellt, dass besonders wirkungsvolle Bilder den Betrachter in das Bild hineinnehmen. Die Bilder unserer Vergangenheit werden verändert; sie werden umgestaltet, und diese Bilder spiegeln nicht mehr die unmittelbare Realität jenes Augenblicks, in dem sie erlebt wurden. Doch auch wenn die Bilder nicht mehr Realität abbilden, so entsprechen sie doch der Wirklichkeit eines individuellen Er-Lebens. Über das bildliche Wissen bestimmt sich unsere Identität. Das Wissen um uns selbst, wer wir eigentlich sind, was unser Selbst ausmacht, wird bestimmt durch jene Bilder, die wir in uns tragen, und diese Bilder werden redigiert und inszeniert, indem wir selbst in das Bild hineinprojiziert werden und uns damit verdoppeln. Damit erfüllen diese neuen Bilder den Zweck, die personale Identität zu sichern.» (Pöppel 2006, S. 147)

So tun, als ob

Der Szenenaufbau ist eine notwendige Voraussetzung für das Rollenspiel. Ohne Szenenaufbau ist kein wirksames Rollenspiel möglich. Der Szenenaufbau – sei er durch einen als Bühne bezeichneten Teil des Besprechungsraumes, eine Tischbühne oder ein Blatt Papier umgesetzt – besteht aus mehreren «So-tun-als-ob»-Schritten. Diese Schritte werden meist implizit vorgenommen und nicht ausgesprochen und verhandelt. Wichtig ist, dass der Rollenspiel-Leiter sich dieser Simulationsschritte bewusst ist.

Als *erster So-tun-als-ob-Schritt* wird, wie oben beschrieben, eine Bühne eröffnet (beispielsweise auf einem Tisch). Dadurch wird ein Rahmen gesetzt, der die Ereignisse auf der Tischbühne von den Ereignissen im Besprechungsraum unterscheidet. Mit dem Aufbau einer Szene auf dem Tisch vereinbaren wir, dass hier etwas simuliert wird, was aus dem realen Leben stammen kann, aber jetzt in einem anderen Rahmen gesehen werden soll. Die Szene, die dargestellt wird, ist beispielsweise eine Simulation einer erlebten Szene.

Bei diesem ersten «Als-ob»-Schritt müssen wir darauf achten, dass diese Trennung auch für den Klienten spürbar ist. Bei Lebensereignissen, die stark belastend sind, kann es sein, dass der Klient diesen ersten Schritt der Distanzierung durch die Simulation nicht machen kann, weil traumatischer Stress entsteht. Der Therapeut muss hier auf die nonverbalen Signale des Patienten achten und im Zweifelsfall prüfen, ob er sein Vorgehen ändern soll.

Das Eröffnen einer Bühne erlaubt den Rollenspielern, verschiedene Aspekte von simulierten Ereignissen in einem Ausmaß zu kontrollieren, wie dies im Alltag nur selten möglich ist. Es wird sozusagen eine *Welt in der Welt* konstruiert, bei der die Ereignisse und deren Folgen für die Betroffenen absehbar und kontrollierbar sind (vgl. Yardley-Matwiejczuk 1997, S. 77).

In einem zweiten Schritt tun wir so, als ob das innere Bild echt wäre, das der Klient sich von einer bestimmten Situation gemacht hat und in der Inszenierung nun darstellt. Diese inneren Bilder sind keine Fotografien oder exakte Kopien von bestimmten Situationen und Ereignissen. Innere Bilder sind individuell geprägte Selbstbilder, Menschenbilder und Weltbilder, die unser Denken, Fühlen und Handeln bestimmen. Was in unser Bewusstsein gelangt, ist nur ein verschwindend kleiner Anteil der vom Gehirn generierten inneren Bilder. «Maßgeblich dafür, ob ein Sinneseindruck bewusst wahrgenommen wird, ist auch nicht der Umstand, wie ‹wahr› er tatsächlich ist, sondern als wie ‹wichtig› er von einer bestimmten Person in einer bestimmten Situation eingeschätzt wird.» (Hüther 2004, S. 22)

Ein inneres Bild wird durch die Inszenierung «wahr» und bildet die Grundlage für die weitere beraterische Intervention. Der Rollenspieler muss fühlen können, dass die emotionale Beteiligung an der Inszenierung mit den in der betreffenden «realen» Situation erlebten Gefühlen vergleichbar ist. Die Inszenierung muss für ihn stimmig sein. Nur dann kann die Arbeit fortgesetzt werden.

In einem dritten Schritt tun wir so, als ob das Leben kein komplexes System «wie ein Meer» wäre, bei dem alles mit allem verbunden ist; vielmehr erscheint die Welt im Rollenspiel wie ein Aquarium, bei dem wir bestimmen können, welche Teile aus dem wirklichen Leben wir darin haben wollen. Das Leben erhält durch dieses Ausschneiden von Ereignissen und Eigenschaften mehr Handhabbarkeit: Der Klient kann bestimmte Ereignisse, Eigenschaften, Personen und Dinge weglassen oder dazufantasieren. Dies mag als künstlich und unrealistisch erscheinen, aber genau dadurch erhält das Rollenspiel seine Wirksamkeit: Die Künstlichkeit macht die Inszenierung zu einem Spiel und wird zum zentralen Wirkfaktor. Der Rollenspieler bestimmt weitgehend selber, welche Inhalte, Personen und Objekte in das inszenierte Bild gehören und welche Dimensionen das inszenierte Bild hat. Ein Raum kann in unserem inneren Bild völlig anders aussehen als in der Realität. Die räumliche Wahrnehmung ist keine unabhängige Funktion unseres Gehirns, welche in einem spezifischen Hirnareal abgemessen und verarbeitet würde. Das inszenierte innere Bild eines Raums, die Darstellung von Personen und Gegenständen in diesem Raum ist gleichsam ein ganz «persönliches Aquarium» und für den Rollenspieler insofern wahr, als alles darin enthalten ist, was für die aktuelle Beratungssituation von Bedeutung ist.

In einem vierten Schritt tue ich so, als ob ich nicht da wäre: Als Berater verschwinde ich während der Zeit des Rollenspiels, bleibe aber als Spielleiter oder als Spielpartner präsent (siehe hierzu den Abschnitt «Die Rolle der Leitung»).

Im fünften Als-ob-Schritt wird der Klient zur Rollenübernahme aufgefordert: «Und spielen Sie jetzt diese Rolle des Vorgesetzten … jetzt tun Sie so, als ob Sie der Vorgesetzte wären, der in diesem Moment …» Dieser fünfte Schritt erscheint auf den ersten Blick als «kinderleicht», ist aber eine recht komplexe Angelegenheit. Im nächsten Abschnitt wollen wir dies etwas genauer betrachten.

Rollenübernahme

Der Ausdruck *Rollenübernahme (role taking)* wurde von George Herbert Mead (1934) geprägt und bezeichnet die Fähigkeit, sich selbst an die Stelle einer anderen Person zu versetzen und sich deren Gedanken und Gefühle bewusst zu sein. Diese

Fähigkeit ermöglicht es dem Menschen, die Befindlichkeit, Wünsche und Ziele einer anderen Person zu erkennen und das eigene Verhalten entsprechend auszurichten. Die Rollenübernahme bezieht sich auf kognitive wie affektive Aspekte einer Rolle.

Gemäß Mead ist davon auszugehen, dass eine Rollenübernahme in jeder sozialen Interaktion auftritt und nicht nur in den Interaktionen, die Mitgefühl oder ein einfühlendes Verständnis (Sympathie oder Empathie) hervorrufen. Die Fähigkeit zur Rollenübernahme setzt zudem voraus, dass man die verschiedenen Rollen der Gesellschaft, in der man lebt, versteht und auf diese Bezug nehmen kann.

Im Rollenspiel gibt es verschiedene Varianten von möglichen Rollenübernahmen. Nehmen wir als Beispiel eine familiäre Konfliktsituation – neben vielen weiteren Möglichkeiten, die unerwähnt bleiben, kann der Klient:

- seine eigene Rolle, die er zu einem anderen Zeitpunkt und in einer anderen Situation innehat, übernehmen: in einem *Rückwärts-Rollenspiel* (z. B. um den Ablauf einer erlebten Konfliktsituation zu rekonstruieren) oder in einem *Vorwärts-Rollenspiel* (z. B. um zukünftiges Verhalten in einer kritischen Situation zu üben);
- die Rolle einer anderen Person übernehmen (z. B. die Rolle der Konfliktpartnerin oder eines Kindes);
- die Rolle einer außenstehenden Person übernehmen und den Konflikt aus dieser Perspektive erfahren (z. B. Nachbarn, Schwiegermutter, Familienberater);
- die Rolle einer abwesenden, aber für den Konflikt bedeutsamen Person übernehmen (z. B. der verstorbene Vater, die Ex-Ehefrau);
- die Rolle eines Idols oder einer Fantasie-Person übernehmen, die den Konflikt schnell lösen könnte (z. B. James Bond oder der Papst);
- einen Gegenstand mimen, der im Raum steht, wenn der Konflikt stattfindet (z. B. die Küchenuhr, eine Pflanze)
- ein Tier darstellen, so wie sich dieses Tier in dieser Situation verhalten würde (z. B. würde eine Katze jetzt fauchen);
- ein Gefühl darstellen, welches beim Konflikt stark aktiviert wird (z. B. Wut, Trauer, Eifersucht);
- einen inneren Anteil seiner Person spielen, den er in dieser Konfliktsituation bei sich wahrnimmt (z. B. Gerechtigkeitssinn, Schuld).

Die Fähigkeit, eine Rolle zu übernehmen, setzt bestimmte soziale und kognitive Kompetenzen voraus. Diese werden im Laufe der Entwicklung des Kindes erworben. Es gibt zu dieser Thematik in der Entwicklungspsychologie zahlreiche Untersuchungen (vgl. hierzu Schacht 2003, 2009).

Bekannt wurde der Drei-Berge-Versuch von Piaget: Vierjährigen Kindern wird ein Modell mit drei Bergen gezeigt. Die Kinder werden so vor das Modell gesetzt, dass sie die Berglandschaft aus der Sicht eines Betrachters auf dem Berggipfel 1 sehen, bzw. von Gipfel 2 und 3 aus. In diesem Alter können die Kinder die Landschaft in der Regel nur aus der eigenen Position beschreiben. Auf die Frage: «Was sieht eine Person von Gipfel 2 aus», werden sie meistens mit der aktuell eigenen Aussicht antworten. Piaget sprach diesbezüglich von einer Unfähigkeit, sich in die Rolle eines anderen hineinzuversetzen, den Blickwinkel eines anderen einzunehmen oder die eigene aktuelle Sichtweise als eine unter mehreren Möglichkeiten zu begreifen. Diese egozentrische Sichtweise kann durch die Entwicklung von Kompetenzen zur Perspektiven- und Rollenübernahme überwunden werden, beispielsweise im Rollenspiel. Es ist nicht erstaunlich, dass das Kind die Ansicht eines Betrachters in anderer Position nicht korrekt bestimmen kann; das ist eine recht schwierige Aufgabe. Erstaunlich ist, dass es lange Zeit glaubt, seine aktuelle Sichtweise sei die einzig mögliche Ansicht, nicht eine unter vielen.

Die Überwindung des Egozentrismus wird nach Piaget durch sozialen Austausch möglich, durch Widerspruch und den Konflikt der «Ansichten», durch Erfahrung und Speicherung unterschiedlicher Ansichten. Auch der Erwachsene muss egozentrische Sichtweisen ständig neu überwinden. Man denke z.B. an Selbstverständlichkeiten im sozialen Bereich, an Vorurteile und unreflektierte Ideologien. Bei Kindern wie Erwachsenen entstehen viele Konflikte dadurch, dass der eigene Standpunkt zur einzig denkbaren Sichtweise wird. Gemäß Piaget ist zur Weiterentwicklung der Fähigkeit zur Rollenübernahme und letztlich zur Erweiterung der moralischen Urteilskraft der ständige Austausch von Meinungen durch Konflikt und Widerspruch erforderlich (vgl. Oerter & Montada 2002, S. 423).

In Teil D «Diagnostik mit Rollenspiel» werden einige Instrumente bzw. Verfahren beschrieben, mit deren Hilfe diese Fähigkeit zur Perspektiven- und Rollenübernahme bei Kindern und Erwachsenen beobachtet und beurteilt werden kann. Im Teil zum «Explorativen Rollenspiel» (E) werden anhand von Praxisbeispielen einige Techniken zur Förderung des Perspektivenwechsels vorgestellt. In den Abschnitten zum «Rollentraining» (G) werden Techniken zur Förderung von sozial-emotionalen Schlüsselfertigkeiten beschrieben (z.B. die Kommunikationsfähigkeit oder die Fähigkeit, mit anderen zu kooperieren).

An dieser Stelle wollen wir uns aber etwas genauer mit der Frage beschäftigen, wie eine Rolle übernommen wird. Hierbei kann zwischen dem Sich-Hineindenken/-Einfühlen in eine Rolle und der Umsetzung einer Rolle in Handlung unterschieden werden.

Sich in eine Rolle hineindenken und einfühlen

Sich in eine Rolle hineinzudenken und einzufühlen setzt voraus, dass wir das entsprechende Rollenverhalten bereits kennen. Wir müssen auf ein Wissen zurückgreifen können, auf Gedächtnisinhalte. Im Gedächtnis ist aber nicht abstraktes Wissen über menschliches Verhalten abgespeichert, sondern wir verfügen über erfahrungsbezogene Erinnerungen, *embodied memory* (vgl. Osten 2000, S. 338). Wir erinnern uns an Ereignisse in Form von Szenen, d. h. an Handlungen, die wir in einer bestimmten Rolle in einer spezifischen Situation ausgeführt haben. Wenn wir an eine Situation zurückdenken, sehen wir immer Personen, die in einer Szene mit einer bestimmten Kulisse bestimmte Rollen einnehmen.

Das Sich-Erinnern an ein bestimmtes Rollenverhalten ist also nicht abstrakt (kein Abrufen von Wissensinhalten), sondern in erster Linie ein körperlicher Erinnerungsprozess. Sich in eine Rolle hineinzudenken und einzufühlen kann aber auch ein rein kognitiver Prozess sein: Ich überlege mir, welche Eigenschaften zu einer bestimmten Rolle gehören und welcher Charakter und welches Temperament am besten zu dieser Rolle passen. Die Rollenübernahme kann also ganz unterschiedliche Qualitäten des Sich-Hineindenkens und -Einfühlens annehmen.

Wir können zwei unterschiedliche Formen der Rollenübernahme unterscheiden (vgl. Gallese et al. 2006):

1. Die körperliche Simulation (*embodied simulation*): Diese Form der Rollenübernahme wird weitgehend im Psychodrama eingesetzt. Sie beruht auf einer spontanen und kreativen Einfühlung in die somatische Dimension einer Rolle. Wie wir in Teil A gesehen haben, verfügt der Mensch über ein neuronales Netzwerk, die Spiegelneuronen, welches ihn befähigt, unmittelbar Aufschluss über den inneren Zustand anderer Menschen zu erhalten – über ihre Absichten, Empfindungen und Gefühle –, wenn er eine Handlung beobachtet. Die körperliche Simulation erlaubt dem Rollenspieler, sich spontan in eine Rolle einzufühlen. Es wird hierbei ein neuronales Netzwerk aktiviert, welches ein vorgedankliches und intuitives Verstehen ermöglicht.

2. Die Standard-Simulation: Der Rollenspieler versucht, sich in eine bestimmte Rolle zu versetzen, indem er sich mögliche Befindlichkeiten, Einstellungen und Gefühle vorstellt, die in dieser Rolle in dieser spezifischen Situation wahrscheinlich auftreten. Es ist nicht ein direktes Sich-Einfühlen wie bei der körperlichen Simulation, sondern ein gedankliches Vorgehen. Wir verfügen über Theorien, wie sich eine Person in einer bestimmten Situation fühlen und wie sie denken wird. Diese alltagspsychologischen Konzepte ermöglichen es uns, sich selbst und anderen bestimmte mentale Zustände zuzuschreiben (wissen,

glauben, wollen, fühlen). Diese kognitiven Konstrukte (*Theory of Mind*) sind gelernt und können bei Bedarf abgerufen werden. Sie können im strukturierten Rollenspiel durch Rollenbeschreibungen vorgegeben werden. Die Standard-Simulation hat vor allem in der Verhaltenstherapie und im Training sozialer Kompetenzen eine große Bedeutung.

Diese zwei Formen der Rollenübernahme schließen sich gegenseitig nicht aus, sondern ergänzen einander. Die Rollenübernahme erfolgt in Beratung, Coaching und Therapie vielfach durch eine Standard-Simulation. Aus dieser Standard-Simulation ergibt sich oft eine körperliche Simulation.

Ich halte Rollenspiele für wirksam, wenn im Verlaufe des Spieles auch eine körperliche Rollenübernahme (*embodiment*) entsteht. Dies kann mit entsprechenden «Aufwärmübungen» gefördert werden. Das Psychodrama kennt als zentralen Wirkfaktor das Konzept der Spontaneität. Gemeint ist damit eine grundsätzliche Achtsamkeit den Menschen und Ereignissen seiner Umwelt gegenüber. Das therapeutische Ziel des Psychodramas ist es, die Fähigkeit zur Spontaneität mit Hilfe des Rollenspiels zu erhöhen und den Klienten zu befähigen, auf alte Situationen mit neuem Verhalten zu reagieren oder auf neue herausfordernde Situationen hin ein angemessenes Verhalten zu zeigen. Die Vorbereitungen für die Verwirklichung einer solchen Spontaneität finden im Körper statt und nicht im Denken. So wird im Psychodrama, wie Maja Storch (2006, S. 71) dies beschreibt, der Körper zur eigentlichen Grundlage psychischer Gesundheit. Wenn es dem Klienten gelingt, sich gezielt in eine «Spontaneitätslage» zu versetzen und auf belastende Situationen achtsam, offen und kreativ zu reagieren, kann er seine Ressourcen besser nutzen. Das Psychodrama kennt zahlreiche Methoden, um im Menschen die Fähigkeit zur Spontaneität entstehen zu lassen. Es gibt aber auch andere Möglichkeiten, eine gute «Aufwärmung» zu einer körperlichen Rollenübernahme zu fördern, beispielsweise:

- In der Integrativen Therapie wird die Leiblichkeit des Menschen als basale Säule der Identität gesehen. Petzold beschreibt zahlreiche Ausdrucks-, Bewegungs- und Meditationsübungen, um den Körper in Lernbereitschaft zu versetzen (Petzold 2004; Rahm et al. 1999).

- Die körperzentrierte Psychotherapie kennt das verbal-körperliche «Übersetzen» von Erlebnisinhalten und die Anwendung von körperlichen Erfahrungsübungen (Künzler et al. 2009).

- Benita Cantieni (2006) hat eine Vorgehensweise zusammengestellt, wie ein Basis-Embodiment mit einer anatomisch gut nachvollziehbaren Systematik erzeugt werden kann.

- Rytz (2006) hat zahlreiche körpertherapeutische Übungen zur Achtsamkeit zusammengestellt, die als «Aufwärmübungen» oder Selbst-Trainings eingesetzt werden können.
- Kabat-Zinn (1999) hat den Achtsamkeitsansatz entwickelt, der in verschiedenen kognitiv-verhaltenstherapeutischen Therapieprogrammen eingesetzt wird.
- Reddemann (2001) stellt verschiedene Imaginationsübungen, Körperübungen und Elemente der Kunsttherapie vor, die den Klienten zu mehr Ruhe und Stabilität verhelfen können.

Umsetzung der Rollenübernahme in szenische Handlung

Unabhängig davon, welche Simulationsform auf der Erkenntnisebene angestrebt wird (*embodied simulation* oder Standard-Simulation), können drei verschiedene Handlungsformen eingesetzt werden (vgl. hierzu auch die Ausführungen im Abschnitt «Der Szenenaufbau»):

- Die Rollenübernahme kann *körperlich* hergestellt werden: Der Klient spielt die Rolle mit seinem Körper. Er übernimmt beispielsweise die Rolle seines Chefs und stellt diesen körperlich dar. Er kann auch immaterielle Gegenstände mit seinem Körper darstellen (Gefühle, Befindlichkeiten, Ideen, Erinnerungen).
- Die Rollenübernahme kann *figurativ* erfolgen: beispielsweise nach der Aufstellung einer Konfliktsituation mittels Menschen- und Tierfiguren (siehe dazu die Szenenfotos weiter vorne).
- Die Rollenübernahme kann *imaginativ* bewirkt werden: «Schließen Sie die Augen und stellen Sie sich diese Situation vor, im Büro Ihres Chefs, und stellen Sie sich vor, Sie sind jetzt der Chef … Versuchen Sie in Ihrer Vorstellung, die Position Ihres Chefs einzunehmen … Was denken oder fühlen Sie, wenn Sie als Chef in dieser Situation sind …?»

Die körperliche Simulation (*embodied simulation*) kann nicht nur durch körperliches Rollenhandeln, sondern auch durch eine imaginative oder eine figurative Rollenübernahme ausgelöst werden. Wie Gallese (Gallese et al. 2006) schreibt, löst der Satz «Gianni gibt Mario ein Buch» bei mir dieselben neuronalen Aktivitäten aus, wie wenn ich diese Handlung direkt beobachtete oder Mario selber ein Buch gäbe. Mein Hirn vollzieht eine «Als-ob-Schlaufe»: Es tut so, also ob ich Mario ein Buch gäbe. Dies ist gewissermaßen eine neuronale körperliche Simulation. Dieselben neuronalen Strukturen, welche die motorische Ausführung der Handlung des

Buch-Gebens organisieren, werden aktiviert, wenn ich mir diese Handlung vorstelle oder eine Beschreibung lese oder eine entsprechende Zeichnung sehe. Notwendige Voraussetzung dazu ist die Achtsamkeit für diese Handlung – sei sie nun beobachtet, imaginiert oder gezeichnet.

Eine Rolle körperlich handelnd zu spielen bedeutet nicht zwingend, dass es zu einer körperlichen Simulation (*embodied simulation*) kommt. Wenn ich einen Konflikt mit meinem Chef spiele, dann besteht die Möglichkeit einer körperlichen Simulation: Ich kenne meinen Chef, ich habe ihn mit eigenen Augen gesehen, mit ihm interagiert. Wenn ich aber eine mir fremde Rolle spiele, kommt es zu einer Standard-Simulation, denn ich werde hier auf mein Allgemeinwissen über diese Rolle zurückgreifen – unabhängig davon, ob die Umsetzung der Rollenübernahme in Handlung körperlich, figurativ oder imaginativ ist.

Mit einer körperlichen Rollenübernahme werden in der *Verhaltenstherapie* Ziele auf der Ebene der Standard-Simulation angestrebt: das Erkennen von psychosozialen Dimensionen einer Rolle, die Reizkonfrontation oder das Einüben von adäquatem Rollenverhalten. Das Rollenspiel im *Psychodrama* wird meistens in körperlicher Handlung umgesetzt, mit der Zielsetzung eines Sich-Einfühlens und Sich-Hineindenkens in eine Rolle durch *embodied simulation*. Die imaginative Rollenübernahme mit einer *embodied simulation* ist ein wichtiges Instrument in der *Katathym-Imaginativen Psychotherapie* und in der *klinischen Hypnose*.

Spezielle Rollenübernahme im Hier-und-jetzt-Rollenspiel

Im Abschnitt «Rollenübernahme» wurde die Unterscheidung zwischen *Vorwärts-* und *Rückwärts-Rollenspielen* getroffen (vgl. Schaller 2006; Kipper 2007). Nicht alle Erfahrungen, die wir machen, werden in unserem Gedächtnis gespeichert, aber die für – physische wie psychische – Gesundheit und Wohlbefinden bedeutsamen Ereignisse sind irgendwo gelagert, manchmal so, dass sie schwer zu finden sind. Diese bedeutsamen Erinnerungen sind der Stoff für Rückwärts-Rollenspiele. Ebenso können Vorwärts-Rollenspiele sinnvoll sein: Deren Stoff bilden die bisher nicht erlebten, aber möglicherweise anstehenden positiven und negativen Ereignisse. Im Rollentraining werden die Klienten auf mögliche Ereignisse vorbereitet, indem sie die eigenen Kompetenzen erweitern.

In der *Gruppentherapie* können aber auch Ereignisse aus dem *Hier und Jetzt* der Therapie in der Gruppe in Szene gesetzt werden (vgl. Schaller 2005, 2007). Im *Einzelsetting* ist dies nur selten der Fall, da der Therapeut in die unangenehme Lage kommen könnte, seine eigene Rolle übernehmen zu müssen. In der Psychotherapie mit Kindern werden Hier-und-jetzt-Rollenspiele häufig durchgeführt (vgl. Aichinger & Holl 2002), mit Erwachsenen selten und nur mit größter Vorsicht.

« Ein Beispiel aus meiner Erfahrung als «genervter» Therapeut (weitere Beispiele finden Sie in Teil C Techniken im Abschnitt zu Comicgeschichten und in Teil G Symptomverschreibung): Es ist bereits die fünfte Therapiestunde mit Frau Schütze, und sie geht mir ganz einfach auf die Nerven. Es gelingt mir nicht, den Prozess voranzubringen, und ihr immer freundliches und korrektes Verhalten stört mich. Und heute erzählt sie mir zum x-ten Mal dieselbe Konfliktgeschichte mit ihrer Chefin. Ich merke, dass ich mich nur noch ungenügend professionell verhalten kann, und beginne ein figuratives Rollenspiel. Während ich zwei Tierfiguren aus einer Kiste nehme, kommentiere ich: «Ich habe hier zwei kleine Therapeuten. Das Reh, immer aufrecht, korrekt, aufmerksam, zuvorkommend, unterstützend, aktiv zuhörend, mitfühlend, nachfragend, beratend. Und hier das Schwein: forsch, drauflos gehend, manchmal aggressiv, grunzend, aus dem Bauch heraus, direkt, unbekümmert. Ich habe diese zwei kleinen Therapeuten in mir. Es gibt noch wesentlich mehr kleine Therapeuten in mir, aber belassen wir es erst mal bei diesen beiden. Vielleicht haben Sie auch zwei kleine Klientinnen in sich, oder noch mehr. Suchen Sie sich doch mal zwei Tierfiguren aus. Ja, schön, ein Flamingo und ein Bär. Angenommen, diese zwei gehen in eine Therapie, was würden die sagen, was würden die denken?»

Mit einer kognitiven Rollenübernahme berichtet die Klientin nun von ihren beiden Tierfiguren, und ich antworte jeweils ebenso aus einer Tierrolle. Es entwickelt sich ein Gespräch über Aggression und speziell die Frage, in welcher Form Aggressivität in der Therapie in der Rolle der Klientin und des Therapeuten sinnvoll und notwendig ist. »

Szenenwechsel

Ausgangspunkt für ein Rollenspiel ist meistens die Beschreibung einer konkreten Problemsituation des Klienten. Diese Situation wird in einem Rollenspiel dargestellt. Ein Szenenwechsel kann dann angezeigt sein, wenn Gefühle, Einstellungen oder Handlungsimpulse, die der Klient im Rollenspiel zeigt, als problematisch erscheinen und nicht aus der aktuell gespielten Szene erklärbar sind.

« Beispiel: Ein Klient hat im Rollenspiel dargestellt, wie er die Rückfrage seines Chefs als persönliche Abwertung empfunden hat und nicht mehr sachlich antworten konnte. Der Therapeut hat nach seinem Gefühl in dieser konkreten Spielsituation gefragt. Das beschriebene und beobachtete Gefühl der Traurigkeit und Hilflosigkeit erscheint dem Therapeuten als nicht nachvollziehbar. Die Ursache für das Gefühl und den aggressiven Impuls scheint nicht in der Rückfrage des Chefs zu liegen. Der Therapeut hat die Hypothese, dass diese Situation und dieses Gefühl eine Vorgeschichte haben könnten. Er überprüft diese Hypothese: «Erinnert Sie diese Situation oder dieses Gefühl an einen anderen Moment in Ihrem Berufsleben? Haben Sie so etwas in ähnlicher Form auch schon erlebt? Vielleicht auch außerhalb des Berufs?» Der Klient erzählt nun, dass ihm dies immer wieder passiert ist. Und schließlich berichtet er aus der Kindheit, von einer Geburtstagsfeier seines Bruders. Der Therapeut schlägt einen Szenenwechsel vor: Die Geburtstagsfeier wird szenisch dargestellt. In dieser neuen Szene aus der Kindheit wird der Klient als kleiner Junge von seinem Vater bloßgestellt und gegenüber seinem Bruder abgewertet. Der Klient erkennt nun, dass dieses Gefühl mit dem Gefühl im Konflikt mit seinem Chef vergleichbar ist. Im Dialog mit dem Therapeuten kann der Klient die beiden Szenen vergleichen und mögliche intrapsychische Ursachen für seine Schwierigkeiten mit dem Chef explorieren. »

Der Szenenwechsel kann auf derselben Bühne geschehen: Beispielsweise wechseln wir direkt von der ursprünglichen Szene mit dem Chef zur Geburtstagsfeier des Bruders, indem wir auf der Bühne eine zweite Szene eröffnen. Das Bühnenbild der ersten Szene wird etwas zur Seite geschoben, damit Platz für eine zweite Szene ist. In dieser wird nun eine bestimmte Problematik exploriert, und dann geht das Spiel ganz unkompliziert wieder zurück zur ursprünglichen Szene. Die beiden Bühnenbilder sollten deutlich voneinander abgegrenzt werden (mit einem Seil, Papierstreifen, Kissen o. Ä.).

Es kann aber auch zuerst die Inszenierung beendet und ein neuer Szenenaufbau eingerichtet werden: Therapeut und Klient gehen zurück in den Besprechungsraum und besprechen das Rollenspiel. Aus dieser Besprechung heraus wird dann eine neue Szene aufgebaut.

Entrollen

Wir haben im Theorieteil gesehen, dass es wichtig ist, für das Rollenspiel einen Rahmen zu setzen, der Beginn und Ende der szenischen Arbeit klar definiert. Hierbei ist besonders darauf zu achten, dass der Rollenspieler beim Verlassen der Bühne sich seiner Spielrolle entledigt, sich «entrollt». Ist die Rollenübernahme mit einer Standard-Simulation («*Theory of Mind*»*-Simulation*) erfolgt, dann genügt in der Regel das Verlassen der Spielbühne und das Zurückgehen an den Besprechungsort. Meistens werden auch die Spielutensilien (Stuhl, Kissen etc.) von der Bühne abgeräumt. Die «Entrollung» (die Abgrenzung vom Rollenspiel nach dessen Ende) wird zusätzlich gefördert, indem der Leiter in der Auswertung immer wieder auf das Rollenspiel auf der Bühne Bezug nimmt. Seine Fragen sind auf das szenische Spiel ausgerichtet, wie beispielsweise:

- «Welche Gefühle sind in dieser Rolle aufgetaucht?»
- «In diesem Moment, als Sie schweigend dastanden, was ist Ihnen da durch den Kopf gegangen?»
- «Wenn Sie an dieses Spiel zurückdenken, in welchem Moment kam ein Impuls, etwas zu verändern?»

Dabei sind die Haltung und die Gestik des Leiters auf den Spielort gerichtet. Er macht dadurch deutlich, dass über die Rolle des Klienten in dieser bestimmten Spielszene gesprochen wird.

Bei der körperlichen Simulation (*embodied simulation*) hingegen kann es sein, dass die Rolle am Klienten gewissermaßen «kleben bleibt». Um sie abstreifen zu können, kann daher eine kurze körperliche Aktion nötig sein, wie beispielsweise:

- die Glieder strecken und schütteln;
- ·mit den Händen, beim Kopf beginnend, über den eigenen Körper fahren und symbolisch die Rolle abstreifen;
- pantomimisch den «Rollenanzug» ausziehen und an eine imaginäre Garderobe hängen;
- dem Klienten ein Getränk anbieten;
- den Raum auslüften und eine kurze Pause machen;
- dem Klienten eine Hand auf die Schulter legen und sagen: «Sie sind jetzt nicht mehr ..., Sie sind jetzt wieder ...»

Auswertung von Rollenspielen

Im Einzelsetting haben Therapeuten und Berater die schwierige Aufgabe, zugleich Partner im Rollenspiel, Beobachter und Beurteiler zu sein. Wie ich im Theorieteil beschrieben habe, ist das Rollenspiel eine «Schlaufe» in einem spezifischen Therapieprozess. Die Auswertung eines Rollenspiels und die Umsetzung in den weiteren Prozessverlauf werden mit den Instrumenten der jeweiligen therapeutischen Richtung vorgenommen und müssen der Zielsetzung der Therapie entsprechen. Unabhängig davon gibt es ein Standardvorgehen in der Auswertung von Rollenspielen, welches dem Psychodrama entnommen ist (Ameln et al. 2004, S. 95, 183): Zuerst erfolgt ein Feedback aus den Perspektiven der Rollen; dann teilt der Leiter kurz mit, was ihn an dieser Inszenierung berührt hat; daraufhin nimmt der Klient selbst eine Beurteilung des Rollenspiels vor; und schließlich gibt der Leiter eine Rückmeldung.

1. Rollenfeedback

Nach Abschluss des Rollenspiels und der Rückkehr an den Besprechungsort befragt der Leiter den Klienten zu seinen Eindrücken, Gedanken und Gefühlen aus der Perspektive der Rolle heraus. Falls der Leiter selber auch eine Rolle gespielt hat, kann er ein Feedback aus der Perspektive dieser Rolle geben.

2. Sharing

Wenn Sie sich daran erinnern können, wie Sie zum ersten Mal als Klient in einer Therapie oder Beratung ein Rollenspiel durchgeführt haben, werden Sie merken, dass die «Zeit danach» sehr unangenehm sein kann. Mit einer persönlichen Rückmeldung zur gespielten Szene stärkt der Leiter die Ressourcen des Klienten. Ob und inwieweit er mit dem Klienten persönliche Erfahrungen aus seinem Leben teilen will («Sharing»), wird unterschiedlich gehandhabt. Das Sharing soll aber (selektiv) authentisch sein.

3. Selbstbeurteilung

In der Auswertung soll der Klient schrittweise aus der Spielrealität in die Alltagsrealität zurückfinden. Die in der Spielphase gemachten Erfahrungen sollen jetzt vom Klienten kritisch beurteilt werden. Der Leiter fragt den Klienten nach – im Vergleich zum Standpunkt vor dem Rollenspiel – möglichen Veränderungen in seiner Wahrnehmung und Bewertung der gespielten Situation. Auch kann der Klient hier Ideen entwickeln, wie er die gemachten Erfahrungen weiter bearbeiten oder in den Alltag umsetzen will.

4. Rückmeldung der Leitung

Der Leiter kann hier seine Hypothesen, sein methodisches Vorgehen und seine Entscheidungen während des Spieles erläutern. Er weist darauf hin, dass das Rollenspiel kein Abbild der Realität war und das gezeigte Verhalten nicht mit dem Alltagsverhalten identisch ist. Das Spiel war vielmehr eine mögliche Variante von Realität. Damit schützt er den Klienten vor Selbstabwertung oder Selbstüberhöhung. Der Leiter nimmt zum Abschluss dazu Stellung, inwieweit sich diese Rollenspiel-Schlaufe für den Therapieprozess aus seiner Sicht heraus als zweckmäßig und sinnvoll erwiesen hat.

Die Rolle der Leitung

Alphonse Maeder beschreibt in seinem Buch *Sendung und Aufgabe des Arztes* das Heilen im antiken Heiligtum des Asklepios:

«Im Heiligtum des Asklepios in Epidauros (ca. 500 Jahre vor Christus) stand im Zentrum eine große Statue des Asklepios: eine stattliche, würdevolle Figur, auf einen Stock gestützt, an dem sich eine Schlange hinaufringelt. Auffallend ist sein (mit-) leidender Gesichtsaudruck; diese Emotionalität unterscheidet ihn von anderen griechischen Göttern, denen allen etwas Unpersönliches anhaftet.

Die erhabene Gestalt mit der nach dem Kranken gerichteten Gebärde, der mitleidende Ausdruck des Blickes, dürften den von überall herbeiströmenden Patienten Vertrauen und Stärkung eingeflößt haben. Nach den Reinigungen und Opfern am Altar wurde der Kranke in einen unterirdischen Raum geführt, wo er den Tempelschlaf (incubatio) erlebte. Es kam darauf an, einen Traum zu bekommen, der in frühen Zeiten vom Priester nicht gedeutet wurde. Das Ereignis der Heilanwendung lag im Traume selbst, der als Eingebung des Asklepios, als Botschaft (Orakel) aufgefasst wurde. Es war für die Kur in Epidauros charakteristisch, dass der Priester-Arzt sich betont zurückhaltend, manifest passiv verhielt. Man kann hier von keiner eigentlichen ‹Intervention› sprechen. Der Arzt hat sich nicht in den Heilungsvorgang eingeschaltet: Seine Aufgabe bestand darin, günstige Bedingungen herzustellen, die geistige ‹Ambiance› für die Heilung zu schaffen. Der Tempelschlaf bedeutet einen Rückzug von der Anpassung nach außen, eine Stilllegung der Motorik, eine starke Verlangsamung der organischen Tätigkeit und, parallel dazu, eine Einschränkung der bewussten Aktivität, der Wahrnehmung, des Denkens und Wollens. Dies alles geschieht zugunsten einer Belebung affektiver, emotioneller und triebhafter Regungen, die nach einem eigenen, autonomen Gesetze verlaufen, und einer Förderung spontaner innerer Schau – Ausdruck einer irrationalen, unbewussten Geistigkeit, einer autosymbolischen Darstellung der inneren Situation. Es besteht ein Zustand tiefer Introversion, die auf ein sehnsüchtig erwartetes inneres Ereignis gerichtet ist, nämlich das Erscheinen des Heilgottes Asklepios im Traume.

Der Begriff Inkubation ist uns zunächst als Bezeichnung für den Vorgang der Eientwicklung während der Brutzeit vertraut, aber auch als die Phase der unsichtbaren Entwicklung einer Infektionskrankheit, zwischen dem Eindringen der Krankheitskeime in den Organismus und dem Ausbruch der ersten Symptome der Erkrankung. Inkubation stammt vom lateinischen Wort: ‹in› und ‹cubare›, liegen, im Bett sein (cubile = Bett). Das französische ‹couver› entspricht dem deutschen Wort ‹brüten›. Im Tempelschlaf, in der Inkubation, vollzieht sich der Heilvorgang, der im Erscheinen des Asklepios als Traumgestalt gipfelt. Hiermit bricht das Heil aus (es wird geboren).» (Maeder 1952, S. 146)

Vergleichbar mit der Heilkunst im Heiligtum des Asklepios wird im Rollenspiel eine spontane innere Schau beabsichtigt, damit die inneren Bilder nach außen getragen werden können: Die Klienten werden aufgefordert, ihr inneres Bild eines Problems auf die Bühne zu bringen. Dabei gibt es weder *richtig* noch *falsch* und es besteht auch kein Druck, eine genaue Analyse durchzuführen oder eine Lösung zu finden. Der Klient wird in einem ersten Schritt ganz einfach aufgefordert, achtsam zu sein für seine Gefühle und Gedanken im Hier und Jetzt des Rollenspiels. Der erste Schritt besteht nicht darin, sein Verhalten und seine Einstellungen zu ändern, sondern sein eigenes Verhalten und die damit verbundenen Emotionen zu erkennen und zu akzeptieren. Die Idee, die dahintersteckt: In problematischen Situationen erleben wir uns meistens als Opfer, und an diesem Punkt setzt der Sinn des Rollenspiels an. Es geht um das Erkennen einer Selbsttäuschung, nämlich um die Erkenntnis, keineswegs Opfer zu sein, sondern handelnder Täter. Im Verlauf des kreativen Spiels befreit sich der Rollenspieler von den Fesseln der Realität, er erlangt im spontanen und kreativen Spiel eine schöpferische Handlungsfähigkeit und kann erkennen, dass er an der Entstehung des Problems aktiv mitbeteiligt ist (vgl. Schacht 2003, S. 367). Die Rollenspiel-Schlaufen im therapeutischen Prozess sind in diesem Sinne wie ein gesunder Tempelschlaf: Der Klient begibt sich auf die Ebene des Spiels, um seine Anpassung nach außen zu verringern und sich selbst zu beobachten («innere Schau»). Die Aufgabe des Leiters besteht darin, die geistige «Ambiance» für dieses Spiel zu schaffen: Die Klienten sollen in einen «gesunden Tempelschlaf» *eintauchen können*, d. h. in ein kreatives und spontanes Spiel.

Aus der griechischen Mythologie habe ich das Bild des Heilgottes Asklepios (Äskulap) genommen, des Sohns des Apoll und der Koronis. Damit will ich betonen, dass das Rollenspiel nicht nur eine Aktionsmethode ist, sondern auch eine Achtsamkeitsübung. Ich sehe mich in meiner Rolle als Spielleiter allerdings weniger als griechischer Gott, sondern eher als Schweizer Bergführer. Der Bergführer ist verantwortlich für die Sicherheit und das Wohlergehen seiner Kunden und dafür, dass diese etwas «schauen» können: die eigene Welt aus einer anderen Perspektive und Orte, wo man besser nicht ohne kundige Führung hingeht. Der Bergführer richtet sich nach den Wünschen der Kunden, sofern diese im Sinne einer herausfordernden, aber guten Bergerfahrung sind. Der Bergführer kennt die verschiedenen Routen; er macht Vorschläge, welche Route bei den aktuellen klimatischen Voraussetzungen und der körperlichen Leistungsfähigkeit der Kunden geeignet ist. Er ist gleichzeitig aber auch «Bergwanderer»: Er geht ja mit und ist in diesem Sinne auch Modell, wie man sich in den Bergen bewegt.

Der eben beschriebene Bergführer ist der Leiter eines *explorativen Rollenspiels.* Im *diagnostischen Rollenspiel* ist es hingegen eher so, dass der Bergführer an diesem Tag eine relativ einfache Tour eingeplant hat, um die Bergtauglichkeit seines Kunden zu erproben. Und im *Rollenspiel-Ritual* wird der Bergführer seine Kunden an einen «Kraftort» führen, an dem sie längere Zeit verweilen können. Im *Rollentraining* schließlich hat sich der Kunde für eine im Prospekt ausgeschriebene geführte Bergwanderung entschieden: Da wird vom Bergführer vorgegeben, wohin es geht und in welchem Rhythmus.

Ausgehend von diesen Bergerfahrungen und in Anlehnung an Pierre Philippot (2007, S. 203 f.) können wir folgende vier Hauptaufgaben eines Leiters formulieren, die in erster Linie für das *explorative Rollenspiel* gelten:

1. Der Leiter ermutigt den Rollenspieler immer wieder, seinen gewöhnlichen Bezugsrahmen, sein automatisiertes Alltagsdenken für die Zeit des Spiels bewusst und mit Absicht aufzuheben und einfach zu versuchen, das eigene Verhalten und Empfinden zu beobachten und zu benennen.

2. Der Leiter entwickelt aus den Erzählungen des Klienten Vorschläge für konkrete Spielszenen, die aus der Erfahrungswelt des Klienten kommen.

3. Der Leiter fordert den Klienten immer wieder auf, seine Achtsamkeit nur auf eine spezifische Welt zu richten: Beobachtung des Verhaltens (Welt 1), des Fühlens (Welt 2) *oder* des Denkens (Welt 3). Durch diese Ausrichtung der Aufmerksamkeit auf einzelne Elemente und konkrete Details der Inszenierung kann verhindert werden, dass der Klient von Emotionen überflutet oder von schematischen Denkweisen blockiert wird.

4. Emotionen und Denkmuster sind nicht linear und vorhersehbar, und alles ist mit allem verbunden. Daher können sowohl beim Klienten wie beim Leiter überraschende Einsichten und Gefühle auftauchen. Der Leiter muss die eigenen Gefühle beim Beobachten des Rollenspiels erkennen und diese selektiv authentisch und präzis dem Rollenspieler mitteilen können. Dadurch erhält der Rollenspieler einen anderen Rahmen für die Wahrnehmung und Beurteilung seines eigenen Verhaltens im Rollenspiel.

Das *explorative Rollenspiel* ist kein Tempelschlaf, eher eine Bergtour. Aber wie der Tempelschlaf ist es eine Auszeit aus dem alltäglich gewohnten Denken und Fühlen. Die Aufgabe des Leiters ist es, dem Klienten mit hoher Methodenkompetenz diesen Raum und dieses Loslassen zu ermöglichen.

Im *Rollenspiel als Ritual* ist die Rolle der Leitung ähnlich wie im explorativen Rollenspiel. Form und Inhalt eines Rollenspiel-Rituals ergeben sich aber aus dem therapeutischen Prozess und schließen an die Sinnstruktur der Klienten an. Vorgefertigte Rituale, sogenannte «Ritual-Konserven», sollten vermieden werden.

Diagnostik und *Rollentraining* hingegen erfordern von der Leitung eine andere Rolle: Sie muss über hohe Feldkompetenzen verfügen. Damit ist gemeint, dass ein Coach, Berater oder Therapeut sich in den Themenfeldern, die es mit dem Klienten zu bearbeiten gilt, sehr gut auskennt. Die Leitenden müssen im Problembereich der Klienten über ein detailliertes Fachwissen verfügen (vgl. Wissemann 2006, S. 97 f.).

Die vier Funktionen des Rollenspiels (Diagnostik, Exploration, Ritual, Training) sind bezüglich der Feldkompetenz der Rollenspiel-Leitung in Tabelle 2 dargestellt.

Wir gehen davon aus, dass die Leitung über eine hohe Methodenkompetenz im Rollenspiel verfügt. Dies ist aber noch keine Garantie für einen erfolgreichen Lernprozess. Wie aus obenstehender Tabelle ersichtlich wird, kann bei hoher Feldkompetenz der Leitung und des Klienten ein Kompetenzkonflikt entstehen. Es kann daher angezeigt sein, die eigenen Feldkompetenzen während des Rollenspiels «zu vergessen». Für Rollenspiele mit der Funktion *Diagnostik* oder *Training* ist aber eine hohe Feldkompetenz notwendig, damit nicht inadäquates Zielverhalten gefördert wird.

Tabelle 2: Funktionen des Rollenspiels bezüglich Feldkompetenz

		Leitungskompetenz	
		Hohe Feldkompetenz	**Geringe Feldkompetenz**
Klienten-kompetenz	**Hohe Feld-kompetenz**	• Diagnostik • Exploration • Ritual • Training *Risiko von Kompetenz-konflikten: «Aus meiner Erfahrung muss ich sagen, dass es in realen Situationen ganz anders ist als in diesem Rollenspiel!»*	• Exploration • Ritual *Berater gibt sich «unwissend» im Problembereich, stellt aber durch seine Methodenkompetenz ein geeignetes Rollenspiel zur Verfügung*
	Geringe Feld-kompetenz	• Diagnostik • Exploration • Ritual • Training *Risiko des Lehrens von oben nach unten*	• Kein Rollenspiel *Risiko eines Inkompetenz-Konflikts: «Das hier ist ein sinnlos blödes Theater ...»*

Exploration und Rituale lassen sich im Rollenspiel auch bei geringer Feldkompetenz der Leitung gut durchführen: Durch die Methodenkompetenz im Rollenspiel stellt die Leitung ein kreatives und zweckmäßiges Lernarrangement zur Verfügung und begleitet den Klienten auf seiner Suche nach neuen Erkenntnissen und Lösungen.

Bei hoher Feldkompetenz der Leitung und geringer Feldkompetenz des Klienten ist die Ausgangslage für ein Rollenspiel komfortabel, und es können alle vier Formen durchgeführt werden. Allerdings birgt diese Konstellation die Gefahr eines induktiven Vorgehens in sich: Dem Klienten wird im Extremfall ein Zielverhalten im Rollenspiel «aufgepfropft». Ein *Lernen von oben nach unten* bedeutet, dass unser Denken und Handeln durch die Meinungen und Ideen anderer Personen geprägt wird; «Einflüsse von oben» (Siegel 2007) liegen auch vor, wenn unser Denken und Handeln von eigenen festgefahrenen Einstellungen, Gedanken, Erinnerungen und Erlebensmustern bestimmt ist. Das Gegenteil ist ein Lernen *von unten nach oben*: «Indem wir Einflüsse von oben auflösen und so das unmittelbare Erleben in den Fokus unserer Aufmerksamkeit bringen, bewegen wir uns auf eine solche Einfachheit zu und bekommen Zugang zum Selbstsein im Herzen des achtsamen Lebens.» (Siegel 2007, S. 180)

C Techniken

Aufstellung und Skulptur

Oft ist ein Szenenaufbau bereits genügend aussagekräftig, und die Weiterarbeit besteht dann nicht in einer eigentlichen Spielhandlung, sondern in einer kognitiven Verarbeitung des entstandenen Szenen*bildes*. Das Szenenbild hat dann meistens die Form einer *Skulptur* oder einer *Aufstellung*. Die Arbeit mit Aufstellungen und Skulpturen hat ihren Ursprung im Psychodrama und in der Familientherapie (vgl. Satir & Baldwin 1988; Lauterbach 2007).

Eine *Skulptur* stellt einen immateriellen Gegenstand der Welten 2 und 3 (Gefühl, Idee, Problem, Einstellung, Wunsch etc.) körperlich dar, indem der Klient sich selber zu einer Statue modelliert. Skulpturen sind wichtige Inszenierungsmöglichkeiten, eine Art statisches Rollenspiel. Dabei wird mit Körperhaltung, Körpertonus, Gliedmaßen, Gesichtsausdruck, Blickrichtung und zusätzlich eventuell auch Geräuschen, Wörtern oder kurzen Sätzen gespielt.

« Ein Beispiel für eine Skulpturarbeit: Der Klient erzählt, wie schwierig für ihn jedes Mal die Begegnung mit seinem Vater sei: «Bereits bei der Begrüßung stimmt etwas nicht. Ich weiß nicht was, aber irgendwie finde ich unsere Begrüßung völlig hohl. Da rege ich mich bereits jedes Mal auf.» Ich schlage vor, diese Situation als Statue bildlich darzustellen: «Ich möchte mal sehen, wie das aussieht. Stehen Sie doch bitte auf und stellen Sie sich hier hin, machen diese Begrüßung gegenüber Ihrem Vater, der … ja, wo steht da Ihr Vater? Ah so, hier … also nehmen Sie diese Position ein, so wie das ist bei der Begrüßung mit Ihrem Vater. Lassen Sie sich ruhig etwas Zeit. Versuchen Sie, so wie eine Statue im Museum, einen Ausdruck dieser Situation zu schaffen. Gut, stimmt das so, oder möchten Sie noch etwas an Ihrer Haltung verändern? Nein? Gut, also, jetzt bleiben Sie einen Moment so als Statue, atmen Sie ruhig ein und aus, denn auch Statuen können atmen, und versuchen Sie einfach mal wahrzunehmen, wie sich diese Statue fühlt, wie die Befindlichkeit ist, wie sich einzelne Körperteile fühlen. Bleiben Sie noch einen Moment in dieser Position – welche Gedanken und Impulse kommen? Und jetzt treten Sie zur Seite, können sich bewegen, die Glieder schütteln, strecken, Sie sind keine Statue mehr. Ich stelle hier ein Kissen hin, damit wir wissen, wo diese Statue ist, und wir setzen uns wieder auf unsere Sessel … Ja, wie ist es Ihnen in dieser Rolle ergangen, was haben sie gespürt?» »

Aufstellungen sind räumliche Darstellungen des sozialen Netzwerkes einer Person. Dabei stellt der Klient figurativ auf einem Blatt Papier oder auf dem Tisch mit Knöpfen, Steinen, Menschenfiguren oder mit Stühlen im Raum beispielsweise sein familiäres Netzwerk oder seine sozialen Beziehungen am Arbeitsplatz dar (vgl. dazu die Szenenfotos in Teil B im Abschnitt «Die Bühne»).

Die Aufstellungsarbeit geht auf die psychodramatische Theorie des *sozialen Atoms* zurück: «Das soziale Atom besteht als die kleinste Einheit des sozialen Beziehungsgefüges aus allen Beziehungen zwischen einem Menschen und jenen Mitmenschen, die zu einer gegebenen Zeit in irgendeinem sozialen Verhältnis zu ihm stehen. Das soziale Atom ist die kleinste soziale Einheit, nicht das Individuum.» (Moreno, zit. n. Leutz 1986). – «Das soziale Atom umhüllt den Menschen wie eine Aura der Anziehungen und Abstoßungen, die ihrer Konfiguration nach eine soziale Einheit bilden. Jeder Mensch ist von Geburt an von einer solchen Einheit, einem sozialen Atom (Vater, Mutter, Großmutter, u.a.) umgeben. In seinem sozialen Atom spielt sich das konkrete Leben ab.» (Leutz 1986, S. 11)

« Beispiel für eine körperliche Familienaufstellung: Ein erwachsener Klient berichtet, dass die Kommunikation mit seiner Herkunftsfamilie oft sehr schwierig sei. Er fühle sich bei Zusammentreffen der Familie immer sehr unwohl. Ich schlage ihm vor, die Beziehungsstruktur der Familie sichtbar zu machen: «Stellen Sie sich vor, Ihre Familie ist nun in diesem Raum hier anwesend. Sie können den ganzen Praxisraum als Bühne benutzen, mit Ausnahme unserer beiden Stühle hier. Suchen Sie als Erstes einen Platz für sich selbst, in der Rolle als Familienmitglied.» Wenn der Klient einen Standort ausgesucht hat, fordere ich ihn auf, vorzumachen, in welche Richtung der Körper und der Blick dieser Person zeigt. Ich lege eine Moderationskarte als Markierung hin, damit wir die Position festhalten können. «Und jetzt platzieren Sie die anderen Familienmitglieder im Raum.» Bei jeder Figur fordere ich den Klienten auf, kurz die Rolle einzunehmen und zu zeigen, wie die betreffende Person dasteht. Anschließend markiere ich die Position mit einer Moderationskarte. Wenn der Klient die Aufstellung beendet hat, lasse ich ihn das Aufstellungsbild aus verschiedenen Positionen betrachten, und wir treten, auf der Bühne stehend, in einen Dialog über die sichtbare Familienstruktur. Während dieser Besprechung hat er auch die Möglichkeit, zwischendurch wieder die Position eines Familienmitglieds einzunehmen und die Perspektive und Befindlichkeit dieser Person zu explorieren. So fällt dem Klienten im Gespräch beispielsweise auf, dass sein Bruder den Eltern den Rücken zugewandt hat und mit ihnen gar keinen Blickkontakt haben kann. Ich lade ihn ein: «Übernehmen Sie doch mal die Position Ihres Bruders. Sie sind nun der Bruder. Was sehen Sie? Was geht in Ihnen vor? Ist diese Position angenehm? Hat sie Vorteile und Nachteile?» »

Aufstellungen benutzen räumliche Metaphern, um Beziehungen aus der Sicht des Klienten zu beschreiben. Es geht um seine eigene Wahrnehmung, seine egozentrische Sicht der Dinge: «Es geht zunächst um den Ist-Zustand, bezogen auf ein bestimmtes Kriterium, z. B.: Wer ist an diesem Konflikt beteiligt und wer ist alles davon betroffen? Es werden also nach und nach all diese Personen auf die Bühne geholt, auch wenn sie bisher so nie in einer gemeinsamen Szene zusammen waren oder sein werden. Damit wird das zu untersuchende System bestimmt: Alle anderen sind Umwelt. Es muss im Verlauf der Arbeit überprüft werden, ob diese Grenzziehung angemessen ist. Sie kann Teil des Problems sein. Und es geht nicht um die sichtbaren Kontakte wie in der üblichen Netzwerkarbeit, sondern um unterschwellige Gefühlsströme.» (Buer 2005, S. 295)

In den Bereichen der systemischen Therapie und Beratung sind in den letzten Jahren zahlreiche Publikationen über die Aufstellung von Familien, Teams und Organisationen entstanden (Ameln et al. 2004, Lauterbach 2007, Sparrer 2006, Weber et al. 2005, Daimler 2008). In den Kapiteln «Diagnostik mit Rollenspiel» und «Exploratives Rollenspiel» werden einige Praxisbeispiele für die Aufstellungsarbeit im Einzelsetting gegeben: soziales Netzwerk-Inventar, figurative Konfliktaufstellung, figurative Familienaufstellung mit Knöpfen (siehe dazu auch die in Teil B/Tischbühne Fotos).

Die *figurative Aufstellung* – mit Knöpfen, Steinen, Münzen, Kissen, Stühlen etc. – eignet sich sehr gut für das Einzelsetting. Wird eine *körperliche Darstellung* gewählt, muss in der Einzelarbeit – wie im obenstehenden Beispiel – mit Bodenmarkierungen gearbeitet werden. Diese «Bodenanker» können in der Beratungssituation improvisiert werden (Kissen, Farbstifte, Zettel, Gegenstände aus der Handtasche usw.). Ich benutze gerne Bücher aus meiner kleinen Bibliothek im Praxisraum: Ich stelle einen Stapel Bücher auf den Tisch und erkläre dem Klienten, dass er jeweils ein Buch an den Ort legen soll, wo er sich eine bestimmte Person vorstellt.

Besonders geeignet für den Einsatz bei Aufstellungen im Einzelsetting sind kleine vorgefertigte Karten in verschiedenen Farben, sogenannte Moderationskarten (wie im obenstehenden Beispiel). Die unterschiedliche Größe, Form und Farbe der Moderationskarten können dazu dienen, besondere Merkmale der aufgestellten Personen und Personengruppen zu kennzeichnen, beispielsweise zu unterscheiden zwischen:

- Frauen und Männern (blaue und rote Karten);
- Erwachsenen und Kindern (große und kleine Karten);
- Mitgliedern der Kernfamilie und zugeheirateten Familienangehörigen;
- Vorgesetzten und Mitarbeitern;
- Mitarbeitern verschiedener Abteilungen;
- emotionalen Zugehörigkeiten zu einer Konfliktpartei.

Im Verlauf der Besprechung können die Karten dann bei Bedarf auch zu bestimmten Fragestellungen beschriftet werden.

Matthias Lauterbach arbeitet mit einer kreativen Variation von «Bodenankern»: Der Klient kann aus einem Fundus von Bildpostkarten das passende Bild für die einzelnen Positionen auswählen: «Der Gewinn bei diesem Vorgehen ist, dass sich zusätzliche Assoziationsräume öffnen, die für die Entwicklung von Lösungen genutzt werden können und die auch mit zusätzlichen Fragen angeregt werden können, z. B.: ‹Welche Bedeutung hat dieses Bild für dich auf dem Platz, auf dem es liegt? Welche besondere Kraft geht davon aus? Was davon wird für die angestrebte Lösung benötigt? Welche Bilder müssten hinzukommen, damit es ein erfolgreicher Weg wird?›» (Lauterbach 2007, S. 177)

Rollenwechsel

Das Instrument der Rollenübernahme (vgl. hierzu Teil B) kann mit den Techniken des Rollenwechsels zu vielseitiger Anwendung kommen. Im Rollenwechsel gibt der Klient im Rahmen des szenischen Spiels die übernommene Spielrolle ab und übernimmt eine andere Rolle. Dies kann eine andere Rolle aus dem eigenen Rollenhaushalt sein oder die Rolle einer anderen an der Situation beteiligten Person. Es kann auch zweckmäßig sein, in die Rolle eines Gegenstandes, eines Gefühls, eines Körperteils, etc. zu wechseln. Der Rollenwechsel wird im Ein-Personen-Rollenspiel oft eingesetzt, da keine weiteren Mitspieler zur Verfügung stehen (außer dem Leiter). Im Rollenwechsel kann der Klient die Sichtweise anderer Personen wahrnehmen, sein Selbstbild überprüfen sowie neue Rollen ausprobieren und in das eigene Rollenrepertoire integrieren.

« Beispiel für einen Rollenwechsel in der Therapie mit einem 11-jährigen Jungen: Alex hat eine Situation körperlich in Szene gesetzt, die mir im Vorgespräch von seiner Mutter berichtet wurde: Es ist 6.45 Uhr, der Wecker hat vor 10 Minuten geläutet, aber Alex ist immer noch im Bett und liest ein Comic-Heft; die Mutter hat ihn schon mehrmals ermahnt aufzustehen. Diese morgendliche Konfliktsituation habe ich nun mit Alex inszeniert: Er liegt auf dem Bett und lässt sich von der Mutter nicht vom Lesen abbringen. Wir haben beim Szenenaufbau das Zimmer von Alex mit einigen Gegenständen symbolisch dargestellt. Unter anderem befindet sich neben dem Bett ein Kleiderschrank. Ich schlage Alex nun einen Rollenwechsel mit dem Schrank vor. Er steht auf und stellt sich als Schrank neben das Bett. Ich führe mit ihm einen Rollendialog durch und stelle folgende Fragen: «Was geht hier vor? Wie fühlst du dich als Schrank, wenn du das siehst? Was denkst du als Schrank? Hört Alex nicht gut? Ist der Comic so spannend? Was meinst du, Schrank, was will Alex erreichen?» Im Rollendialog mit dem Schrank wird das Trotzverhalten von Alex erkannt und benannt, und es werden mögliche Lösungen gesucht. Der Rollenwechsel hat in diesem Beispiel einen Distanzierungseffekt: Alex kann aus einer dritten Position den Konflikt zwischen Mutter und Sohn betrachten und beurteilen. Ein anderer möglicher Rollenwechsel wäre beispielsweise auch mit inneren ambivalenten Anteilen: ein Alex, der gerne der Mutter gehorchen würde, und ein anderer Alex, der gerne seinen eigenen Willen durchsetzt. »

Im *Psychodrama* werden mehrere Rollenwechsel in derselben Inszenierung bzw. Szene durchgeführt. Damit ist ein wichtiger therapeutischer Schritt getan: Der innere Perspektivenwechsel, den wir im Alltag ständig vornehmen (oder zumindest vorzunehmen versuchen), wird auf der Bühne spontan und ohne Unterbrechung durchgeführt. Dazu ist lediglich eine kurze Anweisung erforderlich: «Ich schlage Ihnen vor, mal die Position zu wechseln. Kommen Sie doch hier hin und übernehmen Sie jetzt die Rolle von …»

In der *Verhaltenstherapie* hingegen wird der Rollenwechsel in der Regel nicht in einer Szene durchgeführt. Für den Rollenwechsel wird die Spielszene beendet und eine neue Spielsequenz durchgeführt. Auch wird in der Verhaltenstherapie kaum ein Rollenwechsel mit einem Gegenstand wie einem Schrank durchgeführt, sondern in der Regel nur mit realen Rollen aus dem Alltag.

« Beispiel aus der Verhaltenstherapie – Rollenwechsel aus einem Sozialkompetenz-Training mit Jugendlichen (aus: Petermann & Petermann 2003, S. 64): «Der Jugendliche möchte eine Situation aus einer metallverarbeitenden Werkstatt spielen, und zwar wenn ein Lehrling Kritik erfährt, weil er etwas falsch machte, konkret: eine falsche Bohrung in einem Metallträger durchgeführt hat. Im ersten Spiel mimt der

Jugendliche einen Meister und der Trainer einen Schlosserlehrling. Der Lehrling versucht in der Diskussion mit dem Meister, die Verantwortung für die Fehlbohrung abzuschieben und die Schuld einem Mitlehrling zu geben. Der Meister beharrt jedoch darauf, dass der Lehrling den Fehler gemacht habe; wenn er etwas nicht genau wisse, könne er schließlich den Meister fragen und nicht einen anderen Lehrling.

Im anschließenden Gespräch über dieses Rollenspiel gibt der Jugendliche zu, dass das Abschieben von Verantwortung und Schuld im Alltag bei den Lehrlingen in der Werkstatt häufig vorkomme und es für ihn und die anderen sehr schwierig sei, mit berechtigter Kritik umzugehen. Im zweiten Rollenspiel spielt der Jugendliche den Lehrling und der Trainer den Meister. Der Lehrling bemüht sich, die Kritik anzunehmen. Er fragt nach, wie er den Fehler beheben und so den Schaden wieder beseitigen kann.» »

Rollentausch

«Die Technik des Rollentausches sei durch ein Beispiel der praktischen Anwendung des Psychodramas im Familienleben veranschaulicht: Hänschen will nicht zu Bett gehen. Die Ermahnungen der Mutter wecken seinen Trotz. Auf den Trotz reagiert Mama mit Schimpfen. Hänschen weint. Da schlägt der Vater, der mit psychodramatischen Praktiken vertraut ist, einen Rollentausch vor. Der kleine Junge verwandelt sich sofort in die mahnende, schimpfende Mutter, indessen Mama trotziges Hänschen spielt. Die Tränen des Kindes sind wie weggeblasen. Als einige Zeit später nach einem weiteren Rollenwechsel beide Spieler in ihre natürlichen Rollen zurückkehren – Mama in die Rolle der Mutter und Hänschen in die Rolle des Kindes – und die Mutter ihren Sohn wieder ermahnt, ins Bett zu gehen, stapft Hänschen lachend ins Schlafzimmer.» (Leutz 1986, S. 47) Der Rollentausch ist eine der wichtigsten Techniken in der *Gruppenpsychotherapie.* Im Rollentausch wechseln zwei Personen gleichzeitig und gegenseitig die Rollen. Im *Einzelsetting* wird diese Technik nur sehr selten eingesetzt, da ein Rollentausch zwischen Klient und Therapeut sehr problematisch sein kann. Ist die Beziehungsqualität zum Klienten hoch und die Therapie bereits erfolgreich fortgeschritten, kann der Rollentausch zum Zweck der Spiegelung aber angebracht sein.

« Beispiel für einen Rollentausch zwischen Klient und Therapeut: Herr Schmitz ist ein ca. 40-jähriger Familienvater mit einer Selbstwertproblematik und sozialen Ängsten. Ich hatte ihm für die heutige Stunde eine Hausaufgabe gegeben: einen fiktiven Brief an den eigenen Vater zu schreiben (den er aber nicht an diesen senden wird). In diesem Brief kann er seinem Vater das schreiben, was er ihm im realen Leben nicht mitzuteilen wagt. Zu Beginn der aktuellen Therapiesitzung liest Herr Schmitz den Brief vor. Der Inhalt des Briefes ist interessant, die körperliche Haltung und die Stimme des Vorlesenden erinnern mich aber an einen kleinen, unsicheren Jungen.

Ich schlage einen Rollentausch vor: «Ich finde es sehr bewegend, was Sie geschrieben haben. Aber irgendwie bin ich irritiert, irgendetwas ist nicht stimmig. Ich schlage Ihnen vor, mal mit mir den Platz zu tauschen. Sie sind jetzt der Therapeut, und ich versuche, Ihre Rolle zu übernehmen und den Brief so vorzulesen, wie Sie das gemacht haben. Versuchen Sie einfach mal nachzuspüren, wie das als Therapeut auf Sie wirkt.» Im Rollentausch erkennt der Klient die Diskrepanz zwischen dem Geschriebenen und der Art, wie dies vorgelesen wird. »

Im Rückblick stelle ich mir in Bezug auf diesen Rollentausch die Frage, ob hier ein Rollentausch wirklich angezeigt war. Vielleicht wäre ein Rollenwechsel adäquater gewesen: Ich hätte dem Klienten vorschlagen können, in die Rolle eines imaginären Co-Therapeuten zu wechseln.

In der *deliktorientierten Therapie* hingegen scheint mir der *konfrontative Rollentausch* eine gute Sache zu sein: wenn das Verhalten des Klienten völlig unangebracht ist und ich ihm dies konfrontativ aufzeigen will.

« Ein Rollentausch-Beispiel aus der zweiten Therapiestunde mit einem Klienten, der Verkehrsdelikte begangen hatte: Der Therapeut fragt nach den Verkehrsdelikten. Der Klient erzählt mit leicht amüsiertem Ton und einem Lächeln auf den Lippen, wie die junge Frau im Fahrzeug vor ihm wohl gestresst gewesen sei und gemeint habe, er halte nicht genügend Abstand ein. Darauf habe sie ihm den «Stinkefinger» gezeigt. Das habe ihn wütend gemacht und er habe sie daraufhin überholt. Auf meine Nachfragen, wie groß der Abstand war und ob das Überholmanöver nicht gefährlich gewesen sei (wie aus dem Polizeirapport zu entnehmen ist), antwortet der Klient mit: «Nein, sicher nicht, aber mir glaubt ja sowieso niemand!» Ich bestätige ihm, dass ich das auch nicht glaube, und möchte ihm zeigen, wieso ich das nicht glaube: «Ich schlage vor, wir machen mal alles umgekehrt: Wir setzen uns da rüber, auf diese zwei Stühle, aber hier bin ich nun der Verkehrsdelinquent und Sie sind der Psychologe. Sie fragen ganz einfach nach meinen Verkehrsdelikten, und ich werde Ihnen antworten. Sie brauchen nur ganz wenige einfache Fragen zu stellen, so wie ich das vorhin getan habe. Wir wiederholen einfach mehr oder weniger unser vorheriges Gespräch, aber in verschiedenen Rollen – okay?» Im Rollentausch spiele ich nun den Klienten, so wie ich ihn erlebt habe: Leicht genervt, aber sich über diesen komischen Psychologen amüsierend und sich nonverbal über die gestresste junge Frau am Steuer mokierend. Nach ca. zwei Minuten breche ich das Rollenspiel ab: «So, das genügt, kehren wir zurück auf unsere Sessel, Sie sind wieder mein Klient, ich bin Ihr Therapeut. Wie haben Sie sich in der Rolle als Therapeut gefühlt und was haben Sie über diesen Klienten gedacht?»

Meistens reagieren die Klienten auf diese Intervention mit Betroffenheit und Humor: «Einen solchen Klienten kann man ja nicht ernst nehmen … Ich musste fast irgendwie lachen über diesen Angeber … Er kann aber auch eine gewisse Wut auslösen … Ich glaube ich verstehe, was Sie damit sagen wollen: Ich muss aufhören, hier etwas vorzuspielen …». »

Rollendialog

Beim Szenenaufbau und der Rollenübernahme können Gefühle, Gedanken und Ideen ausgesprochen werden, die üblicherweise eher verborgen bleiben. Um dies zu fördern, kann ich den Klienten in der Rolle handlungsbegleitend direkt ansprechen und einen *Rollendialog* führen: «Wenn Sie so dastehen, Ihrer Chefin gegenüber, was geht Ihnen da durch den Kopf?»

Der Rollendialog kann als *Sokratischer Dialog* geführt werden: in einem philosophisch orientierten, naiv fragenden, um Verständnis bemühten und zugewandt akzeptierenden Gesprächsstil. Dabei kann der Klient durch die geleiteten «naiven» Fragen des Therapeuten seine alten Sichtweisen reflektieren, Widerspruch und Mangel erkennen, selbständig funktionale Einsichten und Erkenntnisse erarbeiten. Der Therapeut ist bemüht, das Modell des Patienten aus der Position eines naiv Fragenden, Unwissenden zu verstehen. Durch die Art seiner Fragen zielt er auf eine Widerlegung dysfunktionaler Meinungen, indem er Widersprüche in dessen Modell oder mit der Realität aufzeigt (Stavemann 2003, S. 82).

Es gibt im Sokratischen Dialog drei Grundtypen von Fragen: «Was ist das?», «Darf ich das?» und «Soll ich das?». Der Therapeut nimmt für dieses Gespräch den Patienten für einen Moment aus der Rolle heraus und geht mit ihm in eine Beobachterposition an den Bühnenrand. Dazu ein Dialogbeispiel:

« Der Klient hat im szenischen Spiel dargestellt, dass er seinem Arbeitskollegen nicht sagen kann, dass er sich durch einen zusätzlichen Auftrag überfordert fühlt. Dazu wurde er aus seiner Rolle in der inszenierten Situation herausgenommen, und wir betrachten nun die Bühne gemeinsam von deren Rand aus.

Therapeut: «Was ist eben passiert?»

Klient: «Ich war irgendwie blockiert.»

Therapeut: «Blockiert?»

Klient: «Ja, ich habe mich nicht getraut, ihm das zu sagen.»

Therapeut: «Wie haben Sie sich da gefühlt?»

Klient: «Schlecht.»

Therapeut: «Schlecht? Wie meinen Sie das?»

Klient: «Ich hatte das Gefühl, ich müsse doch was dazu sagen.»

Therapeut: «Was spricht denn dafür, dass Sie ihm das sagen?»

Klient: «Wir arbeiten schon lange zusammen und er merkt doch, wie ich drauf bin.»

Therapeut: «Wollen Sie das mal ausprobieren? Sie könnten hier ja mal ausprobieren, wie das ist.»

Der Klient kehrt in seine Rolle zurück und sagt im Spiel seinem imaginären Kollegen, dass er sich überfordert und ausgelaugt fühle. »

Die Vor- und Nachteile von möglichen Handlungsalternativen werden nicht vom Therapeuten gewichtet, sondern im Dialog können positive und negative Argumente gesammelt werden, und der Klient kann anschließend entscheiden, welche Variante er ausprobieren will.

In der Tabelle 3 sind Beispiele möglicher Fragen aufgelistet, die im Rahmen eines diagnostischen oder explorativen Rollenspiels eingesetzt werden können.

Das Erleben der Welt erfolgt in Geschichten. Diese Geschichten, die persönlichen Geschichten unserer Klienten, lassen wir uns in der Therapie erzählen und setzen sie in Szene. Dabei folgen wir dem Klienten in seinem Prozess, beispielsweise durch den Sokratischen Dialog. Gleichzeitig übernehmen wir als Therapeuten auch die Führung («Probieren Sie doch einmal aus, wie es ist …»). Das Arbeiten mit dem Rollenspiel erfordert beides, Folgen und Führen. Wir folgen, indem wir zuhören, zuschauen und Fragen stellen. Wir führen, indem wir dem Rollenspieler konkrete Vorschläge für handlungsorientiertes Lernen machen. Wir werden uns weiter unten mit der Rolle des Leiters im Rollenspiel befassen.

Tabelle 3: Mögliche Fragen in Exploration und Diagnostik

Erkenntnisebene	Fragen
Welt 1: das aktuelle Verhalten in einer konkreten Situation	Was ist passiert? Wie oft? Wann? Mit wem? In welcher Situation? Was haben Sie gemacht? Können Sie mir das bitte zeigen? Können Sie das noch einmal machen? Was ist das? Wie kann man das benennen? Welche Eigenschaften hat das? Was bemerken Sie an Ihrer Haltung? Was bemerken Sie in Ihrem Körper? Was sehen Sie?
Welt 2: Gefühle	Wie geht es Ihnen hier und jetzt? Was fühlen Sie? Wo fühlen Sie das? Sind Sie wütend? Sind Sie traurig? Schämen Sie sich? Welche Befürchtung haben Sie?
Welt 3: Gedanken, Bewertungen, Selbst- und Fremdbild	Warum haben Sie dieses Gefühl? Was geht Ihnen in dieser Situation durch den Kopf? Welche Konsequenzen könnte das haben? Was könnte schlimmstenfalls passieren? Was müsste sich ändern, dass es besser wird? Wie beurteilen Sie das? Wie beurteilen Sie die anderen? Haben Sie sich vorgestellt, wie Sie auf andere wirken? Wie würden Sie sich in dieser Situation beschreiben?

Zur-Seite-Sprechen

Eine weitere Verbalisierungstechnik ist das *Zur-Seite-Sprechen.* Ich kann den Klienten auffordern, in Form eines Monologs *zur Seite zu sprechen* und damit Dinge auszudrücken, die er normalerweise nicht sagt, aber wohl fühlt oder denkt. Diese Verbalisierung lenkt die Aufmerksamkeit auf innerpsychische Prozesse und kann zur Klärung innerer Konflikte dienen.

Die Anleitung dazu ist sehr einfach: «Sprechen Sie jetzt einfach halblaut zur Seite, sagen Sie, was Sie denken und fühlen … so, wie wenn Sie ein Selbstgespräch führen würden eine Art innerer Monolog».

Comicgeschichten

Körperliche Rollenspiele mit Rollendialogen können Klienten mit besonderen kommunikativen Schwierigkeiten überfordern. Figurative Techniken sind in diesen Fällen einfacher einzusetzen, beispielsweise in Form von Comicgeschichten.

« Beispiel aus der Therapie eines Jugendlichen (mit der Diagnose «Asperger-Syndrom», einer autistischen Störung, die sich meist im Schulalter als eine schwere Kontaktstörung manifestiert): Franz kommt einmal wöchentlich in meine Praxis, es ist die vierte Therapiesitzung – Franz setzt sich nach der Begrüßung auf seinen Stuhl und bleibt stumm und wie versteinert. Nach einigen Fragen und einer längeren Schweigepause nehme ich Papier und Bleistift und skizziere unserer Situation mit einer zweiteiligen Zeichnung in Form eines Comic. Die Zeichnungen haben Sprech- und Denkblasen. In Abbildung 11 bezieht sich die Zeichnung 1 auf Vergangenheit (Beginn der Sitzung), Zeichnung 2 stellt die gegenwärtige Situation dar.

Ich setze meine Intervention mit der Comicgeschichte fort, indem ich laut denke und kommentiere, was in den Denk- und Sprechblasen steht oder eben nicht steht:

Zu Zeichnung 1: «Ich habe mich gefreut zu hören, wie es Franz in der vergangenen Woche ergangen ist. In meiner Denkblase könnte stehen: ‹Schön, dass du da bist, und ich freue mich, von dir zu hören, was du in der letzten Woche erlebt hast.› Aber was könnte in seiner Denkblase stehen? Auf was hat er sich gefreut? Oder wovor vielleicht Angst gehabt?»

Zu Zeichnung 2: «Er spricht nicht – habe ich etwas falsch gemacht? Habe ich etwas Wichtiges vergessen? Oder ihn irgendwie verletzt? Und was könnte in dieser Denkblase stehen? Er sagt nichts – aber was denkt er?»

Ich führe dieses Selbstgespräch so, dass implizit die Aufforderung an Franz enthalten ist, die Denk- und Sprechblasen zu ergänzen. Was er dann auch macht: Er

Zeichnung 1: Vergangenheit

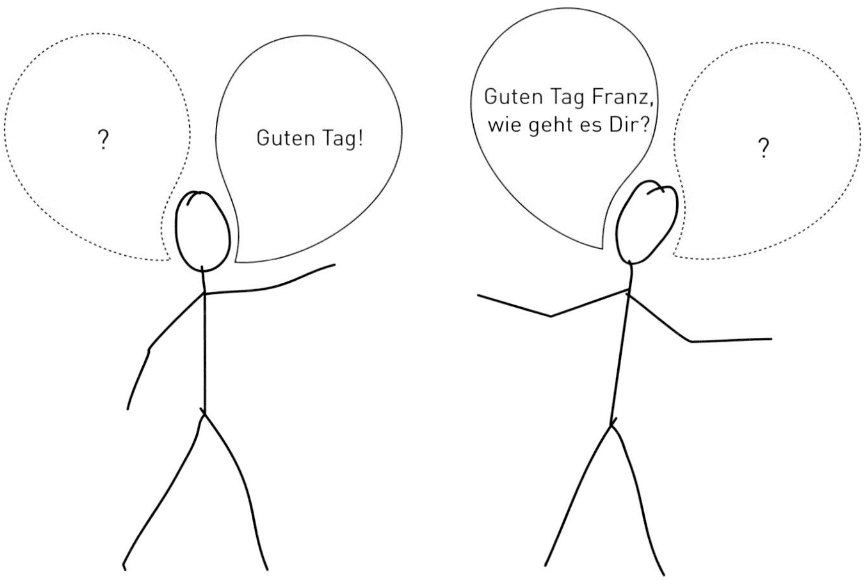
?
Guten Tag!
Guten Tag Franz, wie geht es Dir?
?

Zeichnung 2: Gegenwart

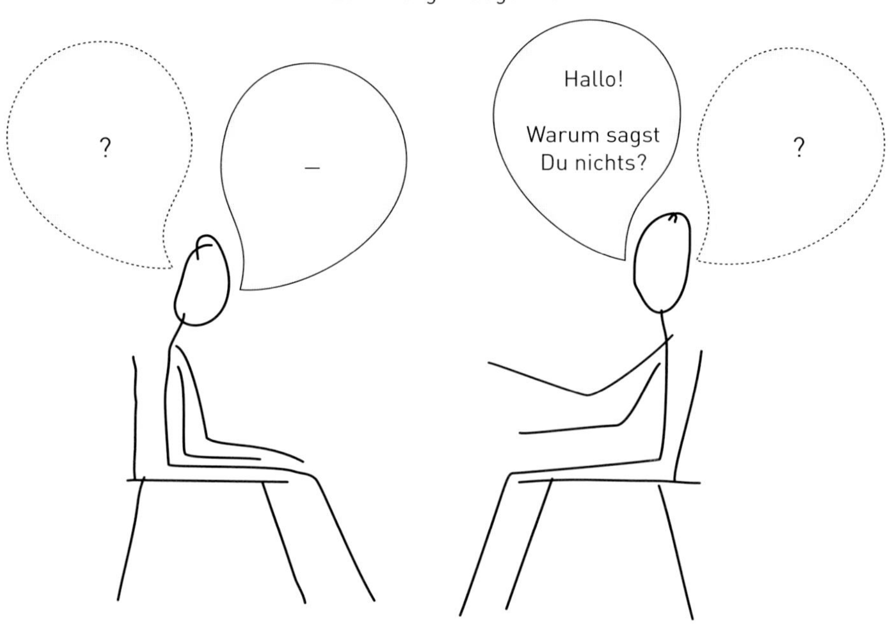
?
–
Hallo!
Warum sagst Du nichts?
?

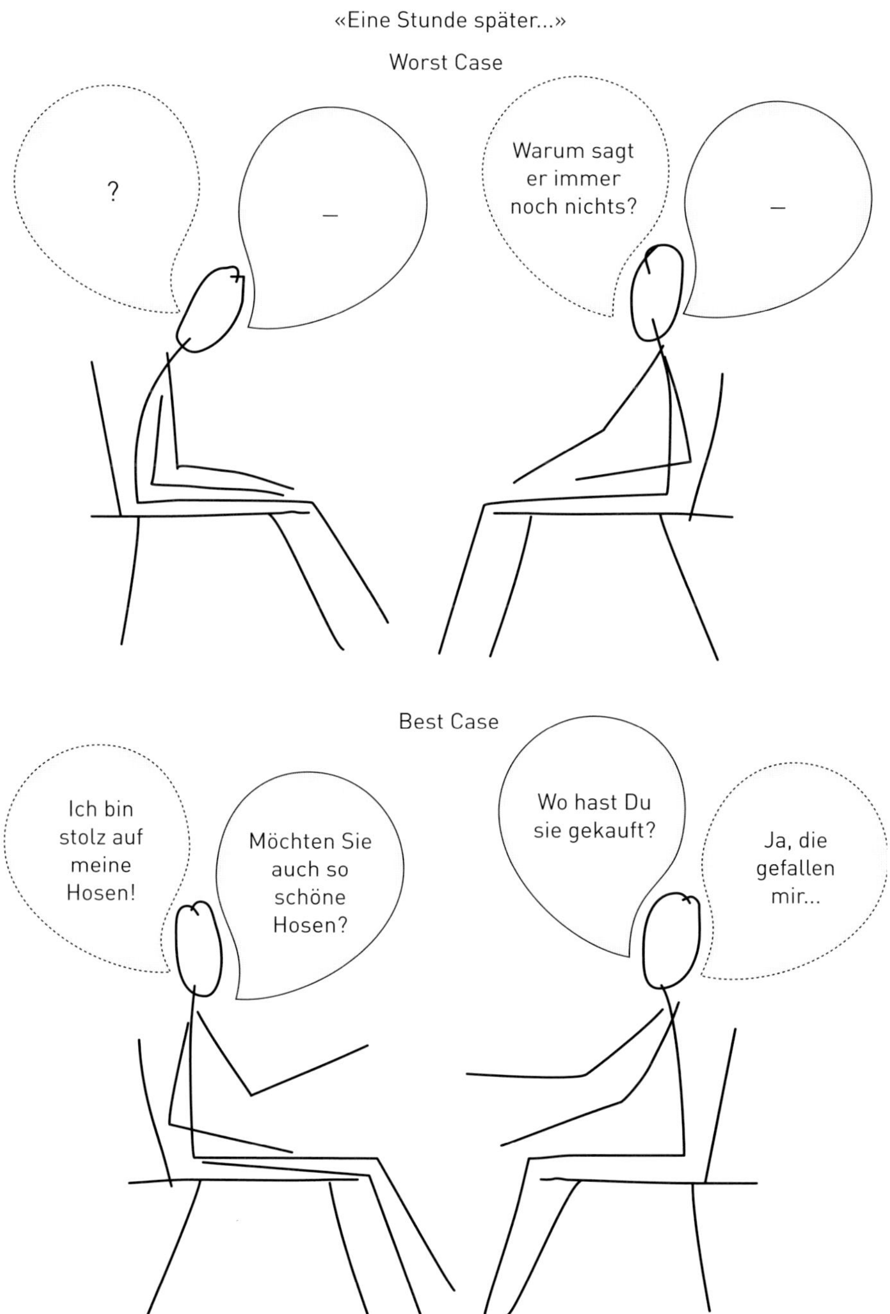

Abbildung 11: Comiczeichnungen – Vergangenheit, Worst Case und Best Case

berichtet, dass er sich gefreut hat, mir seine neue Hose zu zeigen. Weil ich ihn nicht darauf angesprochen habe, ist er dann verstummt. Wir diskutieren mogliche Entwicklungen dieser Konfliktsituation, indem wir zwei weitere Zeichnungen entwickeln: *worst case* und *best case.* Im *worst case* sitzen die beiden Figuren nach einer Stunde immer noch stumm da. Im *best case* entwickelt sich ein Gespräch über die neue, schöne Hose. »

Das figurative Rollenspiel und die gemeinsame Erarbeitung der Texte in den Denk- und Sprechblasen ermöglichen dem Klienten eine risikofreie Reflexion über die Entstehung von Störungen in der Interaktion und die Exploration von verschiedenen Möglichkeiten zur Wiederherstellung einer befriedigenden Kommunikation. Es handelt sich bei diesem figurativen Rollenspiel um eine spezielle Form der Rollenübernahme im *Hier und Jetzt* (vgl. dazu in Teil B den Abschnitt «Spezielle Rollenübernahme im Hier-und-jetzt-Rollenspiel»).

Textblasen für Denken, Fühlen und Sprechen

Die bei den Comicgeschichten beschriebenen Textblasen können auch im *körperlichen Rollenspiel* und im *Rollenspiel mit Figuren* eingesetzt werden:

« Ein Klient hat eine problematische Familiensituation auf der Raumbühne szenisch dargestellt: die Begegnung mit seinem Vater. Dabei hat er zuerst seine eigene Rolle übernommen und dann im Rollenwechsel die Rolle des Vaters. Ich stelle an diesen Positionen je einen Stuhl auf: einen Stuhl für die Position des Klienten bei dieser Begegnung und einen Stuhl für die Position des Vaters. Der Klient steht nun mit mir am Bühnenrand.

Auf einer Pinwand habe ich drei verschiedenfarbige große Textblasen aufgeklebt (Abb. 12).

Fragen an den Klienten:

- «Können Sie mir sagen, was Sie in dieser Rolle als Sohn in dieser konkreten Situation zum Vater gesagt haben?» Ich notiere den Text in der Sprechblase.
- «Und was haben Sie gedacht?» Ich notiere den Text in der zweiten Blase.
- «Und wie ging es Ihnen in dieser Situation? Was waren Ihre Gefühle?» Gegebenenfalls lade ich den Klienten ein, wieder seine Rolle zu übernehmen: «Gehen Sie doch nochmals kurz in die Rolle rein und versuchen Sie nachzuspüren, welche Gefühle in diesem Moment aufkommen.» Ich notiere den Text in der dritten Blase.

Dasselbe Vorgehen kann nun auch im Rollenwechsel versucht werden: Der Klient übernimmt die Rolle des Vaters und füllt die drei Blasen mit Text. Dann legt er seine Rolle wieder ab und ich lade ihn ein, vom Bühnenrand aus die Textblasen der beiden Rollen zu betrachten, zu kommentieren und neue Verhaltensmöglichkeiten zu entwickeln.

Oft mache ich diese Unterbrechung aber auch, ohne zuvor die Stühle aufzustellen: Ich fordere den Klienten auf, im Spiel kurz innezuhalten und mit mir zur Pinwand zu kommen. Da füllen wir die Denk-, Fühl- und Sprechblasen aus. Wir besprechen, ob Denken, Fühlen und Handeln in dieser spezifischen Situation kongruent waren. Falls der Klient eine Inkongruenz feststellt, können wir einen passenderen Text ausarbeiten.

Diese Methode kann auch im figurativen Rollenspiel mit Spielfiguren eingesetzt werden: Im oben beschriebenen Fallbeispiel kann der Klient die Situation auch mit zwei Menschen-Figuren statt im körperlichen Rollenspiel darstellen. Ich schneide aus Moderationskarten kleine Textblasen aus und wende dasselbe Vorgehen mit den gleichen Fragen an.

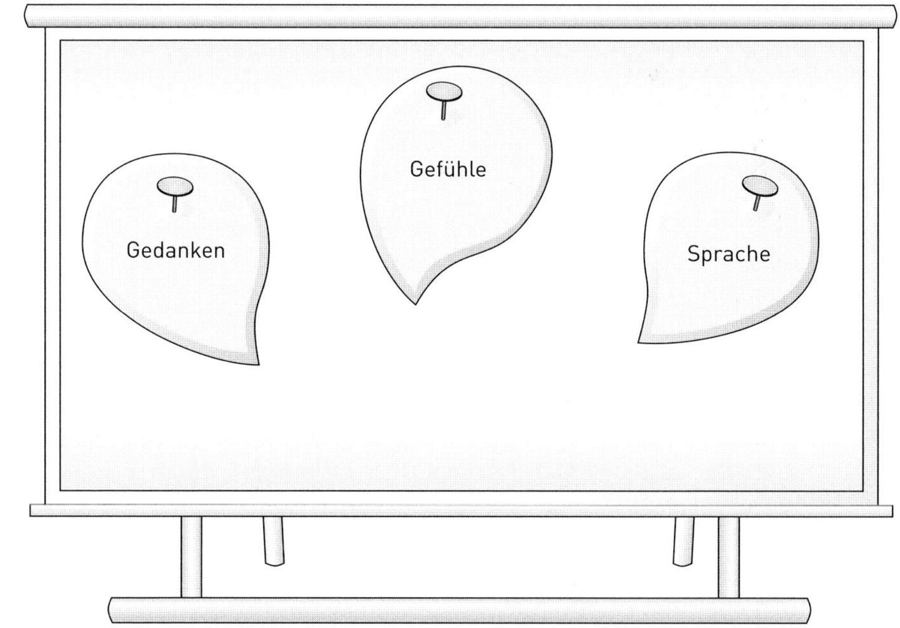

Abbildung 12: Pinwand mit Textblasen

Doppeln

Eine weitere zentrale psychodramatische Verbalisierungstechnik ist das *Doppeln.* Beim Doppeln stelle ich mich seitlich hinter die Klientin, die in ihrer Rolle bleibt. Ich spreche für sie einen inneren Monolog in der Ich-Form. Es ist eine Art *Zur-Seite-Sprechen,* aber nicht durch den Klienten, sondern durch den Therapeuten, als Doppelgänger des Klienten. Ich spreche dabei nur angefangene Sätze, damit die Klientin (oder der Klient) ergänzen oder korrigieren kann. Es gibt verschiedene Anwendungsmöglichkeiten des Doppelns:

- *Explorierendes Doppeln auf der Ebene der Wahrnehmung:* Wenn der Rollenspieler längere Zeit schweigt und im Spiel irgendwie als blockiert erscheint, in einem unkreativen Sinne, dann kann ich ihn zur Achtsamkeit für die gegebene Situation auffordern, indem ich Satzanfänge spreche wie: «Ich sehe …», «Wenn ich diese Szene als Bild jemandem beschreiben sollte, würde ich sagen …».
- *Explorierendes Doppeln auf der Ebene der Emotionen:* Es ermöglicht einer Person, zu ihrer Handlungsfähigkeit zurückzufinden, wenn unklar ist, was im Rollenspiel vorgeht. Es wird nur der Anfang eines Satzes gesprochen, um die Person anzuregen, die eigene Gefühlslage oder aktuelle Bedürfnisse zu erkennen und auszusprechen («Ich fühle mich jetzt …», «Ich möchte …», «Ich brauche …»).
- *Stützendes Doppeln*: Ich formuliere für den Klienten mögliche Gefühle in dieser Szene. Durch das Doppeln wird er im Erkennen und Ausdrücken von Gefühlen und Wünschen unterstützt, und das Gefühl wird vermittelt, mit dem eigenen Erleben nicht allein zu sein («… das finde ich ungerecht, weil …», «… das macht mich traurig …»).
- *Aktivierendes Doppeln* ermöglicht die Exploration von Handlungsmöglichkeiten, indem nachforschende Fragestellungen oder überraschende Ideen formuliert werden («… eigentlich frage ich mich, warum ich immer provozieren muss, irgendwie bin ich immer …», «… am liebsten würde ich jetzt alles in die Luft sprengen …»).

Das Doppeln beruht auf der Fähigkeit des menschlichen Gehirns, Handlungsabsichten und Emotionen bei anderen Menschen zu erkennen, wie es in Teil A im Hinblick auf die Spiegelneuronen beschrieben wurde. Dieses sofortige, noch vorgedankliche Erkennen der Emotionen und Absichten anderer Personen bestimmt weitgehend das Phänomen der Resonanz in Therapie und Beratung.

Dabei ist die Szene, in der das beobachtete Verhalten auftritt, von entscheidender Bedeutung. Es ist nicht das motorische Verhalten alleine, aus dem die Intention abgeleitet wird, sondern der Kontext der Beobachtungssituation wird miteinbezogen. Die oben beschriebenen Formen des Doppelns finden somit eine neuropsychologische Fundierung. Wenn für den Klienten in einer bestimmten Situation im Rollenspiel gewisse Aspekte nicht sichtbar sind und der Klient seine eigenen Bewertungen, Bedürfnisse und Gefühle nicht erkennen kann, wird der Leiter intuitiv verstehen können und mit der Doppeltechnik den Klienten im Erkenntnisprozess unterstützen.

Für das Doppeln – wie auch für die anderen Verbalisierungstechniken – gelten folgende Grundprinzipien des explorativen Rollenspiels (aus Schaller 2005, S. 45):

- Der Therapeut verhält sich rezeptiv: Er lässt sich wie eine Lehmfläche durch die «Eindrücke» des Rollenspielers verformen.
- Er überprüft immer wieder, wieweit seine Wahrnehmung mit der Wahrnehmung des Rollenspielers übereinstimmt.
- Der Therapeut drückt eigene Gefühle aus, die durch die «Verformung» entstehen.
- Die Überprüfung der Wahrnehmung und das Verbalisieren von Gefühlen bedingen ein aktives kommunikatives Verhalten.
- Damit riskiert der Therapeut – bei inadäquaten «Eindrücken» – eine Einengung des Gestaltungsraums des Rollenspielers.
- Der Therapeut versucht, möglichst wenig modellgeleitet (d. h. auf seine eigene Lebenserfahrung und Theorien bezogen) auszuwählen und zu interpretieren.
- Aufgrund seines «Nichtwissens» achtet der Therapeut auf Momente, in denen die Interpretation des Rollenspielers zum Vorschein kommt.
- Die Häufigkeit von «Unsicherheitsäußerungen» und Missverständnissen ist ein Zeichen für eine partnerschaftliche Kommunikation.

Spiegeln

Alle bisher genannten Techniken sind im Grunde genommen auch Spiegelungstechniken: Der Klient soll in die Lage versetzt werden, das eigene Handeln, Fühlen und Denken zu überprüfen, indem er eine konkrete persönliche Situation in Szene setzt und diese wie in einem Spiegel betrachtet. Die Bühne wird sozusagen zum Spiegel seiner inneren Bilder. Ein Anwendungsbeispiel haben wir bei den Verbalisierungstechniken (im Abschnitt «Rollendialog») gesehen: Im Sokratischen Dialog wurde der Klient aus der Inszenierung genommen, und er betrachtete zusammen mit dem Therapeuten die Szene vom Rand der Bühne aus. Er stellte sich also vor, wie diese Szene – mit ihm «im Bild» – aussah und kommentierte dies. Diese Art der Spiegelung bedeutet eine Distanzierung und einen Perspektivenwechsel. Sie ist vor allem dann hilfreich, wenn die Szene für den Klienten belastend ist und er emotional so sehr in sie verstrickt ist, dass kein spontanes Spiel mehr möglich ist und sein Verhalten nur noch durch das stereotype Abrufen von «Rollenkonserven» geprägt ist. Wenn die Szene emotional zu «nahe» ist, ist es sinnvoll, sich weiter zu entfernen und Distanz zu gewinnen (vgl. Lammers 2004, S. 238).

Noch direkter, eine Art «Rollenspiel-Express», ist das *konfrontative Spiegeln*: Der Therapeut übernimmt die Rolle des Klienten und imitiert dessen Verhalten in etwas übertriebener Weise. Der Klient wird zum Betrachter seines «Spiegelbildes». Er kann dabei auch Stellung beziehen oder sogar seinem Spiegelbild Anleitungen zur Veränderung seines Verhaltens geben. Ein Beispiel für dieses konfrontative Spiegeln mit der Technik des Rollentauschs (*konfrontativer Rollentausch*) habe ich im Abschnitt «Rollentausch» gegeben. – Hier noch ein weiteres Beispiel für das konfrontative Spiegeln:

« Aus der ersten Sitzung einer deliktorientierten Therapie mit einem Jugendlichen: Der Jugendliche grüßt korrekt und setzt sich: halb liegend, breitbeinig, den Blick in die Weite, an mir vorbei, zur Decke gerichtet. Während meiner kurzen Einleitung ändert er seine Haltung nicht und antwortet auf Fragen mit paralingualen Ausdrücken («ehhh, äh, uff», etc.). Nach einer spontanen Schweigepause setze ich mich auf einen anderen Stuhl, nehme seine Haltung ein und blicke angestrengt zur Decke. Ich bleibe ca. 5 Minuten bei diesem Spiegeln. Dann setze ich mich zurück auf meinen Therapeutensessel und beginne mit einem laut gesprochenen inneren Monolog, das Rollenspiel zu kommentieren: «Ja, da kommt man nicht ran. Da ist der Laden ganz runtergezogen. Lässt den anderen ins Leere laufen. Das ist eine starke Position. Da wartet man am besten einfach mal ab. Mit Druck ist da gar nichts zu machen. Am besten einfach abwarten.»

Durch das Spiegeln ist der deutliche Widerstand des Jugendlichen auf die Bühne gestellt worden. Und ich kann jetzt als Therapeut über diesen Widerstand sprechen, ohne den Jugendlichen direkt anzusprechen, denn ich deute jetzt beim inneren Monolog immer auf den Stuhl, wo das «Spiegelbild» war. Die Botschaft an den Jugendlichen ist: Dein Widerstand ist stark, behalte ihn. Aber was nützt er? »

Das konfrontative Spiegeln ist eine risikoreiche Intervention: Sie kann zu einem interessanten Gespräch mit dem Jugendlichen über seine aktuelle Befindlichkeit im Hier und Jetzt der Therapiesituation führen. Diese Intervention löst aber oft auch Aggression aus, und der Jugendliche verstärkt dann noch seinen Widerstand. Als risikofreudiger Therapeut gehe ich dann in die Konfrontation und wiederhole das konfrontative Spiegeln mehrmals, bis ich das Gefühl habe, dass jetzt eine Schmerzgrenze erreicht ist, und kommentiere: «Ich höre jetzt auf mit dieser Provokation. Ich weiß, das ist sehr unangenehm. Aber ich wusste vorhin einfach nicht, wie es weitergehen soll. Du hast wirklich einen starken Willen, da spüre ich viel Kraft. Das ist bewundernswert. Ich will jetzt nicht mehr provozieren.» Und dann warte ich einfach mal ab – und oft ergibt sich langsam ein Gespräch.

Die Wirkung des Spiegelns kann auch durch Video-Aufnahmen erzielt werden, aber nicht in der Konfrontation. Und oftmals ist es auch so, dass die Klienten nichts Besonderes an ihrem Verhalten feststellen. Das Übertreiben, wie im obenstehenden Beispiel, kann ein inadäquates Verhalten klarer machen als eine getreue Wiedergabe durch Video.

Leerer Stuhl: einen Interaktionspartner darstellen

Der *leere Stuhl* ist eine zentrale Methode im Ein-Personen-Rollenspiel. Mit einem leeren Stuhl können im Rollenspiel abwesende Interaktionspartner imaginär dargestellt werden.

« Ein Beispiel aus dem Coaching einer Führungsperson: Herr Carstens wurde kürzlich befördert und kann seine Rolle als Vorgesetzter mit seinen früheren Team-Kollegen nicht gut gestalten. Insbesondere mit Herrn Müller fühlt er eine unausgesprochene konflikthafte Spannung. Ich stelle einen Stuhl auf die Raumbühne und kommentiere:

«Stellen Sie sich vor, da sitzt Herr Müller. Beschreiben Sie mir bitte kurz diese Person … Und was löst Herr Müller in Ihnen aus? … Lassen Sie sich Zeit … betrachten Sie den Stuhl … stellen Sie sich vor, da sitzt er …».

Herr Carstens sagt, er fühle sich durch diesen Mitarbeiter verunsichert, insbesondere durch seine stete Freundlichkeit und sein Lächeln. Ich fordere Herrn Carstens auf, den leeren Stuhl weiter anzuschauen und sich weiterhin vorzustellen, dass da der Herr Müller sitzt: «Lassen Sie sich Zeit … betrachten Sie den Stuhl und betrachten Sie auch Ihre eigene Wahrnehmung dieser Person … Was geht in Ihnen vor? … Wie geht es Ihnen körperlich? … Was fühlen Sie? … Und welche Gedanken gehen Ihnen durch den Kopf? … Gibt es auch andere Personen, bei denen Sie ähnliche Gedanken und Gefühle haben?»

Bei dieser Exploration stellt sich heraus, dass der Klient im Umgang mit Herrn Müller ähnliche Gefühle erlebt wie im Umgang mit seinem Bruder. Dieser sei zwar 2 Jahre jünger gewesen, sei aber immer frecher und erfolgreicher gewesen als er. Ich stelle nun einen zweiten leeren Stuhl auf die Bühne und kommentiere: «Das ist der Stuhl Ihres Bruders. Möchten Sie ihm hier und jetzt etwas sagen … etwas, das

Sie ihm noch nie so gesagt haben über diese Geschwisterbeziehung ... über ihn ... über sich?» (Ich stelle zusätzlich einen dritten Stuhl auf die Bühne.) «Sie können ihm dies, wenn Sie wollen, jetzt, hier, in dieser imaginären Welt, sagen ... Sie können sich auf diesen Stuhl setzen und ihm etwas sagen.»

Im letzten Schritt dieser Rollenspiel-Intervention kommen wir nun in einen Bereich zwischen Exploration und Rollentraining. Der Klient wird eingeladen, nun auch zu seinem Mitarbeiter zu sprechen und dabei die Achtsamkeit auf die Trennung zwischen Mitarbeiter und Bruder zu richten. So wie zwei verschiedene Stühle für zwei verschiedene Personen auf der Bühne stehen, soll der Klient nun auch in seinem Fühlen, Denken und Handeln die beiden Personen auseinanderhalten. In diesem weiteren Schritt wird der Klient nun nochmals den Mitarbeiter auf dem Stuhl beschreiben, ähnlich wie dies in der ersten Spielphase gemacht wurde. Dabei kann der Klient die Erfahrung machen, dass er in der Lage ist, den Mitarbeiter als eigenständige Person ‹ohne den Schatten seines Bruders› wahrzunehmen. »

Leerer Stuhl: Gefühle körperlich darstellen

Bei dieser Variante können Klienten erfahren, welche verschiedenen Aspekte ein Gefühl haben kann. Dieses Fallbeispiel habe ich in Teil A im Abschnitt «Drei Welten des Rollenspiels» und in Teil B im Abschnitt «Die Bühne» bereits teilweise dargestellt (einige Passagen werden hier wiederholt):

« «Sie haben erzählt, dass Sie schwere Angstzustände haben. Wie fühlen Sie sich dann? Was geht Ihnen dann durch den Kopf?» Dieses Gespräch findet noch am Besprechungsort statt, nicht auf der Bühne.

In einem zweiten Schritt stelle ich einen leeren Stuhl auf die Bühne. «Und nun wollen wir mal so tun, als ob dieses Gefühl der Angst einfach hier auf diesem Stuhl wäre. Wie geht es Ihnen, wenn diese Angst da ist?» Bis jetzt ist die Patientin auf ihrem Stuhl sitzen geblieben. Der Stuhl mit der symbolisierten Angst steht aber auf der Bühne. Sie betrachtet die Angst aus ihrer Patientinnen-Position.

Jetzt wird die Patientin eingeladen, aufzustehen und auf die Bühne zu kommen (der Therapeut geht bereits auf die Bühne): «Sie können auch ein bisschen näher kommen oder weiter weg gehen. Suchen Sie sich eine Distanz, die Sie gut aushalten können, nicht zu weit, denn die Angst gehört ja zu Ihnen, aber auch nicht so nahe, dass es ganz unangenehm wird.»

Als weiterer Schritt kann eine Rollenübernahme vorgeschlagen werden: «Wenn Sie wollen, können Sie sich auch einmal auf diesen Stuhl setzen und dieses Gefühl der Angst sein. Sprechen Sie aus diesem Gefühl heraus. Versuchen Sie sich in dieses

Gefühl zu verwandeln und zu sagen, wer Sie sind … also beispielsweise so: ‹Ich bin die Angst, ich bin mächtig, ich kann …›».

Vielfach sind Gefühlszustände diffus, und wir wissen nicht genau, wie wir uns fühlen. Ein Gefühl körperlich darzustellen kann eine Hilfe sein, um herauszufinden, was genau wir fühlen und wollen. In Psychodrama, Gestalttherapie und in der Emotionsfokussierten Therapie wird diese Übung oft eingesetzt. Wie Greenberg (2006) darlegt, geht es bei diesen kathartischen Übungen nicht darum, bei einem «Vorratstank» an Emotionen gleichsam das «Ventil» zu öffnen und Dampf abzulassen. Das wirklich therapeutische Ziel bei dieser Methode besteht darin, Gefühle zu erkennen und anzuerkennen und dem vorgefallenen Ereignis eine neue Bedeutung zu geben: «Als Nächstes sollte dringend zwischen dem Erleben von Gefühlen und deren Ausdruck unterschieden werden. Um die eigenen Gefühle bewusst wahrzunehmen, muss man sich zunächst erlauben, sie zu verspüren: man muss sie zulassen, sich die Freiheit nehmen, sie näher zu erforschen, sie zu verstärken, sie auszuleben, sie loszulassen oder sie festzuhalten, bis sie ihre Bedeutung oder Botschaft übermittelt haben. Zu der Freiheit, seine Gefühle zu spüren, gehört auch die Freiheit, sie zu spüren, ohne deshalb gleich gezwungen zu sein, sie unmittelbar auszudrücken. Dabei scheinen die meisten Menschen zwischen zwei Extremen gefangen zu sein: Entweder unterdrücken sie ihre Gefühle und schaden dadurch sich selbst, oder sie bringen ihre Gefühle zum Ausdruck und verletzen dadurch andere Menschen.» (Greenberg 2006, S. 225)

Der Vorzug der Methode *Rollenspiel* liegt darin, dass die Klienten dies in einem geschützten Rahmen ausprobieren können.

Mit Symbolen Gefühle darstellen

Wie oben beschrieben ist es manchmal hilfreich, ein Gefühl mit Worten zu beschreiben und körperlich darzustellen. Manchmal sind die Klienten aber regelrecht «sprachlos», und da kann es hilfreich sein, Gefühle plastisch darzustellen. Hierbei lade ich den Klienten ein, im Raum einen Gegenstand auszuwählen, der das betreffende Gefühl symbolisch darstellen könnte. Der Klient legt diesen Gegenstand auf den Boden eines als Bühne definierten Raums. Anschließend wird der Klient aufgefordert, die Rolle dieses Gegenstandes einzunehmen.

Beispiel aus der Beratung einer Pflegefachfrau:

Berater: «Sie haben gesagt, dass Sie ein ungutes Gefühl in der Arbeit mit diesem Patienten haben. Irgendwie stimmt das für Sie nicht. Aber Sie wissen nicht genau, was Sie stört. Stehen Sie doch bitte auf, laufen Sie ein bisschen im Raum herum und suchen Sie sich einen Gegenstand aus, der für dieses ungute Gefühl dastehen könnte. Ohne sich allzu viel zu überlegen … schauen Sie sich um … und wenn Sie etwas finden, das passt, dann nehmen Sie diesen Gegenstand und stellen ihn hier auf den Boden.»

Die Klientin wählt eine Schachtel Farbstifte und legt diese auf den Boden.

Berater: «Jetzt möchte ich Sie einladen, diesem Gefühl auf die Spur zu kommen. Dazu übernehmen Sie die Rolle dieses Gegenstandes hier. Sie sind in dieser kleinen Imaginationsübung die Schachtel mit Farbstiften. Nehmen Sie die Schachtel in die Hand und stellen Sie sich an diesen Ort. Und jetzt stellen Sie sich vor, Sie sind die Schachtel Farbstifte. Was denken Sie? Was fühlen Sie als Farbstifteschachtel? Sprechen Sie in der Ich-Form: Ich bin die Farbstifteschachtel … Ich bin …»

Klientin: «Ich bin die Farbenschachtel. Ich habe viele Farben, viele Stifte, schöne Farben. Ich behalte sie drinnen, gebe sie nicht heraus. Es sind viele, sie könnten verlorengehen, oder ...»

Berater: «… oder sie könnten …».

Klientin: «… sie könnten kaputtgehen …».

Berater: «… kaputtgehen, weil …»

Klientin: «… weil er das gar nicht sieht, dass da verschiedene Farben sind …»

Berater: «… er sieht nicht, dass da verschiedene Farben sind … er sieht nur …»

Klientin: «… er sieht nur die eine Farbe … er sieht nur diese da, diese schwarzen und grauen Töne …» … etc.

Die Klientin kann in der Auswertung erkennen, dass eine Beziehungsproblematik vorliegt: Sie war sich nicht bewusst, dass sie für diesen Patienten eine starke Sympathie empfindet und entsprechend wahrscheinlich ihm gegenüber komplizierte Gefühle entwickelt hat, weil er sie offensichtlich nur in der Rolle als Pflegefachfrau wahrnimmt und nicht als Frau. »

Durch diese Rollenspielarbeit mit einem Symbol können wesentliche Aspekte eines Problems erkennbar gemacht werden. Besonders wenn der Zugang zum eigenen Denken und Fühlen blockiert ist, kann die Arbeit mit Symbolen kreative Kräfte entwickeln, da eine manchmal blockierende Realitätsebene verlassen wird und neue fantasievolle Wege beschritten werden. Die Klienten sind vielleicht in einem ersten Moment überrascht, dass sie nun einen sonderbaren Gegenstand im

Rollenspiel darstellen sollen («Eine Farbstifteschachtel … das kann ich nicht … ist komisch …»). Diese Anfangshemmung kann aber sehr schnell überwunden werden, indem der Berater den Klienten gut zuredet und Mut zur Fantasie macht: «Probieren Sie es doch einfach mal aus, ohne viel zu überlegen. Sagen Sie einfach, was Ihnen so gerade in den Sinn kommt.» Es geht darum, die Achtsamkeit im Umgang mit sich selbst zu fördern und die Klientin zu ermutigen, eigene Impulse, Fantasien und Gedanken wahrzunehmen und zu benennen. Erfahrungsgemäß ermöglicht diese kreative Symbolarbeit neue unerwartete Einsichten und wird oft zum Katalysator für Veränderungen.

Regietechniken: Einfrieren, Rückwärts- und Vorwärtsspulen, Zeitlupe und Stummfilm, Maximierung

Im Rollenspiel wird in der Regel nicht nur die Handlung, sondern auch der zeitliche Handlungsablauf simuliert. Die Handlung wird üblicherweise etwa in dem Tempo gespielt, wie sie sich im Alltag ereignet hat.

Es gibt verschiedene Techniken aus dem Theater, um den zeitlichen Ablauf und die Perspektive einer Szene zu verändern.

Einfrieren

Die Technik des *Einfrierens* bewirkt, dass die Spielhandlung an einer bestimmten Stelle vom Leiter unterbrochen wird und der Rollenspieler bewegungslos in seiner Position bleibt. Die verbale Intervention lautet etwa: «Stop, bleiben Sie genauso, wie Sie sind, wir frieren das Bild ein, wie wenn wir beim Videorecorder auf die Pausentaste drücken würden.» Der Leiter kann nun mit spezifischen Fragen die Aufmerksamkeit des Klienten auf bestimmte Aspekte der Inszenierung lenken, beispielsweise:

- «Wie ist Ihre körperliche Befindlichkeit in dieser Haltung, in dieser Position?»
- «Wie ist Ihre Stimmung? Wie geht es Ihnen hier?»
- «Was sehen Sie aus dieser Position?»
- «Was geht Ihnen durch den Kopf?»

Der Leiter kann auch den Rollenspieler einladen, sich diese eingefrorene Szene zu merken, sie sozusagen «im Geiste zu fotografieren». In der Auswertung des Rollenspiels kann dann auf dieses «Gedächtnisfoto» zurückgegriffen werden. Solche imaginären Fotos bleiben oft lange Zeit im Gedächtnis verfügbar und können also auch in einer späteren Sitzung wieder bearbeitet werden.

Dazu ein Beispiel aus dem Coaching eines Lehrers, der in einer Konfliktsituation seine Selbstkontrolle verloren hat und einen Schüler geohrfeigt hat.

« Im Rollenspiel hat der Lehrer die Rolle des Schülers übernommen und spricht die provokativen Worte, die zur Eskalation geführt haben

Klient (in der Rolle des Schülers): «… am Arsch!.».

Coach: «Und jetzt wechseln Sie bitte wieder zurück in Ihre Rolle als Lehrer.»

Klient (in der Rolle des Lehrers): «Nein, das geht so nicht. Ich verlange eine Entschuldigung.»

Coach (unterbricht das Rollenspiel): «Stop, bleiben Sie so wie Sie sind. Wir frieren dieses Bild ein, wie wenn ich auf die Pausentaste drücken würde. Schließen Sie die Augen und richten Sie die Aufmerksamkeit auf die Gefühle, die Hier und Jetzt aufkommen. Lassen Sie sich Zeit, horchen Sie auf das, was in Ihrem Körper vorgeht. Und wenn Sie wollen, dann können Sie auch sprechen und diesen Gefühlen eine Stimme geben.»

Klient (in der Rolle des Lehrers): «Trauer und eine große Leere. Traurig, das ist so grausam traurig.»

Coach: «Nun möchte ich Sie einladen – weiterhin mit geschlossenen Augen – sich ein Bild von dieser Situation zu machen. Machen Sie eine Art innere Fotografie von sich: so wie Sie gerade dastehen, mit diesen Gefühlen, in dieser Situation.» Nach einiger Zeit: «Und jetzt öffnen Sie die Augen und kommen aus dieser Rolle heraus – Sie sind nicht mehr der Lehrer in dieser Konfliktsituation – Sie sind jetzt wieder mein Klient im Coaching und wir gehen hier etwas zur Seite und schauen uns dieses Bild nun an. Können Sie mir beschreiben was Sie da sehen? Wie sieht dieser Lehrer aus? Wie steht er da? Was geht in ihm vor?» »

Rückwärts- und Vorwärtsspulen

Ein Rollenspiel kann nicht nur gestoppt werden, der Leiter kann die Handlung, ähnlich wie ein Video, vor- oder zurückspulen. Dies kann z. B. sinnvoll sein, wenn die Handlung und die dabei vom Klienten geäußerten Gefühle aus dem aktuellen Spielverlauf heraus nicht nachvollziehbar sind. Der Leiter vermutet, dass bereits vor dieser Spielsequenz etwas Entscheidendes passiert sein muss. Er sagt «stop» und gibt beispielsweise folgende Anweisung: «Wir spulen jetzt die ganze Spielsequenz zurück, ähnlich wie bei einem Video, und wir drehen die ganze Sequenz um eine Stunde zurück: Da sind Sie noch alleine in Ihrem Büro, Sie wissen aber, dass der Chef bald kommen wird. Versuchen Sie sich mal in diesen Moment hineinzuversetzen. Was geht Ihnen da durch den Kopf?» Wir können die Zeit auch weiter zurückspulen: bis zum Aufstehen am Morgen, bis vor einer Woche, vor einem Jahr – am selben Ort zur selben Zeit, usw.

Wir können das Rollenspiel auch «nach vorne spulen»: Oft wird dies eingesetzt, um offensichtlich unwichtige Ereignisse und Zeiträume aus dem Rollenspiel auszuklammern (z.B. die Mittagspause zwischen dem Gespräch mit dem Chef und der drauffolgenden Auseinandersetzung mit einem Arbeitskollegen). So kann eine Situation, die sich in der Realität über einen langen Zeitraum erstreckt hat, auf der Bühne zeitlich gerafft und innerhalb einer Sitzung bearbeitet werden.

Zeitlupe und Stummfilm

Bestimmte problematische Handlungen, beispielsweise während der Auslösephase eines Konflikts, sind oft kaum zu erkennen, da sie in Sekundenschnelle ablaufen. Um die achtsame Wahrnehmung einer schnellen Handlung zu ermöglichen, kann der Leiter das Rollenspiel «auf Zeitlupe stellen», etwa mit folgender Anleitung: «Wir wiederholen diese Szene jetzt nochmals, aber diesmal in Zeitlupe. Sie machen die gleichen Bewegungen wie vorher, aber ganz langsam, so wie bei der Zeitlupen-Wiederholung im Fernsehen.» Die Achtsamkeit des Klienten für automatisch ablaufende Handlungen kann damit erhöht werden.

« Eine Arbeitsagogin[2] erlebt in der Schneiderwerkstatt, für die sie arbeitet, bei einem geistig behinderten Mitarbeiter ab und zu einen explosiven Ausbruch. Im Rollenspiel simuliert sie die Auslösephase: Der Mitarbeiter beschädigt zufällig ein Arbeitsobjekt. Die Agogin versucht die Objekte mit den Armen zu schützen. Daraufhin greift der Mitarbeiter sie körperlich an. Es fällt mir in der Spielszene nichts auf, was den Konflikt eskalieren lassen könnte. Ich bitte die Agogin, die Bewegung in

2 Arbeitsagogen versuchen, Menschen mit – etwa aufgrund eines Unfalls, einer Behinderung, Krankheit, Sucht, Langzeitarbeitslosigkeit, psychischen Schwierigkeiten – verminderten Arbeitsmarktchancen die Reintegration in den Arbeitsmarkt zu ermöglichen und therapeutische Inhalte im Alltag umzusetzen; den vorhandenen Kompetenzen des Menschen entsprechend legen sie Ziele fest und organisieren Aufgaben und Arbeitsprozesse. Sie arbeiten in Arbeitsprojekten für Erwerbslose oder Asylsuchende, in Einrichtungen für Behinderte, in Kliniken, Therapiezentren oder im Straf- und Maßnahmenvollzug. Sie arbeiten mit dem Einzelnen oder in Kleingruppen.

Zeitlupe auszuführen, und lasse sie dies mehrmals wiederholen. Erst in diesen Zeitlupen wird der Agogin bewusst, dass ihre Bewegung eine stark aggressive Konnotation hat. »

Wir können bei einem Rollenspiel auch «den Ton ausschalten» und eine Szene nur nonverbal spielen lassen. Wie bei der Zeitlupe wird dadurch die Aufmerksamkeit auf die Körpersprache gelenkt.

Maximierung

Ein Beispiel für die Maximierung wird in Teil G/Rollentraining in der deliktorientierten Therapie beschrieben. Ein bestimmtes Element der Inszenierung wird verstärkt: In diesem Fallbeispiel habe ich zur schwerverletzen Patientin noch deren Eltern hinzugefügt. Jede Schwierigkeit und jedes Hindernis kann maximiert werden, was verschiedenen Zwecken dienen kann:

- prüfen, ob der Klient die Problembewältigung schaffen könnte;
- Exploration von bisher ungenutzen Ressourcen;
- Rollentraining;
- kathartisches Wiedererleben einer belastenden Erfahrung.

Es können auch Gefühle «vergrößert» werden («Ihre Wut ist jetzt doppelt so groß!») – oder die Lautstärke, eine Bewegung, das Licht, eine Geräuschkulisse, die Distanz zwischen Personen usw. Mit der Maximierung verändern wir die Beschaffenheit eines Szenenaufbaus und bewirken in gewisser Hinsicht einen Szenenwechsel.

« Eine Lehrerin stellt eine Konfliktsituation mit einem Schüler dar: Dieser ist aufgestanden, ist zu einem anderen Schüler hingegangen und hat ihm einen Schlag versetzt; daraufhin hat er sich der Lehrerin zugewandt und ihr direkt in die Augen geschaut. Die Lehrerin ist mit ihrer Reaktion nicht zufrieden, sie sei verunsichert gewesen. Ich maximiere das Spiel, indem wir simulieren, dass der Schüler auch noch einen Schritt auf die Lehrerin zugeht. Dies löst bei dieser sofort eine Alarmreaktion aus: «Ich werde angegriffen.» In der Auswertung kommen wir zum Schluss, dass die Lehrerin einen Schritt auf den betreffenden Schüler hin machen muss, um zu signalisieren, dass *sie* hier die Chefin ist. »

Die Maximierung ermöglicht es in diesem Beispiel, eigene Bedürfnisse und Ziele zu erkennen und in eine entsprechende Handlung umzusetzen.

D Praxis 1: Diagnostik mit Rollenspiel

Selbst- und Fremdbeobachtung

In der Diagnostik geht es um das Bewerten, Einordnen und Benennen von Persönlichkeitseigenschaften und Verhalten. Das Rollenspiel eignet sich zu diagnostischen Zwecken, wenn die Informationen auf anderen Wegen unzuverlässig oder nur schwer zu erhalten wären. Die Methode *Rollenspiel* legt diesbezüglich den Fokus auf eine *Diagnostik der sozialen Welt* des Klienten. Die Rollenspiel-Diagnostik kann die Möglichkeiten der gängigen psychotherapeutischen Diagnostik erweitern. Durch das bildhafte und bildergenerierende Vorgehen kann die rein verbale Diagnostik qualitativ bereichert werden (vgl. Burmeister 2004).

« Nehmen wir als Beispiel einen Klienten, der von einem kürzlich erlebten Konflikt mit einem Arbeitskollegen berichtet. Er erzählt, dass er diesen korrekt begrüßt, der andere aber aggressiv reagiert habe. Das Rollenspiel gibt uns die Möglichkeit, die Begrüßungssituation zu simulieren und die Aufmerksamkeit auf einzelne Dimensionen der Begrüßung zu richten. Dazu kann beispielsweise die *Skulpturtechnik* eingesetzt werden:

Therapeut: «Ich möchte, dass Sie mir zeigen, wie diese schwierige Begrüßungssituation war. Angenommen, ein Künstler hat die Szene beobachtet und davon eine Skulptur gemacht ... wie würde diese Skulptur aussehen? Wie stehen diese beiden Menschen da? Können Sie mir das mal zeigen? Nehmen wir an, wir sind in einem Museum, und hier steht diese Skulptur ... wie sieht das aus? Können Sie mal Ihre Position einnehmen, so wie Sie damals da gestanden haben, bei dieser schwierigen Begrüßung? ... Und jetzt können Sie auch noch die andere Person als Statue darstellen? ...» usw. »

Anders als im wahren Leben kann der Klient im Rollenspiel diese Begrüßung spielen, ohne negative Konsequenzen befürchten zu müssen. Und als Diagnostiker kann ich das Rollenspiel auf jene Dimensionen lenken, die mir als zur Problemanalyse bedeutsam erscheinen. Das diagnostisches Rollenspiel ist immer gleichzeitig auch ein therapeutisches Handeln, da der Klient selber handelnd am Erkenntnisprozess teilnimmt. Es geht hier nicht um eine «objektive Sicht» der Lage des Klienten, sondern vielmehr um das Erfassen seiner Verhaltensmuster, Perspektiven und Erklärungsmodelle.

Es kann zwischen zwei Varianten der Rollenspiel-Diagnostik unterschieden werden: zwischen der *Selbst-* und der *Fremdbeobachtung.*

In der *Selbstbeobachtungs-Diagnostik* versuchen Therapeut und Klient gemeinsam, eine Problemanalyse vorzunehmen. Dabei erhält der Klient vom Therapeuten technische Hinweise, wie er seine Lage erforschen kann. Es handelt sich demzufolge um eine Aktionsdiagnostik, bei dem der Therapeut ein «weiser» Mitspieler ist.

Wir können dies mit einem Versteckspiel mit einem kleinen Kind vergleichen: Der Vater weiß oft von Anfang an, wo sich das Kind versteckt hat; aber er tut so, als ob er dies nicht wisse, sucht da und dort, ruft seinen Namen und findet schließlich das Kind. Umgekehrt ist es, wenn das Kind sucht, ein echtes Entdecken. Ähnlich verlaufen meist auch Regelspiele mit jüngeren Kindern: Wir Eltern könnten oft sehr schnell gewinnen, tun dies aber nicht, halten eine wichtige Karte zurück oder tun so, als ob wir etwas übersähen, damit die Kinder ihr Spiel entwickeln können. Genauso ist die Haltung des Rollenspiel-Diagnostikers: Er ist ein Mitspieler, der dabei gleichzeitig die Spielregeln vorgibt, die Klienten ermuntert, neue Spielzüge auszuführen, und ihnen Mut macht, die eigene Spielweise zu benennen und zu bewerten. Auf das obige Beispiel bezogen: Wir wissen als Berater, wie die Begrüßung adäquat vorzunehmen ist (über diese Feldkompetenz sollten wir in diesem Fall verfügen). Wir stellen uns aber naiv und spielen die Begrüßungsszene so mit, als wenn wir es nicht wüssten.

Die Selbstbeobachtungs-Diagnostik im Rollenspiel dient nicht nur der Beschreibung von Verhaltensdefiziten, sie kann auch zur Erklärung eingesetzt werden. Der Klient kann durch szenisches Handeln versuchen, eigene Hypothesen über die Entstehung eines inadäquaten Verhaltens zu entwickeln. Hier befinden wir uns dann an einer Schnittstelle zum *explorativen Rollenspiel.*

In der *Fremdbeobachtungs-Diagnostik* wird mit dem Rollenspiel ein künstliches Beobachtungssetting geschaffen: Es wird eine Situation aus dem möglichen Alltag des Klienten simuliert, und dieser muss zeigen, wie er sich in solchen kritischen Situationen verhalten würde (beispielsweise bei einer Begrüßung). Während des Rollenspiels erfolgt die Fremdbeobachtung des Sozialverhaltens des Klienten durch den Berater. Selbstverständlich ist hiermit immer auch eine Selbstbeobachtung des Klienten verbunden. Im Gegensatz zur Selbstbeobachtungs-Diagnostik ist das Rollenspiel bei der Fremdbeobachtungs-Diagnostik viel stärker strukturiert, der explorative Anteil ist kleiner. Das Rollenspiel zur Fremdbeobachtung wird sehr häufig zur Beurteilung sozialer Kompetenzen eingesetzt.

Da soziale Kompetenzen (wie bei einer korrekten Begrüßung) immer nur im spezifischen Kontext beurteilt werden können, ist das Rollenspiel die Methode der Wahl, wenn die Beobachtung nicht im realen Alltag durchgeführt werden kann. Durch die Simulation im Rollenspiel kann ein imaginärer spezifischer Kontext geschaffen werden. Geht es bei der Diagnose des aktuellen Sozialverhaltens auch um dessen Veränderung, so werden mit dank des Rollenspiels gewissermaßen zwei Fliegen mit einer Klappe geschlagen: Handelt es sich z.B. um einen Klienten mit sozialen Ängsten, können im diagnostischen Rollenspiel einige Situationen simuliert werden, in denen der Klient vor mehrere Herausforderungen gestellt wird (z.B. am Schalter eine Information erfragen oder jemanden um einen Gefallen bitten). Im späteren Rollentraining kann dann mit derselben Methode an einer Verhaltensmodifikation gearbeitet werden.

Diagnostik sozialer Kompetenzen

Wie oben bereits angedeutet, ist das Rollenspiel ein zentrales Instrument in der Diagnostik sozialer Kompetenzen. *Soziale Kompetenzen* bezeichnen ein erfolgreiches Handeln in sozialen Interaktionen. Zum Konzept der Sozialkompetenz gehört zwingend der Begriff der *Anpassung:* ein situativ differenziertes Verhaltensrepertoire, welches den unterschiedlichen Anforderungen des Alltags angepasst ist; denn was in einer Situation richtig ist, kann in einer anderen Situation inadäquat sein. Uwe Peter Kanning (2003, S. 17) unterscheidet drei Dimensionen von Sozialkompetenzen: *Wissen, Fähigkeiten* und *Fertigkeiten.*

Nehmen wir als Beispiel wieder die Begrüßung. Beim Begrüßungsritual braucht der Mensch ein *Wissen* über grundlegende Spielregeln des zwischenmenschlichen Verhaltens, die in starkem Maße kulturell bestimmt sind (u.a. ein Wissen über die Funktion von Rollen: Wir müssen wissen, welches Verhalten bei der Begrüßung eines Fremden im Gegensatz zur Begrüßung eines nahen Verwandten angezeigt ist). Um kompetent begrüßen zu können, benötigen wir auch bestimmte *Fertigkeiten* (wie motorische Fertigkeiten, um die zeitgerechte Koordination der Arm- und Augenbewegung zu ermöglichen). Das Wichtigste aber ist, die Begrüßung im richtigen Augenblick mit der adäquaten Einstellung und Haltung vorzunehmen. Diese *Fähigkeit* kann beispielsweise bei Personen mit einer Störung des Sozialverhaltens oder mit sozialen Ängsten stark vermindert sein. Je nach Ausprägung der Fähigkeit wirkt die Begrüßung eher ängstlich, gehemmt oder wird übertrieben freundlich und laut. Zu den *Fähigkeiten* gehören Persönlichkeitseigenschaften wie

Charakter und Temperament, die teilweise genetisch vorbestimmt sind. Durch ein Begrüßungs-Rollenspiel konnen wir eine eindeutigere Auskunft über die Kontaktschwierigkeiten des Klienten erhalten als durch eine Befragung.

Das Rollenspiel ist die am häufigsten eingesetzte Grundform künstlich geschaffener Beobachtungssettings zur Diagnostik sozialer Kompetenzen. Im *klinischen Kontext* (also bei Personen mit einem psychischen oder körperlichen Handicap) muss der Klient beispielsweise zeigen, wie er eigene Interessen in einem Konflikt durchsetzen oder eine fremde Person begrüßen kann. Im klinischen Kontext ist nicht nur die Fremdbeobachtung bedeutsam, sondern der Klient wird nach dem Rollenspiel meistens auch aufgefordert, eine Beurteilung seines Verhaltens im Rollenspiel vorzunehmen. Im *organisationspsychologischen Kontext* (d. h. in der beruflichen Aus- und Weiterbildung und Personaldiagnostik) dient das Rollenspiel meistens ausschließlich der Fremdbeobachtung. Hierbei werden Situationen aus der Berufswelt simuliert, wie z. B. einem Kunden etwas verkaufen oder mit dem Vorgesetzten etwas aushandeln.

Im Bereich der *Personaldiagnostik* hat das Rollenspiel in *Assessment-Verfahren* einen zentralen Stellenwert. In verschiedenen möglichst berufsnahen Simulationen werden dabei im Rollenspiel die sozialen Kompetenzen des Bewerbers geprüft. Durch Fremdbeobachtung kann man damit Hinweise darauf erhalten, inwieweit der Bewerber bzw. die Bewerberin verschiedenen Anforderungsdimensionen einer Stelle entspricht: Konfliktfähigkeit, Perspektivenübernahme, Durchsetzungsfähigkeit, Kommunikationsfähigkeit, Frustrationstoleranz etc. (vgl. Kanning 2003, S. 56 f.). Die Bewerber müssen unterschiedliche Rollenspiel-Aufgaben absolvieren, bei denen sie meistens alleine oder mit einem Mitspieler vor einem Beobachtergremium auftreten. Die gestellten Aufgaben sollen inhaltlich relevante Aspekte des beruflichen Alltags aufgreifen. Geht es z. B. um die Besetzung der Stelle eines Versicherungs-Kundenberaters, kann ein Verkaufsgespräch mit einem schwierigen Kunden simuliert werden (vgl. Schaller 2006, S. 155). Es wäre aber naiv, davon auszugehen, dass das gezeigte Verhalten den realen beruflichen Kompetenzen entspricht: Der Bewerber hat sich auf die Aufgabe vorbereitet und kennt oft die Anforderungsdimensionen einer Rollenspielübung. Dieses Wissen wird auch in zahlreichen Büchern vermittelt, damit die Bewerber die Kriterien zur Beurteilung von Rollenspielübungen kennen und ihr Verhalten entsprechend planen können (Coelius 2006; Leciejewski & Fertsch-Röver 2007).

Soziales Netzwerk-Inventar

Aus dem Psychodrama stammt der Begriff des *sozialen Netzwerks* (oder *sozialen Atoms*). Das soziale Netzwerk dient der Visualisierung des Beziehungssystems des Klienten in einem bestimmten Moment seines Lebens, meistens in der aktuellen

Situation. Es stellt den Klienten in die Mitte seines Netzwerks und erkundet seine Beziehungen zu einzelnen Personen. Die Qualität der Beziehungen wird durch die Distanz zur Mitte und eventuelle spezielle Zeichen markiert. Das soziale Netzwerk kann für die aktuelle Situation des Klienten erhoben werden wie auch für wichtige Lebensphasen der Vergangenheit oder als Zukunftsprojektion. Daraus ergibt sich ein Abbild der «inneren Landkarte» der Beziehungen des Klienten. Aus diesem Bild können mögliche soziale Ressourcen und Veränderungsziele entwickelt werden (vgl. Lauterbach 2007, S. 46 f.). In der Regel werden im sozialen Netzwerk drei Lebensbereiche dargestellt: *Familie, Beruf, Freizeit.*

Es gibt verschiedene Möglichkeiten, das soziale Netzwerk figurativ darzustellen (vgl. hierzu auch in Teil C den Abschnitt «Aufstellung und Skulptur»):

- auf einem Blatt Papier zeichnen lassen: in der Mitte das «Ich» und rundherum angeordnet die Personen, mit denen man in Beziehung steht (Kreis für Frauen, Dreieck für Männer, Wichtigkeit durch Größe darstellen, Nähe/Distanz durch Entfernung, positive Beziehung durch «+», negative Beziehung durch «–», ambivalente Beziehungen durch «+ –»);
- eine Personenliste mit den für eine bestimmte Fragestellung (Familie, Schulklasse, Arbeitsfeld, Freizeit etc.) bedeutsamen Personen erstellen; siehe dazu untenstehendes Beispiel;
- räumliche Darstellung der Beziehungspersonen mit Gegenständen wie Knöpfen, Münzen, Steinen, Stühlen etc. Die Anweisung bei einer Familienaufstellung lautet etwa: «Ich habe hier eine Sammlung von kleinen Steinen. Wählen Sie doch bitte einen Stein für Sie selber aus und legen Sie diesen Stein hier auf den Tisch. Dann wählen Sie jeweils einen Stein für bedeutende Bezugspersonen aus Ihrer Familie und legen diese auf den Tisch, in einer angemessenen Distanz zueinander, so dass die Nähe/Distanz der einzelnen Personen zueinander zum Ausdruck kommt.»

Die Auswertung des sozialen Netzwerks erfolgt nach Quantität und Qualität der Beziehungen:

- Entspricht die Anzahl der Beziehungen dem Lebensalter und den aktuellen Aufgaben?
- Was ist das Verhältnis von positiven und problematischen Beziehungen? Welche Beziehungen sind belastend?
- Wo sind personelle Ressourcen (Unterstützung durch Personen im Umfeld) erkennbar?
- Welche Gefühle und Gedanken löst das Anschauen des eigenen sozialen Netzwerks aus?

- Was möchte der Klient verändern?
- Welche Beziehungen möchte er vermehrt pflegen?
- Welche Beziehungen will er eventuell beenden?
- Welche neuen Beziehungen möchte er aufnehmen?

« Für eine erste Problemanalyse des sozialen Netzwerks kann eine *Personenliste* erstellt werden. Dabei werden alle Personen, die an einer bestimmten Problemsituation beteiligt sind, auf einer Liste erfasst und bewertet. In Tabelle 4 das Beispiel aus dem Einzel-Coaching einer Mitarbeiterin der Personalabteilung einer größeren Betriebs.

Auf obenstehender Liste kann die Klientin all jene Personen eintragen, die aus ihrer Sicht an der Problemsituation irgendwie beteiligt sind. In der Spalte «Beziehung» definiert die Klientin die Qualität der Beziehung zur betreffenden Person: positiv, negativ, ambivalent oder unklar. Diese Personenliste stellt eine erste Problemanalyse dar, welche auf das soziale Netzwerk bezogen ist. Ausgehend von dieser Liste kann nun entschieden werden, welche Personen an einer problematischen Situation wirklich beteiligt sind und im Rollenspiel dargestellt werden sollen.

Tabelle 4: Soziales Netzwerk: Personenliste

Name	Alter (ca.) / Geschlecht	Berufs-Rolle	Abteilung	Beziehung	(Mögliche Ergänzung)
A. D.	55/m	Gesamtleiter	Direktion	+	
C. S.	40/w	Abteilungsleiterin	Personal-abteilung	–	
D. B.	30/m	Mitarbeiter	Weiterbildung	+	
I. F.	25/w	Mitarbeiterin	Weiterbildung	?	
R. Z.	61/m	Mitarbeiter	Personal-Administration	+/–	
E. R.	30/w	Mitarbeiter	Personal-Administration	+	
…					
…					

Die Personenliste kann nach Bedarf verändert und ergänzt werden, wie z.B. mit einer Selbst-/Fremdbild-Spalte: «Beziehung aus der Sicht der anderen Person: Wie beurteilt der Gesamtleiter die Beziehung zu mir? ... Wie beurteilt die Abteilungsleiterin die Beziehung zu mir? ... usw.» Es kann auch fallbezogen eine zusätzliche Spalte eingefügt werden: «Wie beurteilen Sie die Fachkompetenz dieser Person?», oder: «Wie lange arbeitet diese Person bereits bei diesem Unternehmen?» »

Rollenhaushalt

Der *Rollenhaushalt* ist die Summe aller von einem Individuum in einem bestimmten Zeitraum seines Lebens ausgeübten Rollen. Während im sozialen Netzwerk die *Beziehungen* zu einzelnen Personen erfasst werden, geht es im Rollenhaushalt um die Erfassung der *funktionalen Rollen* bzw. *sozialen Funktionen.* Der Rollenhaushalt stellt den Klienten in die Mitte («Ich») und erkundet seine subjektive Sicht in Bezug auf die Entfaltung seines Selbst in den verschiedenen Rollen (die verschiedenen «Michs»). Ein Rollenhaushalt kann sich auch nur auf eine bestimmte Rollenkategorie beziehen (z.B. Familie) oder auf sämtliche Rollen in der aktuellen Lebenssituation (Familie, Beruf, Freundschaft, Freizeit). Damit können das Selbstbild und das gesellschaftliche Verständnis einer Person erfasst werden.

Die methodische Vorgehensweise ist dieselbe wie beim sozialen Netzwerk-Inventar: In die Mitte wird das «Ich» gesetzt und rundherum die einzelnen ausgeübten Rollen, z.B. Vater, Ehemann, Psychologe, Fachautor, Hobbygärtner.

Die Bedeutung einer spezifischen Rolle für den Klienten muss im Rahmen seines ganzen Rollenhaushalts, d. h. unter Berücksichtigung seiner anderen Rollen, untersucht werden. Wenn eine Person viele Rollen einnimmt, so bedeutet dies einerseits, dass mehr soziale Unterstützung, also mehr Ressourcen zur Verfügung stehen. Anderseits können auch verschiedene Formen der Rollenbelastung erkannt werden, also des subjektiv erlebten Stresses als Folge von komplexen Rollenfunktionen. Mögliche Rollenkonflikte sind beispielsweise (nach Meyer 2000):

- **Rollenüberlastung:** Der Rollenhaushalt eines Individuums enthält ein Übermaß an belastenden Anforderungen/Erwartungen (beispielsweise Führungsfunktion im Beruf, in der Familie und in der Freizeit);
- **Inter-Rollenkonflikt:** Widersprüche zwischen zwei oder mehreren Rollen einer Person (z.B. Konflikt zwischen Partner- und Elternrolle);
- **Intra-Rollenkonflikt:** Die meisten Rollen umfassen Erwartungen verschiedener Bezugsgruppen oder Bezugspersonen – meistens ergänzen sich diese Erwar-

tungen verschiedener Bezugsgruppen, wenn die Erwartungen sich aber widersprechen, so entstehen Interessenkonflikte;

- **Rollenambiguität:** Die Anforderungen/Erwartungen an eine Rolle sind unklar oder mehrdeutig – Rollenambiguität ist ein Stressor, weil der Rollenträger nicht weiß, was von ihm erwartet wird;
- **Pflichten einer Rolle** (Unter- oder Überprivilegierung, d.h.: mit einer Rolle können viele Pflichten verbunden sein, aber wenig Privilegien – oder umgekehrt);
- **Rollenverlust oder Rollenwechsel:** z.B. der Verlust der Berufsrolle bei der Pensionierung oder der Wechsel einer Arbeitsstelle/ Funktion;
- **Person-Rollen-Konflikt:** ein Widerspruch zwischen den persönlichen Zielen und Werthaltungen einer Person und bestimmten Rollenerwartungen ihres Rollenhaushalts.

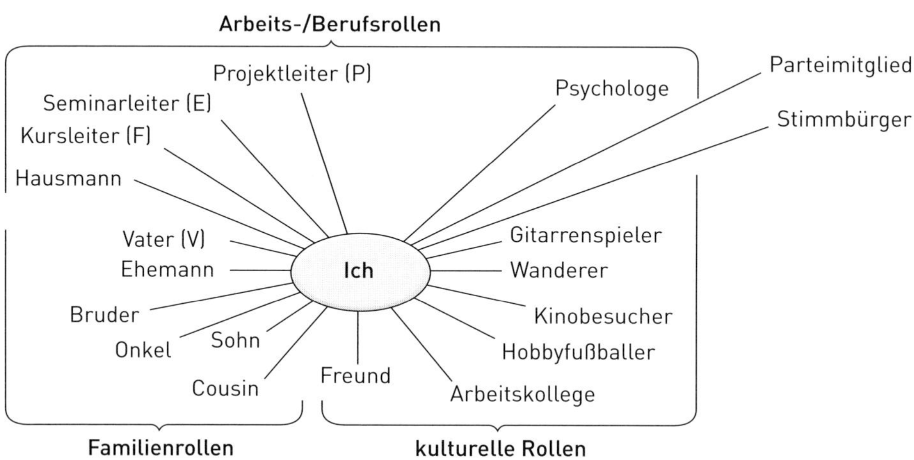

Abbildung 13: Beispiel für einen Rollenhaushalt (aus: Schaller 2006, S. 54)

Rollenanalyse

« Wenn der Klient sein Problem beschreibt, aber nicht klar wird, wo genau die Schwierigkeit liegt, kann eine *Rollenanalyse* vorgenommen werden. Hierbei werden Fragen zu fünf Bereichen gestellt: zu Situation, Verhalten, Konsequenzen, Körperempfindungen und Gefühlen. Die Rollenanalyse kann schriftlich erfolgen, mit der Tabelle 5, indem ich dem Klienten den Auftrag gebe, bei einer auftretenden Problemsituation eine schriftliche Beurteilung vorzunehmen, mittels einer Art Tagebucheintrag (siehe untenstehendes Beispiel).

Die Rollenanalyse kann aber auch bei einem körperlichen Rollenspiel durchgeführt werden. Im obenstehenden Fallbeispiel der Tabelle würde ich den Klienten auffordern, die Ausgangssituation («Es ist Freitag, 16 Uhr, eine Arbeitsstunde vor dem Wochenende ...») szenisch darzustellen:

Therapeut: «Ich schlage vor, Sie stellen dies mal szenisch dar. Wir simulieren hier in diesem Teil des Raums Ihr Büro – wo waren Sie, als Ihr Chef reinkam – waren Sie an Ihrem Schreibtisch, oder....?» In der Spielszene kann dann ein Rolleninterview mit obenstehenden Fragen durchgeführt werden: «Was machen Sie? Was ist Ihr Ziel? Welches sind die Konsequenzen? Wie fühlen Sie sich körperlich? Welche Gefühle kommen auf?»

Tabelle 5: Rollenanalyse (aus Schaller 2006, S. 229)

Welche Situation? Was? Wann? Wie lange? Wo? Warum? Mit wem? Wer?	Was **mache** ich? Was ist mein Ziel?	Welches sind die **Konsequenzen** meiner Handlung?	Was spüre ich **körperlich**?	Welche **Gefühle** habe ich in dieser Situation?
Beispiel: *Es ist Freitag, 16 Uhr, eine Arbeitsstunde «vor dem Wochenende». Zusätzlich zu der bereits vorhandenen Arbeit bringt mir mein Chef eine Anzahl Dossiers, die noch heute bearbeitet werden müssen.*	*Ich will die Arbeit erledigen, will zeigen, dass ich mich für die Firma engagiere. Ich weiß aber nicht, wann ich das machen soll: eine Stunde genügt nicht – und ich habe meiner Frau versprochen, heute früher zu Hause zu sein, da wir Gäste erwarten.*	*Ich erledige den Auftrag unter enormem Zeitdruck und komme doch zu spät nach Hause. Meine Frau ist verärgert.*	*Körperliche Anspannung. Verkrampfung im Magen.*	*Unzufrieden, kann mich nicht wehren, verärgert in Bezug auf meine Frau und meinen Chef, weil sie das nicht sehen.*

Der leere Stuhl als diagnostisches Instrument

Die *Stuhlarbeit* ermöglicht es, problematische Situationen eines Klienten im Einzelsetting so in Szene zu setzen, dass aus einer dyadischen Therapiesituation (*Therapeut – Klient*) eine triadische Therapiesituation entsteht (*Therapeut – Klient – Problem*). Hierbei wird der Klient eingeladen, auf einen hingestellten leeren Stuhl sein Problem «zu setzen». Ein solches Problem können schwierige Interaktionspartner sein (z.B. der Chef, der Partner, der Nachbar), aber auch Symptome (z.B. Traurigkeit, Zwangsgedanken, Kopfschmerzen), Fantasien, Traumbilder, Bedürfnisse usw. Voraussetzung ist, dass das Problem eine dialogische Qualität besitzt: Therapeut und Klient können nun über den leeren Stuhl dialogisieren, und der Klient kann auch zum imaginierten Problem auf dem leeren Stuhl sprechen. Auch ein Rollenwechsel mit dem imaginierten Objekt auf dem leeren Stuhl kann nützlich sein, um die Eigenschaften des Problems besser zu erfassen. Alle Grundtechniken sind bei der Stuhlarbeit einsetzbar. Man könnte sagen, der *leere Stuhl* sei nicht eine Rollenspiel-Technik, sondern eher eine Bühne, die sich für verschiedenste Projektionen des Klienten hervorragend eignet. Durch den *leeren Stuhl* erhalten innere und äußere Konflikte des Klienten (Gegenstände der psychischen und sozialen Welten 2 und 3) eine physische Gestalt (Welt 1) und können dadurch bearbeitet werden (vgl. hierzu auch die Abschnitte zum leeren Stuhl in Teil C).

« Ein Beispiel für den Einsatz des leeren Stuhls als diagnostisches Instrument in der Therapie mit einem Mann, der in einer akuten Ehekrise steckte: Der Klient hat erzählt, wie schwierig die Beziehung zur Partnerin ist und wie schlecht es ihm geht. Ich werde an diesem Fallbeispiel verschiedene Varianten des leeren Stuhls aufzeigen und dabei immer nur die Anleitung zum Rollenspiel beschreiben.

Variante 1: Veränderung der Kommunikation durch eine imaginäre Person:

Therapeut: (stellt einen Stuhl neben den Klienten) «Stellen Sie sich vor, dass auf diesem Stuhl Ihre Partnerin sitzt. Stellen Sie sich vor, sie wäre jetzt hier anwesend und würde an unserem Gespräch teilnehmen. Was würden Sie nicht sagen oder anders sagen?»

Variante 2: Eigene Gefühle wahrnehmen:

Therapeut: (stellt einen Stuhl neben den Klienten) «Stellen Sie sich vor, dass auf diesem Stuhl Ihre Partnerin sitzt. Lassen Sie sich etwas Zeit, stellen Sie sich vor, sie ist da, Sie schauen sie an, ohne etwas zu sagen. Betrachten Sie Ihre Partnerin und beobachten Sie dabei auch, was Sie bei diesem Anschauen physisch empfinden … Was ist das für ein Gefühl in Ihrem Körper? … Falls es unangenehm ist, falls Sie unruhig werden, dann lassen Sie diese Gefühle ganz einfach mal zu. Und falls es angenehm ist, auch einfach zulassen. Beachten Sie einfach, was in Ihnen vorgeht, ohne zu beurteilen und etwas unterdrücken zu müssen. Nehmen Sie einfach wahr, was hier, in dieser imaginären Gegenwart Ihrer Partnerin, passiert.»

Variante 3: Zu einer imaginären Person sprechen:

Therapeut: (stellt einen Stuhl neben den Klienten) «Stellen Sie sich vor, dass auf diesem Stuhl Ihre Partnerin sitzt. Wir tun nun so, als ob Sie da wäre. Sagen Sie ihr doch bitte mal, hier in dieser So-tun-als-ob-Situation, was Sie an ihr schätzen und was Sie nicht mögen. Sagen Sie ihr auch, was Sie von Ihr möchten, was Ihnen fehlt. Und auch, was Sie sehr schön finden.»

Variante 4: Befürchtungen und Ängste aussprechen:

Therapeut: (stellt einen Stuhl neben den Klienten) «Stellen Sie sich vor, dass auf diesem Stuhl Ihre Partnerin sitzt. Betrachten Sie Ihre Partnerin. Lassen Sie sich Zeit. Und stellen Sie sich vor, heute ist diese Partnerin ganz direkt und schonungslos: Sie könnte Dinge sagen, die sie sonst nicht sagt und vielleicht auch nicht denkt. Was könnte das sein? Gibt es Dinge, die Sie befürchten? Könnte sie Dinge sagen, die Ihnen Angst machen?»

Variante 5: Distanz:

Therapeut: (stellt einen Stuhl neben den Klienten) «Stellen Sie sich vor, dass auf diesem Stuhl Ihre Partnerin sitzt. Ich habe den Stuhl jetzt nahe bei Ihnen hingestellt. Das bedeutet: Sie ist Ihnen sehr nahe, es ist eine enge Bindung. Können Sie mal den Stuhl so stellen, dass die aktuelle Distanz, die Sie zu Ihrer Partnerin heute fühlen, sichtbar wird?»

Klient: (steht auf und stellt den Stuhl weiter weg) «Etwa so.»

Therapeut: «Setzen Sie sich nun bitte wieder auf Ihren Stuhl. Betrachten Sie nun den anderen Stuhl aus dieser Distanz. Stimmt das so?»

Klient: (Nickt)

Therapeut: «Gut. Können Sie sagen, wie es Ihnen hierbei geht? Was fühlen Sie, wenn Sie diese Distanz betrachten?»

Variante 6: Eigenes Symptom beschreiben:

Therapeut: (stellt einen Stuhl neben den Klienten) «Sie haben gesagt, Sie fühlen sich schlecht. Stellen wir uns vor, hier auf diesem Stuhl sitzen diese schlechten Gefühle. Können Sie mir diese beschreiben? Wie sieht die Gestalt aus, die da auf diesem Stuhl sitzt? Welche Farbe hat sie? Was macht sie?»

Variante 7: Eigenes Symptom spielen:

Therapeut: (stellt einen Stuhl neben den Klienten) «Sie haben gesagt, Sie fühlen sich schlecht. Stellen wir uns vor, hier auf diesem Stuhl sitzen diese schlechten Gefühle. Ich lade Sie ein, nun die Rolle dieser Gefühle zu übernehmen. Setzen Sie sich bitte auf diesen Stuhl… Sie sind jetzt diese Gefühle … Wer sind Sie, als Gefühl? Was sind Ihre Besonderheiten? Wann tauchen Sie auf? Wann belästigen Sie diesen Menschen da? Was tun Sie ihm an? Wie erreichen Sie das? Wie verhalten Sie sich als Symptom? Wie geht es Ihnen als Symptom?» »

Expertengespräche

Ein diagnostisches Interview kann mit Hilfe des Rollenspiels zu einem simulierten Expertengespräch umgestaltet werden. Dazu kann wiederum ein leerer Stuhl eingesetzt werden. Diese Methode wird auch in Teil E in verschiedenen Varianten genauer beschrieben. Hier ein kurzes Beispiel für die Diagnostik:

« Mit einem Expertengespräch können wir beispielsweise erfassen, wie der Klient mit Emotionen umgehen kann. Der Klient schildert mir auf meine Veranlassung ein kürzlich erlebtes Ereignis, das bei ihm heftige Emotionen ausgelöst hat. Dann stelle ich zwei Stühle auf die Bühne und erkläre:«Und nun stellen Sie sich vor, hier fände ein Expertengespräch über emotionale Intelligenz statt. Auf diesem Stuhl hier sitzt ein Experte – das können nun Sie sein –, der gerade ein Fallbeispiel einbringt: Er berichtet über einen Klienten, bei dem ein bestimmtes Ereignis zu heftigen Emotionen geführt hat. Sie erzählen also über sich selber: Sie tun so, als ob sie als Experte einen Fall einbringen, aber es ist Ihr eigenes Fallbeispiel. Und ich tue so, als ob ich ein Experten-Kollege wäre, und werde Ihnen auch bestimmte Fragen stellen.»

Als Experte kann ich dann beispielsweise folgende Fragen stellen:

- «Wie lange hält dieses Gefühl an?»
- «Was bewirkt dieses Gefühl?»

- «Wie häufig kommt das vor?»
- «Ist dies problematisch? Wenn ja, in welchem Ausmaß?»
- «Braucht Ihr Klient therapeutische Unterstützung?»

In der Rolle des Emotions-Experten wird der Klient nun zu diesen Fragen Stellung nehmen. Er spricht hierbei über seinen Klienten (z. B.: «Dieser Klient hat in bestimmten Situationen ...») in der dritten Person, er beschreibt dabei aber sich selbst. »

Der letzte Tag im Leben

Es kann zweckmäßig sein, dem Klienten für eine Selbstbeurteilung eine radikale Perspektive vorzuschlagen. Hierbei wird er eingeladen, die aktuelle Problemsituation aus der Perspektive des letzten Tages in seinem Leben zu beurteilen.

« Anleitung: «Wählen Sie bitte einen Gegenstand im Raum aus, der das Problem irgendwie darstellen kann. Überlegen Sie nicht zu viel, es kann der erste Gegenstand sein, der Ihnen gerade in den Sinn kommt – wichtig ist einfach, dass wir einen Gegenstand zum Hinlegen haben. (Auf der Raumbühne wird mit einem Seil oder Tüchern eine Linie ausgelegt.) Diese Linie stellt symbolisch Ihre Lebenslinie dar, und ich lege das Symbol – im Zeitverlauf einigermaßen korrekt – ungefähr hier hin: Sie haben schon ein rechtes Stück Leben hinter sich und erwarten noch ein weiteres schönes Stück. Hier ist also der Anfang, und hier ist das Ende ... wir wissen nicht, wann das sein wird, aber dieser Moment, der letzte Tag in Ihrem Leben, wird kommen. Ich möchte Sie nun einladen, sich hier hinzustellen und auf diese Lebenslinie zurückzublicken und aus der Perspektive des letzten Tags in Ihrem Leben das aktuelle Problem zu beschreiben. Sie machen also eine Zeitreise und blicken zurück, auf diesen Moment in Ihrem Leben, wo dieses Problem aktuell war. Stellen Sie sich hier hin, stellen Sie sich vor, es ist der letzte Tag in Ihrem Leben ... usw.»

Der Klient kommentiert nun aus dieser Zukunfts-Rolle heraus seine aktuelle Problemsituation und stellt diese in den Kontext seiner persönlichen und sozialen Entwicklung. »

Die letzte Therapiestunde

Manchmal gelingt es mir nicht, im Gespräch zu verstehen, wie der Klient sein Problem sieht und welche Erwartungen er an die Therapie hat. Um das zu behandelnde Problem erkennen zu können, kann mit dem Rollenspiel ein imaginärer Zeitsprung in die letzte Therapiestunde gemacht werden.

« Ich stelle zwei Stühle auf die Raumbühne und gebe folgende Anweisung: «Wir machen einen Zeitsprung in die letzte Therapiestunde. Wir sind hier bei diesen zwei Stühlen am Ende des therapeutischen Prozesses angelangt, sagen wir: das ist in einem halben Jahr, und ich möchte Sie nun einladen, Ihre Rolle als Klient in der letzten Therapiestunde zu übernehmen. Bitte erzählen Sie, was sich für Sie in dieser Zeit verändert hat.»

Als Therapeut kann ich den Klienten bei dieser Zeitreise begleiten und ihm einige konkrete Fragen stellen, wie beispielsweise:

- «Welche neuen Erfahrungen haben Sie gemacht?»
- «Woran erkennen Sie, dass Fortschritte erzielt wurden?»
- «Welche Symptome konnten erfolgreich behandelt werden?»
- «Warum wird die Therapie beendet?»
- «Was ist im therapeutischen Prozess schiefgelaufen?»
- «Welche Befürchtungen bezüglich der Therapie sind eingetreten?»
- «Wie ist Ihre Befindlichkeit jetzt und hier, in der letzten Therapiestunde?» »

Figurative Anamnese

Es ist für den Klienten manchmal schwierig, über belastende Ereignisse und Situationen zu sprechen. Das *figurative Rollenspiel* kann ein zweckmäßiges Instrument sein, um dem Klienten zu ermöglichen, Geschichten zu erzählen, ohne dabei emotional zu stark in Bedrängnis zu kommen. Auf der Tischbühne kann eine belastende Situation oder ein schwieriges soziales Netzwerk figurativ dargestellt werden.

« Beispielsweise kann die Herkunftsfamilie mit Tierfiguren, abstrakten Menschenfiguren aus Holz, Playmobil-Figuren, Knöpfen usw. dargestellt werden.

Die Anleitung hierzu ist immer sehr kurz, beispielsweise: «Es ist für mich einfacher, wenn ich das sehe. Ich habe hier eine Schachtel mit Tier-Figuren und möchte Sie bitten, eine Figur für sich selbst auszuwählen. Wählen Sie ein Tier aus, das für

Sie dastehen kann, und stellen Sie die Figur hier auf diesen Beistelltisch. Und jetzt wählen Sie bitte je eine Tierfigur für Ihren Vater und Ihre Mutter und die Geschwister. Und stellen Sie diese auch hier auf den Tisch, in Bezug zu dieser ersten Figur, die Sie selbst darstellt.» »

Durch das figurative Rollenspiel können soziale Systeme aufgestellt werden, es können aber auch Konfliktsituationen und belastende Ereignisse szenisch dargestellt werden. Dieses Vorgehen eignet sich hervorragend, um dem Klienten einerseits eine gewisse Distanz zum Ereignis zu ermöglichen und anderseits dabei zu helfen, die emotionalen Eigenschaften eines Ereignisses zu erfassen. Solche figurativen Rollenspiele werden vom Therapeuten je nach Bedarf improvisiert und setzen eine solide Erfahrung in der Rollenspieldiagnostik voraus.

Scenotest, Sandspiel und ADOS

Es gibt einige Testverfahren, die das *figurative Rollenspiel* bei Kindern, Jugendlichen und Erwachsenen einsetzen. Das wohl bekannteste Untersuchungsverfahren mit figurativem Rollenspiel ist der von Gerhild von Staabs auf dem Hintergrund der psychoanalytischen Theorie Ende der dreißiger Jahre des 20. Jahrhunderts entwickelte *Scenotest*. Das Spielmaterial besteht aus sechzehn biegbaren Puppenfiguren, einigen Tierfiguren und zusätzlichem Material (z.B. Bäume, Liegestuhl, Fernseher, Tisch, Holtzklötze).

Die Testanweisung wird jeweils dem Alter der Klienten angepasst. Während für jüngere Kinder die Aufforderung hinreichend ist, auf der Spielfläche «etwas» aufzubauen (meist hat das Spielmaterial für die Kinder hohen Aufforderungscharakter), soll bei älteren Schulkindern, Jugendlichen und Erwachsenen die Testanweisung so formuliert werden, dass man sie bittet, irgendetwas auf der Spielfläche aufzubauen, das ihnen gerade einfällt, etwa so, wie ein Regisseur auf einer Bühne eine Szene inszeniert (vgl. Ermert 1997, S. 37).

Die Auswertung des Scenotests beinhaltet die Beobachtung des Spielverhaltens des Klienten, die Rollenzuschreibungen zu den Puppen, die spontanen Kommentare sowie die Gestaltung des Szenenaufbaus (Themen, Spielstruktur, Materialeinsatz, psychoanalytische Interpretation einzelner Objekte).

Neben dem Scenotest hat in der Kinderpsychotherapie das *Sandspiel* eine große Bedeutung. Im Sandspiel wird dem Kind – ähnlich wie beim Scenotest – Spielmaterial vorgelegt, welches in einen Sandkasten eingesetzt werden kann. Der Sand eröffnet hierbei dem Kind zahlreiche Spielmöglichkeiten (z.B. etwas im Sand vergraben, einen Schutzwall bauen etc.; zur Methodik des Sandspiels als Testverfahren siehe Mitchell & Friedmann 1997).

Ein strukturiertes Verfahren zur Erfassung von Sozialkompetenzen bei Kindern wie Erwachsenen, bei denen das Vorliegen einer autistischen Störung vermutet wird, ist die *Diagnostische Beobachtungsskale für Autistische Störungen* ADOS (vgl. www.testzentrale.ch/de/einzeltitel.php?testid=64). Bei diesem Verfahren werden nebst anderen Modulen gezielt soziale Interaktionen als figurative Rollenspiele inszeniert, um für die Diagnose des Autismus relevante Sachverhalte prüfen zu können. Ähnlich wie im Scenotest wird der Klient aufgefordert, mit vorgegebenem Spielmaterial (eine Puppenfamilie mit Hund, entsprechendes Mobiliar und Zubehör) eine szenische Darstellung durchzuführen. Beobachtet wird, ob kohärente Spielsequenzen entstehen und wie die Puppen miteinander interagieren. In einem zweiten Schritt nimmt auch der Untersucher am Spiel teil («Darf ich mitspielen?»). Hierbei wird beobachtet, ob und wie der Klient im Rahmen des Spiels soziale Reziprozität zeigt.

Figuratives Geschichten-Ergänzen

Ein in der Psychodiagnostik von Kindern und Jugendlichen häufig eingesetztes Verfahren ist das *figurative Geschichten-Ergänzen.* Hierbei wird dem Kind der Anfang einer Geschichte erzählt, und es wird dann aufgefordert, diese Geschichte spielerisch zu ergänzen. Zur Ausrüstung gehören Spielfiguren (z.B. Duplo-Menschenfiguren) und einige Objekte (z.B. Fahrzeug, Haus, Schatztruhe, Klötze). In der Regel wird mit einem dem des Kindes ähnlichen Familiensystem gespielt (Vater, Mutter und Geschwister). Der Therapeut gibt folgende Einführung: «Ich erzähle dir nun einige Geschichten, aber nur immer den Anfang der Geschichte, und du kannst sie dann fertig erzählen. Jetzt zeige ich dir, wer in der Geschichte alles mitspielt …» (Der Therapeut packt die Figuren aus und fragt eventuell das Kind, ob jemand noch fehlt. Auch Haustiere sind wertvolle Figuren.)

Als erste Geschichte wird eine «glückliche» Geschichte erzählt, beispielsweise von einem Kindergeburtstag. Dann folgen Geschichten, die einen Konflikt beinhalten, beispielsweise die Geschichte von den verlorenen Schlüsseln (aus: Emde et al. 2003, S. 4):

> « Der Therapeut spielt mit den beiden Elternfiguren. Die Mutter sagt mit ärgerlicher Stimme zum Vater: «Du hast meine Schlüssel verloren!» Der Vater antwortet spitz: «Nein, habe ich nicht!» Die Mutter erwidert: «Doch, das tust du immer!» Der Therapeut wendet sich nun zum Klienten (Michael) und sagt: «Zeig und erzähl mir, was jetzt passiert.»

Klient: «‹Ich habe sie verloren›, sagt Michael.»

Therapeut: «Oh, er sagt: ‹Ich habe sie verloren.›»

Klient: «Ja, ich habe sie unter dem Sofa versteckt.»

Therapeut: «Ah, er hat sie unter dem Sofa versteckt.»

Klient: «Und jetzt geht Mama zum Sofa und holt den Schlüssel ...» (macht die Bewegung mit der Mutterfigur und beim Zurücklaufen schlägt die Mutter das Kind) «... und sie haut ihm eines, und er geht in sein Zimmer.»

Therapeut: «Oh.»

Klient: «Er ist hier.»

Therapeut: «Er geht in sein Zimmer?»

Klient: «Und jetzt ist fertig.»

Therapeut: «Das ist das Ende?»

Klient: «Ja, es ist eine kurze Geschichte.»

Therapeut: «Und wie fühlt er sich in seinem Zimmer?»

Klient: «Er ist traurig.»

Dem Kind werden mehrere Geschichten-Anfänge zu verschiedenen Themen vorgelegt (ausgeschütteter Saft, verbotene Kekse, Konflikt um einen Lieblingsstuhl etc.). Aus der vom Kind entwickelten Geschichte kann der Untersucher Rückschlüsse auf die Kompetenzen des Kindes ableiten. Dazu ist aber eine lange Erfahrung mit dieser Art der Spieldiagnostik notwendig.

Familiensystemtest

Mit der Technik des figurativen Rollenspiels können auch familiäre Beziehungsstrukturen auf einfache Weise dargestellt werden. Der *Familiensystemtest* (FAST) dient der quantitativen und qualitativen Erfassung von individuellen und gemeinsamen Wahrnehmungen familiärer Beziehungsstrukturen in verschiedenen Situationen. Das Testmaterial besteht aus einem quadratischen Brett, welches in 81 Felder unterteilt ist, und kleinen Holzfiguren mit männlichen und weiblichen Eigenschaften, verschiedenen Größen und Farben.

Der Klient erhält folgende Anweisung: «Ich möchte nun, dass Sie die Familienbeziehungen so darstellen, wie sie jetzt typischerweise für Sie sind. Zuerst müssen die Figuren aufgestellt werden, um zu zeigen, wie nahe sich die Familienmitglieder sind.» In einem zweiten Durchgang: «Ich möchte, dass Sie jetzt die Klötzchen verwenden, um zu zeigen, wie viel Macht/Einfluss jedes Familienmitglied typischerweise in der Familie hat.» Dann wird der Klient aufgefordert, sich vorzustellen, wie die Beziehungen in seiner Familie idealerweise sein könnten: «Familienbeziehungen werden nicht immer als ideal erlebt. Ich möchte nun, dass Sie die Famile so darstellen, wie sie idealerweise für Sie wäre.» (Aus dem Testmanual des FAST, vgl. www.testzentrale.ch).

Verwandte Verfahren zur Erfassung von Familien und anderen sozialen Systemen in Beratung, Coaching und Therapie von Einzelpersonen sind das Familienbrett von Ludewig & Wilken (vgl. www.testzentrale.ch/de/einzeltitel.php?testid=347) und das Systembrett (Polt & Rimser 2006). Diese Verfahren bestehen aus einem Holzbrett mit verschiedenen Holzfiguren. Der Klient wird aufgefordert, seine subjektive Sicht über das untersuchte soziale System mit Hilfe der Figuren auf dem Brett aufzustellen. Der Vorteil dieser Bretter liegt vor allem darin, dass es den Klienten nicht an den Kindergarten, sondern an ein Schachbrett erinnert und dadurch einen Eindruck von Professionalität (und nicht von Improvisation) vermittelt.

Videodiagnostik

Die Video-Aufzeichnung eines Rollenspiels kann für die Selbst- oder die Fremdbeurteilung eines Verhaltens zweckmäßig und wirksam sein. Dabei ist aber zu berücksichtigen, dass das Wissen um die Videoaufzeichnung den Rollenspieler erheblich verunsichern kann. Aufregung und Befangenheit können zunehmen, das Sprechen und die Mimik bzw. Gestik werden stärker kontrolliert. Der Rollenspieler wird zwar so tun, als ob kein Aufnahmegerät vorhanden wäre, seine Aufmerksamkeit ist aber auf eine für die Videoaufzeichnung adäquate Darstellung gerichtet. Dem lässt sich teilweise vorbeugen, indem wir die Künstlichkeit der Aufnahmesituation erhöhen: Das Videogerät wird gerade nicht diskret in eine Ecke gestellt, sondern gut sichtbar installiert. Und mit dem Klienten wird besprochen, welche Einstellung wohl am zweckmäßigsten ist, welcher Raumausschnitt gewählt werden soll und ob die ganze Person ins Bild gerückt werden soll oder nur Teile davon. Dieses Vorgehen nach dem Motto: «Wir wissen ganz genau, dass ein Aufnahmegerät da ist, wir tun aber so, als ob keines da wäre», kann normalisierend wirken und die Rollenspielsituation entspannen. Die Instruktion an den Rollenspieler lautet also nicht: «Lassen Sie sich durch das Aufnahmegerät nicht stören», sondern: «Spielen Sie jetzt für die Videoaufzeichnung».

Es wird vielfach angenommen, dass das Betrachten der eigenen Person auf dem Monitor, das Videofeedback, eine reflexive Distanz zum eigenen Rollenspiel-Verhalten ermöglicht. Durch die obengenannte Erhöhung der Künstlichkeit kann dies tatsächlich gefördert werden, und der Klient wird Teilnehmer an einem Videofeedback-Experiment. Es ist aber zu berücksichtigen, dass das verfremdete Abbild des eigenen Aussehens und Verhaltens unangenehme Gefühle auslöst und die eigene Stimme als fremd wahrgenommen wird. Das auf dem Video materiell festgehaltene eigene Verhalten kann als Bloßstellung empfunden werden, was wiederum ein Gefühl des Ausgeliefertseins hervorrufen kann. Ein Videofeedback von Rollenspielen sollte daher nur im Rahmen einer tragfähigen therapeutischen Beziehung eingesetzt werden (vgl. Bliesener & Brons-Albert 1994, Papoušek 2000). Im Feedback sollten hierbei folgende Akzente gesetzt werden:

- Die Videoaufnahme als künstliches Lernfeld definieren, bei dem Fehlverhalten erwünscht ist, da aus beobachtbaren Fehlern am meisten gelernt werden kann. Dadurch kann der Klient vor unnötiger Selbstkritik geschützt werden.
- Der Therapeut muss ein Gespür entwickeln, welche Verhaltensmerkmale des Rollenspielers für die künstliche Rollenspielsituation typisch sind und im Alltag wohl anders auftreten würden. Entsprechend muss er das problematische Verhalten benennen und einordnen.
- Beim Feedback in den Vordergrund stellen, was gut ist, und die Kompetenzen des Klienten betonen.
- Beobachtetes Fehlverhalten nicht personenzentriert diskutieren, sondern ins Allgemeingültige verlagern: «Wieso verhält sich ein Rollenspieler in dieser simulierten Situation auf diese Weise?»
- Wenn im Videofeedback inadäquates Verhalten personenzentriert besprochen wird, dann immer unter Berücksichtigung der künstlichen Rollenspielsituation: «Wieso haben Sie sich bei dieser Aufnahme so verhalten? Was wollten Sie beweisen? Welches Bild von sich wollten Sie hier vermitteln?»

Diagnostische Rollenspiele im Alltag

Es kann sinnvoll sein, diagnostische Erkenntnisse in einem realen Kontext (z. B. am Bahnhof, in einem Restaurant) zu erheben. Dabei erhält der Klient eine präzise Aufgabenstellung, die den vermuteten gegenwärtigen Handlungsmöglichkeiten und Problemen entspricht. Das übliche Beratungs-Setting wird also verlassen, um die gegenwärtigen sozialen Fertigkeiten eines Klienten in Alltagssituationen zu erkunden.

Hierzu schreibt Wolfgang Wendlandt: «Besuche in unterschiedlichen privaten (Familie) und öffentlichen Alltagsräumen (Schule, Arbeit, Strasse, Geschäfte) sowie gezielte Aufgabenstellungen bzw. Aktionen in öffentlichen sozialen Kontexten verdeutlichen, welche Gefühle und Einstellungen bei dem Klienten vorherrschen, wie er mit Belastungssituationen umzugehen vermag und über welche Bewältigungsstrategien er verfügt. […] Indem wir unsere Klienten in verschiedenartigen Situationen des Alltags handeln lassen, werden wir mit dem aktuellen Stand ihrer Fähigkeiten und Einstellungen vertraut, können gezielt nach ihren Stärken und Handlungsspielräumen, jedoch auch nach ihren störungsspezifischen Einschränkungen Ausschau halten. Unsere systematische Beobachtung ergibt ein ergänzendes, oft umfassenderes und individuelleres Bild vom Klienten als eine an den Behandlungsraum gebundene Diagnostik.» (Wendlandt 2003, S. 10 u.15)

« Arbeitsblätter für die Selbst- und Fremdbeobachtung in Alltagssituationen finden Sie bei Wendlandt 2003 und Fehm & Helbig 2008. Mit wenig Aufwand kann ein Arbeitsblatt aber auch in Zusammenarbeit mit dem Klienten fallbezogen entwickelt werden. Hier ein Beispiel aus der Beratung eines Klienten mit ungenügenden Sozialkompetenzen.

Im Gespräch hat der Klient berichtet, dass er einen weniger komplizierten und direkteren Umgang mit seinen Arbeitskollegen wünscht. Als problematisches Beispiel hat er die Pausen genannt: Es gelinge ihm oft nicht, mit jemandem ins Gespräch zu kommen. Ich schlage dem Klienten vor, eine Selbstbeobachtung in einer Alltagssituation durchzuführen: Im Supermarkt soll er die Rolle einer kommunikativen Person übernehmen, eine andere Person ansprechen und etwas fragen. Dazu erhält er Tabelle 6 (in kursiver Schrift, rechte Spalte, ein Beispiel).

In einem nächsten Schritt kann der Klient diese Übung in verschiedenen Umfeldern wiederholen und bei erfolgreicher Verhaltensänderung dann dieselbe Rollenspiel-Übung an seinem Arbeitsplatz mit den Kollegen durchführen. »

Zur Problemanalyse kann es auch sinnvoll sein, mit dem Klienten zusammen einen bestimmten Ort aufzusuchen und ihn dort beim Verhaltensexperiment zu beobachten. Die diagnostischen Erkenntnisse können aussagekräftiger sein als in einem gewöhnlichen diagnostischen Rollenspiel. Dabei können Alltagssituationen unterschiedlicher Art aufgesucht werden, mit denen sich die Klienten vertraut fühlen. «Es kann sich aber auch um belastende Alltagssituationen handeln, die z. B. mit Unsicherheiten und Ängsten verknüpft sind, mit Flucht- und Vermeidungsverhalten, mit dem Auftreten schwer steuerbarer körperlicher Reaktionen und mit immer wiederkehrenden Problemen bzw. Symptomen.» (Wendlandt 2003, S. 7)

Tabelle 6: Arbeitsblatt: Verhaltensbeobachtung im Alltag

Situation/Personen	*Im Supermarkt* *Ich und unbekannte Personen*
Handlung/Verhaltensziel	*Eine andere Person ansprechen und fragen, wie man ein besonderes Gemüse zubereitet; dabei entspannt bleiben, Blickkontakt aufnehmen und fließend sprechen*
Beobachtungskriterien	*Entspannte Körperhaltung, Blickkontakt, Gesprächsfluss*
Bewertung: Ist-Zustand	*Anspannung, kein Gesprächsfluss, kaum Blickkontakt*
Positive Merkmale	*Ein kurzes Gespräch hat stattgefunden*

Beantworten Sie bitte folgende Fragen:

Waren Sie mit Ihrem Verhalten zufrieden? Warum (nicht)?

Nein, war anstrengend.

Hatten Sie bei diesem neuen Verhalten ein gutes Gefühl?

Teilweise, aber habe mich etwas geschämt.

Welches Gefühl?

Scham; Spannung, etwas Neues zu machen; Angst vor Lächerlichkeit.

Möchten Sie die Verhaltensziele ändern? Wenn ja, welche?

Anspannung wird wohl bleiben und Blickkontakt auch schwierig. Als Verhaltensziel vor allem: Gesprächsfluss.

Welche Hindernisse werden Sie bei der Wiederholung dieser Übung im Alltag antreffen?

Meine Nervosität; Angst, ausgelacht zu werden.

Als wie groß schätzen Sie die Chance ein, dass Sie Ihre Ziele beim nächsten Versuch erreichen werden? (Auf einer Skala von 0 bis 100 %)

60

E Praxis 2: Exploratives Rollenspiel

Achtsamkeit und Verständigung

Wie ich in Teil A («Drei Welten des Rollenspiels») dargelegt habe, ist das Rollenspiel nur ein Element eines umfassenden Therapieprozesses. Rollenspiele sind Umwege über Als-ob-Schlaufen, die dann angezeigt sind, wenn die verbale Schilderung nicht weiterführt. Für Klienten, die verbal-kognitiv nicht so sehr (oder zu sehr) gewandt sind, ist das explorative Rollenspiel ein wirksames Instrument, um mehr Klarheit über eigene Bedürfnisse und Ziele zu erlangen. Im explorativen Rollenspiel können die Klienten die eigene Wahrnehmung und Beurteilung von Ereignissen, Gefühlen, Beziehungen und Einstellungen überprüfen und eigene Handlungsmotive kritisch hinterfragen. Es geht hier also nicht primär um die Bewältigung eines Problems, sondern um dessen Erkennen und Verstehen.

Das explorative Rollenspiel hat seine Wurzeln im Psychodrama; verschiedene Techniken habe ich in Teil C (Techniken) dargestellt, wie z. B. den «leeren Stuhl», Rollendialog, Doppeln. Die «therapeutische Philosophie» des Psychodramas geht von folgenden Grundannahmen aus (nach Buer 2004, S. 39 f.):

- Der Mensch als *homo creator* wird als Akteur in ständiger Beziehung zu seiner Umwelt verstanden. Er *wird* nicht nur durch seine Umwelt *beeinflusst,* sondern er *beeinflusst* diese *ebenso aktiv* durch sein Tun und Lassen. Er ist somit unweigerlich Mitschöpfer seiner Lebens- und Arbeitswelten.

- Ein menschliches Grundbedürfnis ist das Zusammensein mit anderen Menschen. Der Mensch ist ein *homo interagens,* er kann sich nur in der Interaktion mit anderen Menschen entwickeln. Das menschliche Bindungsbedürfnis hat eine zentrale Bedeutung für die psychische Gesundheit und das Wohlbefinden.

- Als *homo ludens* lernt der Mensch, indem er spontan Spielräume nutzt. Im Spiel können Menschen in Kooperation mit anderen zu kreativen Lösungen kommen, die zu Neuinterpretationen ihres Lebens führen und dadurch neue Möglichkeiten eröffnen.

In diesem Sinne ist beim explorativen Rollenspiel der Fokus nicht nur auf das Innere eines Menschen (Welt 2) gerichtet, sondern auch auf die Stellung des Menschen in seinem sozialen Netzwerk, auf die Qualität seiner Beziehungen und auf seine Ziele, Einstellungen, Werte und Normen (Welt 3). Durch das In-Szene-Setzen von inneren Bildern und das Spielen von Szenen kann das soziale Leben in den Therapieraum hereingeholt werden. Der zentrale Wirkfaktor im explorativen Rollenspiel ist die Spontaneität. Moreno bezeichnete es als Spontaneität, das Leben nicht in *Rollenkonserven* zu verbringen, sondern durch achtsames Gewahrsein (*Spontaneitätslage)* auf das Hier und Jetzt neue Ansichten und Verhaltensweisen zu entwickeln. Im explorativen Rollenspiel kann dieses achtsame Gewahrsein im Hier und Jetzt des therapeutischen Spiels geübt werden. Der Kern dieses Ansatzes besteht darin, Lernmaterial in Gestalt von inszenierten inneren Bildern anzubieten und zu versuchen, den Klienten in die Lage zu versetzen, aktiv neue Dinge wahrzunehmen.

Daniel Siegel schreibt zu verschiedenen Praktiken der Achtsamkeit und zu Zusammenhängen zwischen Achtsamkeit, Innehalten und Religiosität (und stellt den Achtsamkeits-Ansatz damit in einen größeren Rahmen): «Viele Formen des Gebets aus verschiedenen Traditionen erfordern es, dass der Mensch innehält und an einem willentlichen Prozess teilhat, bei dem es darum geht, sich mit einer Geistesverfassung oder einer Wesenheit außerhalb der alltäglichen Seinsweise zu verbinden. Es ist nachgewiesen worden, dass das Beten und die Zugehörigkeit zu einer Religion allgemein mit längerer Lebensdauer und größerem Wohlbefinden in Verbindung stehen [...]. Die übliche Überschneidung von Gruppenzugehörigkeit und Gebet macht es schwer, den inneren von dem zwischenmenschlichen Prozess zu trennen, doch vielleicht würden wir feststellen, dass es genau darum geht: dass das Innehalten, um achtsam zu werden, tatsächlich mit einem inneren Gefühl von Zugehörigkeit einhergehen könnte. Praktiken des achtsamen Gewahrseins [...] sind bei einer ganzen Reihe menschlicher Aktivitäten zu finden. Historisch betrachtet sind verschiedene Praktiken über Tausende von Jahren in Form von Achtsamkeitsmeditation, Yoga, Tai-Chi-Cuan und Qiging entwickelt worden. Bei jeder dieser Aktivitäten fokussiert der Praktizierende seinen Geist auf eine sehr spezifische Weise auf das Erleben von Moment zu Moment.» (Siegel 2007, S. 29 f.)

Das explorative Rollenspiel bietet eine Vielzahl von gut entwickelten handlungsorientierten Übungen an, die die Klienten befähigen, in die direkte Empfindung einer Situation einzutauchen und das eigene Denken, Handeln und Fühlen zu beobachten. Im *szenischen Spiel* erhält der Rollenspieler die Möglichkeit, bei einem inneren Bild zu bleiben, die eigenen Gefühle achtsam wahrzunehmen, mit Absicht das gewohnte Denken und den gewöhnlichen Bezugsrahmen abzuschalten und ungewohnte Veränderungsmöglichkeiten zu prüfen. Die *Selbst-Beobachtung* im Rollenspiel befähigt den Klienten, automatisch ablaufende mentale Prozesse zu entkoppeln, innere Konflikte und eigene Gefühle zu erkennen.

Dabei ist im explorativen Rollenspiel das nonverbale Miteinander-Teilen einer Erfahrung von zentraler Bedeutung. Der Klient inszeniert ein inneres Bild und betrachtet dies mit achtsamem Gewahrsein in Gegenwart des Therapeuten. Er teilt sozusagen seine szenische Erfahrung mit einer anderen Person. Dies ist der zentrale Wirkfaktor eines erfolgreichen Rollenspiels: ein Verständigungsprozess zwischen Therapeut und Klient, bestehend aus Inszenierung, Interpretation und Akzeptanz. Der Prozess der Verständigung besteht darin, dass der Klient ein inneres Abbild seiner Realität szenisch darstellt, dieses interpretiert und dass der Therapeut (verbal, paralingual oder nonverbal) bestätigt, dass er dies gesehen, gehört und verstanden hat. Der Therapeut kann auch die Interpretation hinterfragen, beispielsweise mit Hilfe des Sokratischen Dialogs.

Mark Galliker und Daniel Weimer beschreiben den Zusammenhang zwischen Beziehung und Therapie sowie neurophysiologischen Vorgängen: «Seelische Gesundheitsstörungen haben ihre Basis hauptsächlich in Störungen des u.a. für emotionale Vorgänge verantwortlichen limbischen Systems. Bei diesen Störungen handelt es sich meistens um früh psychosozial eingeprägte Unter- oder Fehlfunktionen der Schaltkreise. Wenn Beziehungserfahrungen einen prägenden Einfluss auf psychische sowie neurobiologische Strukturen haben, müssten sich durch neue Beziehungserfahrungen allmählich auch neue neuronale Verschaltungen ergeben, die sich in einem neuen Verhalten manifestieren. Für den Therapiefortschritt entscheidend sind die präverbalen Signale, die vom Körper der Klientin und den verbalen Signalen der Therapeutin in den zentralen emotionalen Schaltstellen des Gehirns miteinander verbunden werden. Demnach ist für den Therapieerfolg die Synchronisation der Aktivitäten von Therapeutin und Klientin ausschlaggebend. Hierbei handelt es sich um einen langwierigen Prozess, der nicht über willkürliche Steuerung verläuft, sondern über allmähliche gegenseitige Einstimmungen. Gegenseitige Bezugnahmen und Übernahmen von Vorstellungen öffnen und erweitern die bestehenden Verschaltungen im Zentralnervensystem.» (Galliker & Weimer 2006, S. 141)

Ich werde im Folgenden darstellen, wie diese gegenseitige Bezugnahme und Übernahme von Vorstellungen im explorativen Rollenspiel umgesetzt wird. Ich beziehe mich hierbei weitgehend auf Galliker & Weimer (S. 33 f.). Diese Ausführungen sind spezifisch für das explorative Rollenspiel, gelten in ihren Grundsätzen natürlich auch für die anderen Anwendungsformen (Diagnostik, Ritual und Training).

Für eine erfolgreiche Verständigung zwischen zwei Personen sind nach Foppa (beschrieben in Galliker & Weimer 2006) drei Schritte notwendig:

1. **Interpretandum:** Eine Äußerung, die eine erste Sprecherin einer Hörerin unterbreitet, wird als etwas zu Interpretierendes (Interpretandum) bezeichnet. (Z. B.: «Das sieht komisch aus.»)
2. **Interpretation:** Die zweite Sprecherin macht eine Äußerung, mit der sie ausdrückt, was sie verstanden hat. Bei dieser Interpretation handelt es sich also um eine Wiedergabe des Interpretandums. («Sie finden das komisch?»)
3. **Qualifikation:** Die erste Sprecherin teilt ihrer Gesprächspartnerin mit, ob diese sie tatsächlich verstanden hat oder nicht. Es handelt sich um eine Annahme oder Zurückweisung der Interpretation. («Ja, komisch.»)

Diese drei Schritte stellen die Grundeinheit des kommunikativen Austauschs in Alltag und in Therapie dar. Gemäß dem dialogischen Ansatz stellt jede Reaktion des Therapeuten auf ein verbales oder nonverbales *Interpretandum* seines Klienten eine Interpretation dar. Selbstverständlich kann die Interpretation weiter gehen, als nur das Verstandene fragend zu wiederholen. Eine Überinterpretation würde aber dann bestehen, wenn die Interpretation sich nicht aus der Inszenierung oder den bereits bekannten früheren Darlegungen des Klienten ergibt. Ein Therapeut, der nicht überinterpretiert, geht so weit wie möglich von dem aus, was der Klient präsentiert. Jene Interpretationen scheinen am unmittelbarsten zu therapeutischen Veränderungen zu führen, die etwas, aber nicht zu weit von der Äußerung des Klienten abweichen.

Im explorativen Rollenspiel stellt nicht nur das inszenierte Bild ein *Interpretandum* dar, sondern auch die verbalen und nonverbalen Kommentare des Klienten zur Inszenierung. Ein solcher Kommentar kann in Worten erfolgen («Das sieht komisch aus», «Ich fühle mich irgendwie blockiert», «Ich müsste ihm doch etwas sagen») oder nonverbal, beispielsweise durch eine Handbewegung:

« Der Klient hat auf der Bühne seine eigene Rolle übernommen und einen Konflikt mit einem Mitarbeiter simuliert. In dieser Rolle hat er eine kleine, unkontrollierte Handbewegung gemacht, die vom Therapeuten bemerkt wurde.

Therapeut: «Sie haben da eben eine kleine Bewegung gemacht mit beiden Händen – können Sie das nochmals machen?»

Klient: «Was meinen Sie?»

Therapeut: (macht die beobachtete Handbewegung vor)

Klient: «Ah, das.» (Macht die Handbewegung.)

Therapeut: Ja, genau, so war es. Was bedeutet diese Bewegung?»

Klient: «Was das bedeutet?»

Therapeut: «Ja, was wollen die Hände da wohl sagen?»

Klient: «Die sagen ...» (macht die Bewegung) «..., das ist mir alles zu viel.»

Therapeut: «Was ist zu viel?»

»

Dieses Beispiel zeigt, wie der dialogische Dreischritt die Basis der Verständigung ist und sich in fortlaufenden Schritten entwickelt: Der Therapeut versucht zu verstehen, und dafür ist es notwendig, dass durch kleine Überinterpretationen Missverständnisse entstehen. Die Missverständnisse sind das lernbildende Prinzip, wenn sie als solche Missverständnisse erkennbar sind.

Das *Interpretandum* ist im obenstehenden Beispiel die Handbewegung. Diese unbeabsichtigte Bewegung wurde durch das Rollenspiel in einer bestimmten Szene hervorgebracht. Unser Denken und Fühlen findet seinen Niederschlag im äußerlich sichtbaren Körpergeschehen, wie Mimik, Körperhaltung, Atmung, Augenbewegungen, Tonus, Körperhaltung usw. Es sind oft diese nonverbalen Körpersignale oder die paralingualen Signale («äh», «huu», «brr»), die das *Interpretandum* darstellen. Verständigung im explorativen Rollenspiel bedeutet, dass wir den Menschen als Wahrnehmenden und Handelnden ins Zentrum stellen. Wir besprechen mit dem Klienten die Wahrnehmung der Inszenierung: was er sieht und was er über seine Rolle in dieser konkreten Spielsituation denkt und fühlt. Das primäre Ziel des explorativen Rollenspiels ist also nicht ein Training neuer Rollen oder ein neues Verhalten zu einem alten Problem zu entwickeln – die Lösungssuche steht nicht im Vordergrund. Die primäre Zielsetzung ist die Verständigung über die Weltsicht des Klienten: Wie nimmt er seine eigene Welt wahr?

Der Psychiater John J. Ratey betont, dass die Wahrnehmung der Welt ein persönlicher und einzigartiger Vorgang ist, bei dem das körperliche Erleben im Zentrum steht: «Weil im Gehirn eine große Vielfalt von dynamischen neuronalen Phänomenen miteinander interagiert, entsteht immer eine einzigartige, individuelle Konstellation. Wir brauchen daher ein neues, vielschichtiges Paradigma, um psychische Störungen zielgenauer definieren zu können. Der Kliniker muss zu ergründen versuchen, wie der Patient die Welt erfährt, und zwar in einem sehr konkreten, körperlichen Sinn.» (Ratey 2001, S. 414)

Das explorative Rollenspiel bietet ein kreatives körperbezogenes Vorgehen, bei dem innere Bilder, konkretes Handeln, verbale und nonverbale Kommunikation und die persönliche Verständigung zwischen zwei Personen zusammenspielen.

Mit dem explorativen Rollenspiel können ganz unterschiedliche Zielsetzungen angestrebt werden, von der Problemaktualisierung bis zur Ressourcenförderung:

- kathartisches Wiedererleben eines belastenden Erlebnisses;
- eigene Gefühle erkennen, benennen und angemessen regulieren;
- eigene Bedürfnisse und Motive erkennen und benennen;
- best case und worst case ausprobieren;
- Veränderung der emotionalen Bewertung einer Situation;
- Perspektivenwechsel;
- erkennen, welche Erwartungen, Werte und Normen an eine Rolle gebunden sind;
- Exploration möglicher Ressourcen;
- Exploration möglicher Handlungsalternativen.

Szenische Darstellung eines belastenden Erlebnisses

Wie wir in den Teilen B und C gesehen haben, gibt es verschiedene Möglichkeiten, eine Erfahrung szenisch darzustellen. Ich werde nun drei Varianten der szenischen Darstellung an einem Fallbeispiel darstellen, ohne auf die konkrete Einbettung in den Beratungsprozess einzugehen. Explorative Rollenspiel-Schlaufen werden *spontan* und im richtigen Moment eingesetzt. Wie und wann dies zu erfolgen hat, kann nicht allgemein und vorwegnehmend beschrieben werden, sondern es muss in der eigenen Praxis aufgrund entsprechender Weiterbildung und Supervision gelernt werden.

« Stellen wir uns folgendes Fallbeispiel vor: Frau Bauer ist Lehrerin und kommt in die Beratung, «weil sie irgendwie keine Freude mehr an ihrer Arbeit hat». Sie erzählt von einem Vorfall: Sie sei über den Pausenplatz gelaufen und habe zufällig beobachtet, wie ein Schüler einem anderen das Pausenbrot aus der Hand riss und es auf den Boden warf. Sie sei stehen geblieben und habe aus der Distanz von etwa drei Metern diesen Schüler konsterniert angeschaut. Dieser habe sich zu ihr gewandt, ihr in die Augen geschaut, habe seinen rechten Schuh auf das Brot gestellt und habe es genüsslich zerquetscht. Andere Schüler hätten teils amüsiert und teils gespannt zugeschaut. Am liebsten hätte sie ... aber sie sei dann weitergelaufen. Dieses Ereignis habe sie irgendwie verletzt. Sie sei enttäuscht von diesem Schüler und eigentlich von allen Schülern.

Variante 1: *Imaginativer Szenenaufbau auf der Leinwandbühne:* Nachdem die Klientin das Problem beschrieben hat, fordere ich sie zu einer Imagination auf: «Ich schlage vor, dass wir diese Problemsituation etwas genauer anschauen. Frau Bauer, bitte stellen Sie sich vor, Sie hätten von dieser Szene auf dem Pausenplatz ein Foto gemacht. Und stellen wir uns vor, wir hätten hier einen Projektor und könnten nun dieses Foto an die weiße Wand projizieren ... Was sehen Sie nun? Beschreiben Sie mir bitte dieses Foto der Szene hier an der Wand. Wo stehen Sie auf diesem Bild? Wo schauen Sie hin? Was ist zu sehen? ...»

Ich lasse nun die Klientin dieses imaginäre Bild an der Wand beschreiben. Dabei ist darauf zu achten, dass immer klar zwischen der Klientin im Besprechungsraum und der Lehrerin auf dem Foto unterschieden wird. Dies kann durch konkrete Fragen an die Klientin unterstützt werden, wie: «Was sieht die Lehrerin da auf diesem Bild, in dieser Situation? Was geht in ihr vor, in diesem Moment, auf diesem Bild? Was will die Lehrerin in diesem Moment?»

Variante 2: *Figurativer Szenenaufbau auf der Tischbühne*: Nachdem die Klientin das Problem beschrieben hat, fordere ich sie auf, aus einer Schachtel einige Figuren auszuwählen: «Ich schlage vor, dass wir diese Problemsituation etwas genauer anschauen. Ich habe hier eine Schachtel mit verschiedenen Menschenfiguren. Wählen Sie bitte eine Figur für Sie selber aus. Und jetzt auch eine für diesen Schüler. Und stellen Sie diese so auf den Tisch, wie es in der Konfliktsituation tatsächlich war ... Gut, etwa so ... Es standen auch noch andere Schüler rundherum. Vielleicht waren einige für die Situation besonders wichtig. Wählen Sie doch bitte noch einige Schüler aus, die rundum standen. Stellen Sie diese Figuren nun so hin, dass es zu den zwei anderen passt, so wie Sie die Szene in Erinnerung haben. Können sie jetzt kurz beschreiben, was in dieser Situation genau vor sich geht, indem Sie die Perspektive der Lehrerin, also Ihre eigene Sicht in der damaligen Situation, einnehmen?» Dann fordere ich die Klientin zu einer figurativen Rollenübernahme auf: «Sie können die Figur berühren und in der Ich-Form sprechen.» Die weitere Exploration kann unterstützt werden, indem konkrete Fragen an die Klientin in der Rolle als Lehrerin in dieser bestimmten Situation gerichtet werden: «Wie geht es Ihnen, in dieser Situation? Was denken Sie? Was fühlen Sie? Was möchten Sie?»

Variante 3: *Körperlicher Szenenaufbau auf der Raumbühne:* Nachdem die Klientin das Problem beschrieben hat, schlage ich ihr vor, aufzustehen und auf einer improvisierten Bühne die Situation körperlich darzustellen: «Wir wollen diese Problemsituation etwas genauer anschauen. Wir werden die Szene hier kurz mal simulieren. Stehen Sie doch bitte auf und zeigen Sie mir, wie Sie damals stehen geblieben sind und beobachtet haben, wie der Schüler mit dem Fuß das Brot zerquetscht. Lassen Sie sich einen Moment Zeit, um die zur damaligen Situation passende Körperhaltung zu finden. Gut, kommen Sie nun wieder aus dieser Position raus … wir legen jetzt ein Kissen hierhin, um diesen Standort zu markieren. Und jetzt nehmen Sie doch bitte die Position dieses Schülers ein: Zeigen Sie mir, wie er da gestanden hat … Wo hat er hingeschaut … wie war seine Mimik? … Stimmt das so? Gut, danke, kommen Sie bitte aus dieser Position wieder raus, wir legen auch hier ein Kissen als Markierung hin.»

Als Berater muss ich nun entscheiden, wie ich die Exploration fortsetzen will. Der körperliche Szenenaufbau bietet dazu zahlreiche Möglichkeiten:

- Der Berater kann eine Rolle übernehmen (Lehrerin oder Schüler) und die Klientin die Konfliktsituation noch einmal in ihrer Rolle erleben lassen.
- Durch die körperliche Simulation kann die Klientin die eigenen Gedanken, Gefühle, Bedürfnisse und Ziele in dieser Situation in ihrer Rolle als Lehrerin erkunden.
- Die Lehrerin kann im Rollenwechsel die Gedanken und Gefühle des Schülers erkunden.
- Mit verschiedenen Techniken (Spiegeln, Doppeln etc.) kann die Exploration gefördert werden.
- Mögliche Handlungsalternativen können ausprobiert werden, etc. »

Selbstbilder explorieren

In Teil A (Rollentheorie) wurde das Ich-Mich-Modell eingeführt. In Anlehnung an dieses Modell hat Verhofstadt-Denève (2000, S. 80 f.) ein Selbst-/Fremdbild-Modell entwickelt, in dem sie dem subjektiven phänomenologischen Selbstkonstrukt ein subjektives Idealbild entgegensetzt (Tab. 7).

Dieses Modell kann als Raster dienen, um mittels Rollenspiel dem Klienten zu ermöglichen, seine Konstrukte zu überprüfen und mit nicht *authentischen* Konstruktionen in der Selbst- und Fremdwahrnehmung abzurechnen. «Damit wird beabsichtigt, die extremen Gegensätze zwischen der ‹Realität› und den irreführenden subjektiven Konstruktionen, die der Patient entwickelt hat, strategisch zu reduzieren; wenn dies gelingt, ergibt sich die Möglichkeit, die psychosoziale Entfremdung abzubauen.» (Verhofstadt-Denève 2003, S. 358)

Tabelle 7: Selbstkonstrukt und Idealbild nach Verhofstadt-Denève (2000, S. 87)

Subjektives phänomenologisches Selbstkonstrukt	Subjektives Idealbild
Wer bin ich, mit meinen Möglichkeiten und meinen Unzulänglichkeiten? *(Selbstbild)*	Wer möchte ich idealerweise gerne sein? *(Ideal-Selbstbild)*
Wer und wie sind die anderen? *(Fremdbild)*	Wie sollten die anderen sein? *(Ideal-Fremdbild)*
Wie sehen mich die anderen? *(Meta-Selbstbild)*	Was für ein Bild sollten sich die anderen von mir machen? *(Ideal-Meta-Selbstbild)*

« Beispiel: Ein Jugendlicher berichtet von seiner konflikthaften Beziehung zum Vater. Ich fordere ihn auf, eine fiktive Begegnung mit dem Vater zu inszenieren. Im körperlichen Rollenspiel können nun das Fremdbild (Wie sieht er seinen Vater?) und das Ideal-Fremdbild (Wie wünscht er sich den Vater?) exploriert werden. Durch einen Rollentausch kann dann auch das Meta-Selbstbild exploriert werden (indem der Jugendliche die Rolle des Vaters übernimmt).

Das Selbstkonstrukt kann auch mit einem figurativen Rollenspiel exploriert werden: Nachdem der Jugendliche von der konflikthaften Beziehung zu seinem Vater berichtet hat, fordere ich ihn auf, einen Gegenstand für das aktuelle Selbstbild in der Situation mit dem Vater auszusuchen («So bin ich, mit meinen Möglichkeiten und Unzulänglichkeiten»). Der Gegenstand wird auf den Boden oder auf den Tisch gelegt. Darauf fordere ich ihn auf, einen weiteren Gegenstand für seinen Vater auszuwählen («So sehe ich ihn»). Und weiter mit den anderen Konstrukten: «So sieht mich mein Vater/So möchte ich idealerweise gerne sein/So sollte mein Vater sein/So möchte ich von meinen Vater wahrgenommen werden.» Nun liegen sechs Gegenstände da, die interpretiert und diskutiert werden können. Auch hier ist bei Bedarf eine Rollenübernahme möglich, z. B.: «Ich möchte Sie nun einladen, die Rolle dieses Gegenstandes hier zu übernehmen, der symbolisch dasteht für: ‹So möchte ich von meinem Vater wahrgenommen werden›. Stehen Sie doch bitte auf und nehmen Sie den Gegenstand in die Hand. Versuchen Sie sich in diese Rolle einzufühlen, hineinzudenken. Wie geht es Ihnen in dieser Position? Was geht Ihnen durch den Kopf?» »

Meta-Rolle

Jeder Mensch beobachtet sich selber – nicht nur in der Therapiesituation, sondern auch im Alltag. Wir können uns meistens selbst fast wie von außen betrachten, uns mit anderen vergleichen und unser Verhalten beurteilen. Wir sind also nicht nur in verschiedenen Rollen Handelnde, wir sind gleichzeitig auch Selbst-Beobachter. Blatner (2007) bezeichnet diese innere Beobachter-Position als *Meta-Rolle*. Bereits Freud führte in seiner Arbeit *Das Ich und das Es* eine Art Meta-Rolle ein: Das *Ich* besteht aus jenen Funktionen, die sich mit den Interaktionen zu anderen beschäftigen und innerhalb der Persönlichkeit zwischen dem *Es* (Triebe) und dem *Über-Ich* (moralische Vorschriften) vermitteln. Dieses Modell wurde von der Transaktionsanalyse übernommen und umformuliert (vgl. Harris 2005): Das *Erwachsenen-Ich* vermittelt zwischen dem *Kinder-Ich* (Grundbedürfnisse) und dem *Eltern-Ich* (Befehle und Verhaltensregeln, die einem Menschen von den Eltern eingegeben werden). Die Transaktionsanalyse geht von dem psychoanalytischen Modell aus, dass eine Persönlichkeit aus diesen drei Ich-Zuständen gebildet wird.

Die psychodramatische Rollentheorie geht von einem interaktionistischen *Ich-Mich-Modell* aus: vom *Mich* als den zahlreichen und unterschiedlichen Rollen, die ein Mensch in verschiedenen Situationen einnehmen kann, und vom *Ich* als übergeordnetem *Rollen-Manager* oder Regisseur, auch *Meta-Rolle* genannt. Diese *Meta-Rolle* entscheidet, welche Rollen wann und wie gespielt werden.

In unserem Alltag gibt es zahlreiche Situationen, in denen verschiedene Rollen parallel oder kurz aufeinander aktiviert werden. Klassische Beispiele sind der Flirt am Arbeitsplatz oder die oft gleichzeitig ablaufenden Planungsprozesse einer berufstätigen Mutter.

Die Meta-Rolle gehört zu unserer inneren Welt und sie tritt nie in der Welt der materiellen Körper und Gegenstände (Welt 1) körperlich in Erscheinung. Sie ist im Alltag für uns selber oft nicht erkennbar, sie ist irgendwo in unserem Inneren versteckt. Mittels Rollenspiel kann sie erkennbar gemacht werden, indem ich eine Szene unterbreche und dem Klienten eine neue Rolle zuweise, nämlich die Meta-Rolle:

> «Stop, wir machen eine kurze Unterbrechung. Verlassen Sie mal diese Rolle und kommen Sie hier rüber an den Bühnenrand, wir setzen uns hier auf zwei ‹Regiestühle›. Ich möchte Ihnen einige Fragen zu der Rolle stellen, die Sie da eben gespielt haben.»

Mögliche Fragen an den Klienten im Regiesessel (aus Blatner 2007) sind:

- «Welche Rolle wollen Sie hier spielen?»
- «Wie wichtig und ernst ist Ihnen diese Rolle?»

- «Wie bewusst ist Ihnen, dass Sie jetzt in dieser Rolle sind?»
- «Welche Eigenschaften und Werte gehören zu dieser Rolle?»
- «Was ist Ihre Idealvorstellung von dieser Rolle?»
- «Wie werden Sie in dieser Rolle von den anderen wahrgenommen?»
- «Wie fühlen Sie sich in dieser Rolle?»
- «Wie können Sie diese Rolle erfolgreicher gestalten?»
- «Könnte diese Rolle auch anders ausgeübt werde? Zum Beispiel lauter, leiser, mit mehr Ich-Botschaften, aggressiver etc.?»

Im Gespräch kann der Klient eine *Rollenklärung* vornehmen und dann in einer Fortsetzung des Rollenspiels Korrekturen an seinem Rollenverhalten ausprobieren. »

Innere Anteile

Die Methode der *inneren Anteile* ist eine Erweiterung der oben beschriebenen *Meta-Rolle* und eignet sich besonders bei Klienten, die in einer konflikthaften Entscheidungssituation stehen und bei denen «zwei Seelen» (oder mehrere, bzw. verschiedene Stimmen) «in ihrer Brust wohnen». Es handelt sich bei den inneren Anteilen nicht um in der Realität ausgeübte Rollen aus dem Alltags-Rollenhaushalt, sondern um intrapsychische Rollen. Wie oben bereits beschrieben, postuliert das Psychodrama ein Selbstkonzept, das aus einem Rollenhaushalt von verschiedenen über- und untergeordneten Rollen besteht. Das Selbst ist in diesem Sinne keine klare Einheit, sondern besteht aus einer Vielzahl unterschiedlicher und zum Teil widersprüchlicher Anteile. Um vor einer schwierigen Entscheidung Vor- und Nachteile abwägen zu können, kann der Klient seine inneren Anteile sprechen lassen.

Diese Methode wird unter verschiedenen Begriffen in unterschiedlicher Weise beschrieben. Schulz von Thun (1999) hat den Begriff *Inneres Team* geprägt: Wie in einem Arbeitsteam verschiedene Meinungen vertreten werden, haben wir auch in uns verschiedene Meinungen, Positionen oder eben «innere Teammitglieder» des Gesamtteams «Ich». In der systemischen Therapie wurde von Satir (Satir & Baldwin 1988) der Begriff *Parts* eingeführt. Virginia Satir geht von der Idee aus, dass konflikthaftes oder inkongruentes Verhalten auf einem Konflikt zwischen Anteilen der Persönlichkeit basiert. Sie schlägt eine *Parts-Party* vor: Die verschiedenen Anteile, die einen Konflikt verursachen, sollen einen körperlichen Ausdruck erhalten. In einem ersten Schritt werden diese Anteile benannt, und in einem zweiten Schritt kann der Klient im Rollenspiel den einzelnen Anteilen Leben einhauchen und die unterschiedlichen Bedürfnisse und Ziele der einzelnen Anteile zum Ausdruck bringen. Satir hat die *Parts-Party* ursprünglich für die Gruppentherapie entwickelt, dann aber auch im Einzelsetting eingesetzt.

Bei der Inszenierung der *inneren Anteile* kann man folgendermaßen vorgehen:

1. Die Inszenierung kann mit Figuren, Pinkarten, Stühlen, Kissen etc. erfolgen. Der Klient bringt seine *inneren Anteile* auf die Bühne, indem er die einzelnen Anteile benennt und ihnen einen Platz auf der Bühne zuweist.
2. Der Reihe nach übernimmt er die einzelnen Rollen und argumentiert jeweils aus der betreffenden Rolle heraus für eine bestimmte Entscheidung. Der Leiter kann bei den einzelnen Rollen nachfragen und dadurch den Rollenspieler auf mögliche Rollenkonflikte aufmerksam machen.
3. In einer Zwischenauswertung werden folgende Fragen gestellt: «Was sind die Hauptinteressen jedes einzelnen Anteils? Welcher Anteil soll verstärkt werden? Gibt es eventuell noch weitere, bisher unbekannte Anteile?»
4. In der Fortsetzung des Rollenspiels kann der Klient nun bestimmte Anteile noch verstärken und eventuell einem oder mehreren inneren Anteilen zum Durchbruch verhelfen.

« Frau Börne, eine 25-jährige Assistenzärztin, beschreibt ihre Lebenssituation als problematisch: Sie wohnt bei der Mutter, hat eine Beziehung zu einem verheirateten Mann, fühlt sich aber meistens einsam und unglücklich. Die Beziehung hat sie ihrer Mutter verschwiegen, sie empfindet dies aber als problematisch. Ich schlage der Klientin eine Inszenierung von inneren Anteilen vor: «Sie kennen doch sicher die Redewendung: ‹Ein Teil von mir möchte …, aber ein anderer Teil von mir sagt, dass …›. Ich denke, dass es in dieser problematischen Situation hilfreich sein könnte, die verschiedenen inneren Anteile mal figürlich darzustellen, so, als ob das wirkliche Personen wären.

1. «Ich habe hier eine Schachtel mit Knöpfen. Wählen sie doch bitte einen Knopf für sich selbst aus, Sie als Frau Börne. Legen Sie den Knopf bitte hier in die Mitte des Tisches. Und jetzt lege ich hier für das Problem (‹Ich sage meiner Mutter nichts über …›) symbolisch einen Bleistift hin. Da ist also der Knopf, das sind Sie, und hier ist das Problem. Und jetzt gibt es möglicherweise in Ihnen verschiedene Stimmen, verschiedene Anteile, welche dieses Problem unterschiedlich anschauen und beurteilen. Kommt Ihnen da etwas in den Sinn?» Die Klientin sagt, es gebe beispielsweise die innere Stimme der Ärztin, die sagt, das sei ihre eigene Angelegenheit und gehe niemanden etwas an. Ich

fordere sie auf, einen Knopf für diesen inneren Anteil auszuwählen und neben dem «Ich-Knopf» zu positionieren. Auf die Frage, ob ihr noch weitere Anteile in den Sinn kommen, erwähnt die Klientin noch weitere innere Anteile (kleines liebes Mädchen, ungeliebte Tochter, Geliebte etc). Die betreffenden Knöpfe werden auf der Tischbühne positioniert.

2. Der Reihe nach übernimmt die Klientin die einzelnen Knopf-Rollen und argumentiert beispielsweise: «Ich mache immer alles falsch, meine Mama hat recht, ich bin ein böses Mädchen … es ist besser, ich sage nichts, sonst hat sie mich nicht mehr gern.» Ich kann jeweils nachfragen, beispielsweise: «Wie alt ist dieses kleine Mädchen? Ist es eifersüchtig auf seine Geschwister? Was passiert, wenn die Mama merkt, dass …»

3. Zwischenauswertung: «Frau Börne, wenn Sie diese Knöpfe so betrachten, in Bezug auf den Bleistift, welche Gedanken und Gefühle werden wach? … Haben wir einen Anteil vergessen? … Gibt es noch etwas ganz Wichtiges zu sagen? … Wenn Sie etwas verändern könnten, beispielsweise einen Knopf näher zum ‹Ich-Knopf› schieben oder einen Knopf weiter weg rücken, was würden Sie machen?»

4. Ressourcenaktivierung und Lösungssuche: «Ich schlage vor, Sie versuchen aus der Position dieses Knopfes hier, also als die Frau im Beruf, zum anderen Knopf, dem kleinen ungeliebten Mädchen, zu sprechen. Wollen Sie das mal ausprobieren? Berühren Sie diesen Knopf und stellen Sie sich vor, Sie wären dieser innere Anteil … Wie fühlen Sie sich? … Was möchten Sie sagen?» »

Die verschiedenen inneren Anteile werden durch diese Inszenierung erkennbar und erhalten unterschiedliche Intensitäten und emotionale Bewertungen. In der Auswertung kann der Versuch einer integrierten Stellungnahme gemacht werden, bei der alle inneren Stimmen vertreten sind. Ist dies nicht möglich, muss der Klient die einzelnen Stimmen gewichten und daraus eine Entscheidung ableiten.

Eine interessante imaginative Variante der inneren Anteile stellt Luise Reddemann (2001) dar. Die inneren Anteile bezeichnet sie als «innere Mannschaft» oder «inneres Team». Das innere Team besteht hier aus jüngeren und zukünftigen «Ichs», die man um ihre Meinung und um Rat bitten kann.

« «Stellen Sie sich eine Art Konferenzraum vor, einen Raum, der Ihnen angenehm ist, in dem Sie sich wohlfühlen können. Und in diesem Raum steht ein runder Tisch … Und jetzt laden Sie sich selbst als die Person, die Sie einmal waren, und als die, die Sie einmal sein werden, an diesen Tisch ein. Als Erstes laden Sie die Person ein, die Sie vor 10 Jahren waren … Dann laden Sie den Teenager ein, der Sie einmal waren … Als Nächstes laden Sie das Kind, das Sie mit zwei bis vier Jahren waren, an den Tisch ein … Jetzt laden Sie das Wesen ein, das Sie vor der Zeugung waren. Und wenn Ihnen das als zu seltsam erscheint, dann laden Sie das Wesen vor der Geburt ein … Und zum Schluss laden Sie die alte Person, die Sie sein werden, ein … Vielleicht ist es jetzt beim ersten Mal nicht möglich, alle an einen Tisch zu bekommen. Das ist in Ordnung. Sie können nun mit diesem Ihrem inneren Team eine Frage erörtern, eine Frage, die Sie vielleicht schon länger beschäftigt, wo viel Unklarheit ist. Und Sie können Ihr inneres Team um seine Meinung bitten, in einer Art Brainstorming, wo jeder Teil dieses Teams frei seine Meinung zu dem Thema äußert … Jeder Teil dieses Teams ist eingeladen, seine Meinung zu dem Thema beizusteuern … Es ist wichtig, dass jeder Teil die Möglichkeit hat, sich zu äußern, auch wenn andere Teile ganz anderer Meinung sind … Kommen Sie dann langsam zum Ende Ihrer Konferenz und bedanken Sie sich bei Ihrem inneren Team … Kommen Sie dann mit der vollen Aufmerksamkeit zurück in den Raum.» (Reddemann 2001, S. 42) »

Ego-States

In der Psychoanalyse und Traumatherapie werden die inneren Anteile auch als *Ego-States* bezeichnet. Gemeint ist dasselbe wie mit den Begriffen *inneres Team* und *Parts,* aber der theoretische Hintergrund ist ein anderer. Jochen Peichl (2006, 2007) beschreibt die Ego-States als unterscheidbare, zeitüberdauernde Persönlichkeitsanteile oder Selbst-Zustände innerhalb des Selbstsystems. Eine Person wird als eine Art *Familie von Selbst-Anteilen* gesehen. Jedes Mitglied dieser Selbst-Familie hat eine eigene Wahrnehmung, einen eigenen Charakter, eigene Bedürfnisse und Ziele. Die Ego-States entstehen zu verschiedenen Zeitpunkten und haben unterschiedliche Geschichten und Bedeutungen, ähnlich wie die Mitglieder einer Familie mit Kindern, Eltern, Großeltern. Einige Ego-States haben mehrheitlich positive Erfahrungen gemacht und können als gesunde Anteile der Persönlichkeit angesehen werden; andere Mitglieder unserer Selbst-Familie haben vielleicht belastende Erfahrungen (wie Vernachlässigung, Gewalt etc.) gemacht und gewisse Symptome entwickelt, die eine gesunde Persönlichkeitsentwicklung behindern. Zwischen Ego-States können Konflikte entstehen, die es in einer Therapie aufzudecken gilt. Zu diesem Zweck können Ego-States im Rollenspiel direkt angesprochen und befragt werden. Mit der Technik des *Leeren Stuhls* können Eigenschaften eines Ego-States erkennbar gemacht werden, und die Konflikte auf der «innerfamiliären Bühne» werden auf eine äußere Bühne verlegt.

«Dazu ein Beispiel von Jochen Peichl *(2007, S. 173)*: «Zuerst erarbeite ich mit dem Patienten eine Formulierung, die die unterschiedlichen Wahrnehmungen, Gedanken, Gefühle zu einem bestimmten Problembereich am präzisesten beschreibt. So ein Satz könnte lauten: ‹Ich habe Angst, in der Beziehung zu Thomas zu bleiben, aber furchtbare Schuldgefühle, die Familie zu zerstören, wenn ich gehe.›

Dann stelle ich sechs bis acht Stühle im Kreis auf und bitte den Patienten, auf einem Platz zu nehmen. Ich frage ihn (mit oder ohne geschlossenen Augen): ‹Was nehmen Sie in sich auf diesem Stuhl wahr, wenn Sie den Satz hören: Ich habe Angst, in der Beziehung zu Thomas …› […] Ich frage nach: Gedanken, Gefühle, Körperempfindungen, Bilder, Handlungsimpulsen, und notiere alles, ohne nachzufragen, zu kommentieren oder zu werten, auf einen Zettel. Wenn der Patient meine Frage ‹Gibt es noch etwas auf diesem Stuhl?› verneint, bitte ich ihn, den nächsten Stuhl zu wählen – den Zettel lege ich auf Stuhl 1. Auf Stuhl 2 der gleiche Vorgang und immer weiter, bis der Patient mitteilt, ab hier sei nichts Neues mehr zu spüren. […]

Im nächsten Schritt bitte ich den Patienten, sich neben mich zu stellen, und während wir auf den Stuhl 1 schauen wie auf ein Objekt und ich das Transkript vorlese, bitte ich den Patienten: ‹Geben Sie mir bitte eine kurze Beschreibung davon, wie Stuhl 1 ist – aber bitte in einer wertschätzenden, wohlwollenden Beschreibung. Was fühlt, denkt usw. dieser Ego-State?› Diese ‹objektiven› Zuschreibungen notiere ich auf der Rückseite des Zettels. […]

Im nächsten Schritt frage ich nach einem Namen für diesen Ego-State, dem Alter (‹älter, jünger oder gleich alt?›) und nach dem Geschlecht (‹weiblich, männlich oder sächlich?›) und notiere das auf dem Zettel, den ich dann auf den Stuhl lege, und so weiter, von Stuhl zu Stuhl.»»

Die Exploration kann nun mit verschiedensten Rollenspieltechniken fortgesetzt werden: Rollenübernahme, Rollenwechsel, Rolleninterview, Doppeln, Worst-Case-Simulation usw. Peichl setzt im obenstehenden Fallbeispiel die Skulpturtechnik ein: Der Klient wird eingeladen, zu jedem Ego-State eine Skulptur zu schaffen, die das Thema («Ich habe Angst, in der Beziehung …») bildlich darstellt. Durch die Skulptur werden Aspekte des Problems deutlich, welche bisher verborgen waren: Welche Skulpturen bzw. Ego-States gehören zusammen? Wo gibt es Konflikte zwischen Ego-States? Wo stecken die Ressourcen?

Ziel dieses Rollenspiels ist nicht die Eliminierung von ungesunden inneren Anteilen, sondern das Bewusstwerden dieser Anteile und die Integration in die innere Familie der Ego-States. Dadurch kann eine Verminderung von Inkongruenz im psychischen Geschehen des Klienten erreicht werden und dieser macht entscheidende positive Erfahrungen bezüglich des Bedürfnisses nach einer positiven Kontrolle seiner inneren Anteile.

Das virtuelle Team

Diese Variante der *inneren Anteile* wird von Lippmann (2006; vgl. ebd., S. 348) beschrieben.

> Der Klient wird aufgefordert, sich Unterstützung für die Problemklärung bei anderen, nur fantasierten Personen zu holen. Diese Methode ist dann angezeigt, wenn der Klient zum Ausdruck bringt, dass er in schwierigen Situationen oft alleine entscheiden muss und damit überfordert ist: «Angenommen, wir können irgendwelche, für dieses Problem wichtige Personen hierherzaubern – hier auf diese leeren Stühle –, wen würden Sie aussuchen? Und wen noch? ... Angenommen, diese Personen wären jetzt hier und bilden ein virtuelles Team, mit dem Sie sich besprechen können ... (für alle genannten Personen wurden Stühle hingestellt oder Symbole oder Kärtchen als Markierung auf den Boden gelegt) ... können Sie mir kurz sagen, wer diese Personen sind und welche Bedeutung diese Personen für Sie haben?»
>
> Für die Problemklärung und Lösungssuche wird dann in folgenden Schritten vorgegangen:
>
> 1. Der Klient übernimmt die einzelnen Rollen der fantasierten Personen, indem er sich jeweils auf den betreffenden Stuhl setzt und in Ich-Form spricht: «Also, ich, als Frau A., mache mir folgende Gedanken ...»
> 2. Der Leiter kann falls nützlich Rückfragen stellen, wie: «Wenn ich Sie richtig verstehe, Frau A., dann empfehlen Sie in dieser Situation, dass ...»
> 3. Auswertung: Das Rollenspiel wird beendet und der Klient wieder mit seinem Namen angesprochen: «Herr Meier, was nehmen Sie aus diesen Ideen und Anregungen mit? Was finden Sie nützlich?»

Das Tribunal

Methodisch dem *virtuellen Team* gleich, kann in der deliktorientierten Therapie mit einer Stuhl-Aufstellung gearbeitet werden, um ein Delikt aus verschiedenen Rollen heraus zu betrachten und zu bewerten. Von großer Bedeutung für die Selbstkontrolle und Verhaltensregulation ist das *innere Sprechen.* Im Tribunal-Rollenspiel werden die inneren Stimmen aktiviert und hörbar gemacht. Der Klient spielt zwar Rollen von anderen Personen, es sind aber gleichzeitig auch seine versteckten inneren Anteile.

Einem jungen Mann wurde der Führerschein entzogen, weil er in einer Ortschaft die vorgeschriebene Geschwindigkeit überschritten hatte und vor einem Fußgängerüberweg nicht mehr rechtzeitig bremsen konnte. Er konnte durch ein waghalsiges Manöver dem Fußgänger ausweichen und fuhr gleich weiter. Er wurde aber von Passanten angezeigt und muss nun an einer Psychotherapie teilnehmen, um den Führerschein wiederzubekommen.

Therapeut: «Wir tun heute so, als ob wir hier das begangene Delikt neu beurteilen könnten. Ich stelle also hier einige Stühle auf für ein Tribunal, ähnlich wie Sie es vielleicht erlebt haben. Dies ist der Stuhl des angeklagten Verkehrsdelinquenten. Und hier sein Verteidiger. Hier ein Stuhl für den Staatsanwalt und hier einer für den Richter. Und hier ein Stuhl für ein Familienmitglied des Angeklagten, z. B. Ihre Frau oder Ihren Vater. Und der letzte Stuhl ist für ein Familienmitglied des Opfers bestimmt.»

Der Therapeut sagt zu jedem Stuhl einige Sätze über Interessen, Bedürfnisse, Aufgaben und Ziele der jeweiligen Rolle. Dann wird der Klient eingeladen, die verschiedenen Rollen einzunehmen und seine Meinung und Forderung aus der jeweiligen Rolle heraus zu äußern.

Die Wirkung des Tribunals kann durch eine Veränderung der Rolle des Opfers verstärkt werden. Dazu führe ich mit dem Klienten am Bühnenrand ein kurzes Gespräch:

Therapeut: «Sie selbst haben noch keine Kinder. Aber in Ihrer Verwandtschaft gibt es wohl kleine Kinder?»

Klient: «Meine Schwester ist verheiratet und hat zwei Kinder.»

Therapeut: «Dann sind Sie also Onkel von zwei … wie alt sind sie und wie heißen sie?»

Klient: «Sonja ist 8 und Sara ist 6.»

Therapeut: «Zwei kleine Mädchen … stellen wir uns nun vor: Sonja wurde auf dem Fußgängerüberweg angefahren, sie ist schwerverletzt … und dieses Delikt wird hier verhandelt … es sitzt also jetzt ein anderer Angeklagter auf diesem Stuhl da … er ist nicht nur zu schnell gefahren … er konnte auch nicht ausweichen und hat das Mädchen auf dem Fußgängerüberweg angefahren … nehmen Sie doch jetzt unter diesen neuen Voraussetzungen mal eine dieser Rollen ein …»

Zauberladen

Der *Zauberladen* ist ursprünglich ein gruppenzentriertes Arrangement (vgl. von Ameln et al. 2004, S. 43), kann aber gut auch im Einzelsetting eingesetzt werden. Der Klient wird aufgefordert, sich einen imaginären Laden vorzustellen, bei dem man ganz ungewöhnliche Artikel kaufen kann. Falls notwendig kann diese Imaginationsleistung durch eine Geschichte oder Fantasiereise zuvor unterstützt werden.

« Beispiel mit einem Jugendlichen, der an einer depressiven Störung leidet: In einem ersten Schritt wird der Jugendliche aufgefordert, die Rolle des Händlers zu übernehmen: «Der Zauberladen ist ein außergewöhnlicher Laden, denn man kann dort nur menschliche Eigenschaften bekommen. Man kann dort alle möglichen Eigenschaften finden: verschiedene Rollen, innere Anteile, Charaktereigenschaften, Temperament, moralische Werte, Gefühle. Der Zauberladen-Händler nimmt aber kein Geld an, er treibt nur Tauschhandel. Er tauscht also beispielsweise Wut gegen Ausdauer oder Gerechtigkeitssinn gegen Langeweile. Auch verschiedene Lebensrollen können eingetauscht werden: vom schlechten Schüler zum guten Schüler, oder die Rolle des ältesten Sohnes gegen die Rolle der jüngeren Tochter. Der Händler hat auch eine Waage, auf der er bestimmte Mengen einer Eigenschaft gegen bestimmte Mengen einer anderen abwägt und gegebenenfalls eintauscht. Stellen wir uns vor, dieser Zauberladen steht hier (ich stelle einen kleinen Tisch oder Stuhl hin, als Verkaufstheke), und du bist der Händler. Stell dich doch bitte mal als Händler hinter die Theke. Und ich möchte etwas bei dir kaufen. Guten Tag, Herr Zauberladen-Händler, was haben Sie denn da für Artikel in Ihrem Sortiment?»

Der Jugendliche benennt seine Artikel: Spannung, Horror, Frechheit, Einsamkeit, Freude u.a. Ich tausche etwas von meiner Unruhe gegen Freude ein, wobei ich mit ihm über den Tauschpreis verhandle.

In einem zweiten Schritt findet ein Rollenwechsel statt: Der Klient wechselt in die Rolle des Käufers, und ich übernehme die Rolle des Händlers. Ich biete beispielsweise an: einen Sack Freundschaften, eine Dose Humor, Aggressivität in Literflaschen, Kommunikationsfähigkeit, in Scheiben geschnitten, usw. Von meinem Angebot möchte er ein Stück Freundschaft und eine Scheibe Kommunikationsfähigkeit.

Therapeut: «Was kannst du denn dafür bieten?»

Klient: « … nichts … weiß nicht …»

Therapeut: «Du hast doch sicher irgendwelche Eigenschaften, die du nicht unbedingt brauchst oder von denen du einen Teil verkaufen könntest. Ich gebe dir gerne etwas Freundschaft und Kommunikation, aber du musst was dafür eintauschen.»

Klient: «Ja, ich weiß nicht, habe nichts Besonderes.»

Therapeut: «Ich denke da beispielsweise an Traurigkeit oder Ausdauer. Hast du da nicht etwas zum Eintauschen? Könntest du da nicht etwas abgeben?»

Klient: «Ah … meine Depression … nein, die will ich behalten.»

Therapeut: «*Alles* behalten – oder ein Stück abgeben?»

Klient: «Wie meinen Sie das?»

Therapeut: «Angenommen, du hast 1 Kilo Depression – wie viel davon möchtest du behalten? Und den Rest könntest du gegen Freundschaft oder Kommunikationsfähigkeit eintauschen.»

Klient: «Ja, etwas könnte ich schon abgeben.»

Es entwickelt sich ein Handel, bei dem der Klient zu einer Reflexion über seine Bedürfnisse, Wünsche und Ziele angeregt wird. Gleichzeitig werden auch seine Ressourcen aktiviert, da dieses Spiel zu einer Bewusstwerdung der eigenen Stärken führen kann. »

Die dritte Person

Diese Methode ist immer dann angezeigt, wenn der Klient so stark in eine problematische Situation verwickelt ist, dass er seine Fähigkeit verloren hat, ein Ereignis von unterschiedlichen Standpunkten aus zu betrachten (vgl. hierzu Schaller 2005, S. 34 f.).

« Beispiel aus der Erziehungsberatung: Eine Mutter berichtet über einen schweren familiären Konflikt und das auffällige Verhalten ihrer Tochter. Im Gespräch fällt mir auf, dass die Mutter nicht in der Lage ist, den Konflikt aus der Sicht der Tochter zu betrachten. Ich stelle einen Stuhl neben uns und kommentiere: «Stellen wir uns vor, hier auf diesem Stuhl sitzt Ihre Tochter Monika. Sie war jetzt die ganze Zeit über hier anwesend und hat alles gehört, was wir hier besprochen haben. Und nun machen wir ein kleines Fantasie-Experiment, denn wir wollen herausfinden, wie das so für Monika wäre, das zu hören, dies mitzuerleben. Stehen Sie doch bitte auf und setzen Sie sich auf diesen Stuhl … Stellen Sie sich vor, Sie sind nun Monika, hier anwesend, unter Erwachsenen. Setzen Sie sich einfach mal hin und versuchen Sie sich das vorzustellen. Und nun denken Sie laut nach – Sie führen eine Art inneren Monolog – sprechen einfach aus, was Ihnen durch den Kopf geht – immer in der Ich-Form, also ‚Ich, Monika, fühle mich hier …» »

Es kann sein, dass ich das Gefühl habe, die dritte Person sollte nicht zu nahe bei unserer Besprechungsbühne Platz nehmen. Dann schlage ich vor: «Stellen Sie sich vor, diese Person ist hier im Raum, sie steht oder sitzt hier irgendwo im Raum. Wo könnte das sein? Weisen Sie bitte dieser Person einen Platz zu. Und jetzt stehen Sie bitte auf und übernehmen die Rolle dieser Person. Stellen Sie sich so hin, wie diese Person das hier machen würde ...» usw.

Die konfrontative dritte Person

Die Methode der dritten Person kann auch für eine direkte Konfrontation des Klienten mit einem Konfliktpartner eingesetzt werden.

« Beispiel aus der Erziehungsberatung: Ein Vater berichtet von den Schwierigkeiten im Umgang mit seinem Stiefsohn. Er sagt, er behandle ihn genau wie seine leiblichen Kinder, aber sein Verhalten sei nicht adäquat. Ich fordere den Klienten auf, sich Folgendes vorzustellen: «Der Vater Ihres Stiefsohns Max ... wie heißt er, der leibliche Vater? Anton ... gut, nehmen wir, an, Anton sitzt jetzt hier neben uns, auf diesem Stuhl ... » etc. Durch die Rollenübernahme kann der Stiefvater den emotionalen Konflikt seines Stiefsohns explorieren und die versteckte Rivalität der beiden Väter erkennen.

Auch in der deliktorientierten Therapie kann diese Methode erfolgreich eingesetzt werden. So kann beispielsweise bei einem Verkehrsdelinquenten als dritte Person

- die eigene Mutter imaginär anwesend sein («Was denken Sie als Mutter über das Delikt Ihres Sohnes? Machen Sie sich Sorgen um ihn? Haben Sie Angst, er könnte sich selbst und andere gefährden?»)
- oder der Vater eines Verkehrsopfers («Was geht in Ihnen vor, wenn Sie das hören? Haben Sie Rachegefühle? Was wäre die gerechte Strafe für diesen Verkehrsdelinquenten?»)
- oder ein Experte für Verkehrssicherheit («Wie kann die Bevölkerung vor solch gefährlichen Autofahrern besser geschützt werden? Welche Maßnahmen können ein Umdenken bei diesem Verkehrsdelinquenten bewirken? Wie lange soll der Fahrausweis entzogen werden?») befragt werden. »

Die dritte Person als Held

Mit dem Ziel der Ressourcenaktivierung kann die Methode der dritten Person auch mit einer imaginären Figur aus der realen Welt oder der Fantasiewelt des Klienten durchgeführt werden. Wichtig ist, dass der Klient eine Figur wählt, die er irgendwie bewundert und die ein Vorbild für ihn ist.

« Beispiel aus der Therapie mit einer Klientin: Frau Becker, die in einer schwierigen Lebensphase steckt (Trennung vom Partner, Arbeitslosigkeit): Ich lade die Klientin zu folgender Imaginationsübung ein:

Therapeut: «Setzen Sie sich möglichst gemütlich und entspannt auf den Stuhl, beide Füße fest auf dem Boden, die Arme angelehnt oder auf den Oberschenkeln, Rücken und Schultern aufrecht, aber locker, Kopf und Blick geradeaus gerichtet, und lenken Sie Ihre Aufmerksamkeit auf die Atmung. Einfach einen Moment ruhig ein- und ausatmen. Wenn Sie wollen, können Sie die Augen schließen. Einfach da sein, nichts tun müssen. Und dann versuchen Sie in Ihrer Erinnerung eine Person oder Fantasiefigur hervorzuholen, die Sie besonders positiv beeindruckt hat. Eine Figur aus Politik, Märchen, Sport, Film, Literatur, Comic etc. Lassen Sie sich etwas Zeit. Wenn Sie eine Person oder Figur gefunden haben, dann können Sie wieder die Augen öffnen und sich hier im Raum umschauen. Stellen Sie sich vor, diese Person ist hier anwesend, irgendwo in diesem Raum. Wo könnte Sie sein? Wählen Sie einen Platz für diese Person. Haben Sie einen Platz gefunden? Ja, dann stehen Sie doch bitte auf und nehmen Sie die Position dieser Person ein. Wie heißt diese Person?»

Klientin: «Venus Williams.»

Therapeut: «Ah, die Tennisspielerin. Nehmen Sie doch bitte jetzt ihre Position ein: Sie sind jetzt Venus Williams, der Tennisstar. Wie stehen Sie da, als Tenniscrack? Sind Sie beim Training? Mit einem Schläger in der Hand? Gut. Und ich, darf ich mich vorstellen? Mein Name ist Schaller, ich bin Therapeut. Sie sind Frau Williams, die Tennisspielerin. Ein großer Star, freut mich sehr, Sie kennenzulernen!» (Therapeut schüttelt die Hand von «Venus Williams»).

Klientin: «Freut mich.»

Therapeut: «Wie lebt es sich denn so, als Tennis-Profi?»

(Es folgt ein kleiner Small-Talk, zur Anwärmung, dann:) «Wissen Sie, ich bin ja Therapeut, und zu mir in Behandlung kommt Frau Becker. Die werden Sie wahrscheinlich nicht kennen. Aber Frau Becker kennt Sie, ja, sie bewundert Sie.»

Klientin: «Ah, ja? Schön.»

Therapeut: «Frau Becker hat es ja zur Zeit ganz schön schwer, verschiedene Krisen: Arbeitslosigkeit, Schulden, Trennung, Einsamkeit.»

Klientin: «Ah, ja, das ist schlimm.»

Therapeut: «Aber bei Ihnen ist das anders: Sie sind eine erfolgreiche Sportlerin; Sie werden in der ganzen Welt bewundert.»

Klientin: «Also, ich hatte auch meine Krisen. Verletzungen, Rückschläge, musste hart kämpfen.»

Therapeut: «Ach, das hätte ich nicht gedacht. Und wie haben Sie sich da wieder erholt?»

Klientin: «Ich gebe nie auf, ich kämpfe um jeden Ball. Alles, was ich mache, tue ich immer mit voller Kraft.»

Therapeut: «Und was würden Sie Frau Becker raten, um die schwierige Lebenssituation zu bewältigen?»

Klientin: «Auch wenn der Ball immer wieder ins Netz geht, nie aufgeben, immer wieder von neuem an die eigenen Kräfte glauben. Wichtig ist, an sich zu glauben. Und die Fehler wegstecken. Nicht zu lange darüber nachgrübeln. Den nächsten Ball nehmen und schmettern.»

Therapeut: «Können Sie mir mal zeigen, wie Sie das als Tennisprofi schaffen? Wenn der Ball schon wieder im Netz ist – wie stellen Sie sich da hin, körperlich, um sich selber Mut zu machen?»

Klientin: (Stellt sich so hin, als Skulptur, die Kraft/Selbstvertrauen ausdrückt).

Therapeut: «So, in dieser Haltung, das gibt Kraft? Ja, das werde ich Frau Becker sagen. Und haben Sie einen Satz, so eine Art Motto, den ich Frau Becker mitgeben könnte – so eine Art Grußwort von Venus Williams?»

Klientin: «Du bist gut. Glaube an dich!»

Therapeut: «Schön, vielen Dank, Frau Williams, das werde ich ausrichten. Sie haben sicher noch viele Termine mit Journalisten, ich lasse Sie gehen und gehe zurück in meine Therapiestunde. Vielen Dank, dass Sie gekommen sind. Auf Wiedersehen.»

Klientin: «Auf Wiedersehen.» (Die Klientin verlässt ihre Position und Rolle und kehrt in den Besprechungsraum zurück.) »

Der Klient als Co-Therapeut

Eine weitere Möglichkeit zur Exploration mit einer imaginären dritten Person ist die Methode des Co-Therapeuten. Hierbei wird ein leerer Stuhl als Co-Therapeuten-Stuhl hingestellt und der Klient eingeladen, die Rolle des Co-Therapeuten zu übernehmen. Wenn der Beratungsprozess als blockiert erscheint oder ein Widerstand spürbar ist, aber nicht direkt angesprochen werden kann, kann mit dieser Methode die therapeutische Allianz wieder verstärkt werden.

« Beispiel aus der vierten Sitzung einer Therapie, die irgendwie blockiert scheint:

Therapeut: (Stellt einen leeren Stuhl neben sich.) «Wir machen jetzt etwas außergewöhnliches: Ich arbeite heute mit einem Co-Therapeuten und ich bitte Sie, die Rolle dieses Co-Therapeuten zu übernehmen. Stehen Sie bitte auf und setzen Sie sich auf diesen Stuhl.»

Klient: (setzt sich auf den Stuhl neben den Therapeuten)

Therapeut (reicht dem Klienten in seiner neuen Rolle die Hnad): «Ja, geschätzter Kollege, willkommen hier in dieser Therapiesitzung. Es freut mich, dass Sie gekommen sind, ich brauche wirklich Ihre Unterstützung. Irgenwie bin ich da mit meinem Klienten (zeigt auf den leeren Stuhl des Klienten) in eine Sackgasse gelandet: ich weiß nicht, wie ich an ihn herankommen kann. Was kann ich jetzt machen?»

Klient (in der Rolle als Co-Th.): «Einfach so weitermachen.»

Therapeut: «Aber es sind jetzt bereits vier Sitzungen und irgenwie gelingt es mir nicht, das Problem klar zu sehen.»

Klient: «Vielleicht will er dazu nicht alles sagen.»

Therapeut: «Sie meinen, geschätzter Kollege, es gibt Dinge, die er lieber nicht sagen will. Warum denn? Wir sind doch hier in der Therapie: ein geschützter Ort, ein vertrauensvolles Kima.»

Klient: «Vielleicht schämt er sich.»

Therapeut: «Das ist interessant ... könnte sein ... aber wie kann ich das herausfinden?»

Klient: «Fragen Sie ihn doch einfach.»

Therapeut: «Das scheint mir eine gute Idee: Ihn fragen, ob ein Gefühl der Scham ihn daran hindert, hier etwas bestimmtes anzusprechen. Soll ich ihn ganz direkt darauf ansprechen?»

Klient: «Ja doch, fragen Sie ihn ganz direkt, ob er seine Frau geschlagen habe.»

Dieses Rollenspiel hat den großen Vorzug, dass es dem Klienten ermöglicht, aus einer Position der Abwehr in eine aktive Rolle der Selbstbestimmung zu wechseln. Er sieht sich nicht dem Therapeuten ausgeliefert, sondern wird zum Partner im therapeutischen Prozess. Der Therapeut kann hierbei alle möglichen Fragen stellen, auch sehr schwierige. Diese Fragen sollen aber immer auch klar zum Ausdruck bringen: «Sie haben ein Problem, aber auch das Wissen und Können, um dieses Problem zu lösen – nur müssen wir es suchen.» Der Klient antwortet in der Rolle als Co-Therapeut und kann dadurch das Problem aus einer völlig anderen Perspektive wahrnehmen. Es ist eine zentrale Aufgabe des Therapeuten, dem Klienten das Spielen dieser anspruchsvollen Rolle zu erleichtern. Er muss dem Klienten helfen, unklare Aussagen zu präzisieren und zu konkretisieren, indem er eine ‹Dolmetscherrolle› übernimmt. Als Dolmetscher versucht der Therapeut dem Klienten eine Fachsprache zur Verfügung zu stellen. Indem er ihn als Kollegen anspricht (und nicht als Klienten), hilft der Therapeut dem Klienten, in die Rolle des Co-Therapeuten zu kommen. Die Rolle des Co-Therapeuten wird für den Klienten anfänglich schwierig sein, denn er muss erst mal lernen, sich von gewohnheitsmäßigen Denk- und Handlungsweisen zu lösen. Es können daher in einer ersten Runde keine bedeutenden inhaltlichen Entdeckungen von Seiten des Co-Therapeuten erwartet werden. Der Klient muss sich erst mal in diese Rolle einfühlen und hineindenken – bereits dieser Perspektivenwechsel ist heilsam. Die Methode des Co-Therapeuten ist von großem Wert für das Erkennen und Aktivieren von Ressourcen. Sie ist auch für den Aufbau der therapeutischen Beziehung sehr wertvoll, da der Klient einen Einblick in die Denkweise eines Therapeuten erhält.

Der Klient als Therapeut

Eine Variante des «Co-Therapeuten» wird von Sachse u.a. (2008) als *Ein-Personen-Rollenspiel (EPR) zur Bearbeitung dysfunktionaler Schemata* beschrieben. Der Klient wird im EPR in die Rolle eines Therapeuten versetzt: «Stehen Sie bitte auf und setzen Sie sich hier auf diesen Stuhl, das ist der Therapeutenstuhl. Auf diesem Stuhl sind Sie nun Ihr eigener Therapeut. Ihnen gegenüber, auf diesem anderen Stuhl, sitzt Ihr Klient – also eigentlich Sie selbst. Hier auf dem Therapeutenstuhl sind Sie ganz anderer Meinung als Ihr Klient. Ihre Aufgabe ist es, mit meiner Hilfe etwas zu finden, was dem Klienten weiterhilft. Wir wissen noch nicht, was das sein könnte, aber wir werden es herausfinden.»

Als «Supervisor» hat der Therapeut dann die Aufgabe, den Klienten bei der Reflexion und Lösungssuche aktiv zu unterstützen. Er kann ihm Vorschläge machen, Anregungen geben und kritische Fragen stellen. Dabei entwickelt der Klient in der Therapeutenrolle eine Art Gegenposition zu seiner Klientenposition. Im EPR werden dysfunktionale Schemata bearbeitet. Darunter verstehen die Autoren ungünstige Annahmen, die eine Person über sich selbst und über Beziehungen hat, wie beispielsweise: «Ich bin nicht gut genug», «Beziehungen sind nicht verlässlich», «Wenn ich einen Fehler mache, werde ich abgelehnt». Der «Supervisor» unterstützt den «Therapeuten» auf der Suche nach Gegenargumenten zu einer bestimmten dysfunktionalen Annahme und hilft ihm, diese scharf und präzis zu formulieren. Als «Supervisor» kann der Therapeut dem Klienten (in der Therapeutenrolle) beispielsweise folgende Anregungen geben (aus Sachse et al. 2008, S. 93): Er kann

- ihn darauf aufmerksam machen, dass seine Aussagen nicht stimmig sind oder sogar in Teilen unwahr sind;
- ihn auffordern, die Argumente des Klienten zu hinterfragen, zu prüfen, zu widerlegen;
- mit ihm ein Brainstorming darüber durchführen, welche alternativen Annahmen adäquater sind;
- ihn darauf aufmerksam machen, dass seine Aussagen als Therapeut noch zu schwach sind, zu «schlapp», zu wenig überzeugend;
- ihn auffordern, Stärken, Ressourcen und positive Aspekte mehr zu betonen.

Im EPR argumentiert der Therapeut nie direkt mit dem Klienten, sondern er lässt den Klienten (in der Therapeutenrolle) immer selbst gegen sich argumentieren.

« Dazu ein Beispiel aus der Therapie einer 32 Jahre alten Klientin von Sachse. Sie kam wegen Partnerproblemen, psychosomatischen Beschwerden, Konzentrationsschwierigkeiten und einer Depression in die Therapie. Es ist die 18. Therapiestunde:

Therapeut: (Therapeut steht auf und stellt einen Stuhl vor die Klientin): «Wechseln Sie bitte mal den Stuhl.»

(Klientin wechselt auf die Therapeuten-Position.)

«Versuchen Sie mal, sich ein bisschen zu distanzieren von dem, was Ihre Klientin gesagt hat, Sie sind in der Therapeutenrolle und versuchen mal eine andere Perspektive einzunehmen, eine ganz andere Meinung zu haben. Und versuchen mal, auf das zu schauen, was Ihre Klientin Ihnen gerade gesagt hat, versuchen mal, ob Sie irgendetwas finden, was ihr hilft. Was sie rausbringt aus der Annahme, egal, was immer das sein mag. Und Ihre Klientin sagt: ‹Wenn ich Fehler mache, verlieren andere das Interesse an mir, dann bin ich unwichtig›.»

Klientin: «Also, was mir jetzt so als Erstes einfällt, das impliziert ja im Grunde, dass andere nur Interesse an mir haben, wenn ich perfekt bin, wenn ich keine Fehler mache. Und das ist ja eigentlich totaler Blödsinn. Denk ich.»

Therapeut: Was könnten Sie ihr klarmachen? Also, ich denke, wir sind uns einig, das ist Blödsinn. Es ist nicht zu erwarten, dass andere nur Interesse an ihr haben, wenn sie perfekt funktioniert, und sie fallen lassen wie eine heiße Kartoffel, wenn sie mal einen Fehler macht. Kein Mensch wird aufgrund eines einzigen Fehlers beurteilt.»

Klientin: «Genau. Seh ich genauso.»

Therapeut: «Wie könnten Sie ihr das deutlich machen?»

Klientin: «Sie könnte ja mal z. B. überlegen, weshalb man noch Interesse an ihr haben könnte, außer an diesem Punkt.»

Therapeut: «Ja. Vielleicht könnten Sie das auch mal überlegen auf Ihrer Position und ihr deutlich machen, warum jemand Interesse an ihr haben könnte, außer wenn sie perfekt ist. Das ist ja die Frage, was hat sie anderen zu bieten? Warum könnte sie wichtig sein, außer perfekt zu sein? Was ist an ihr positiv, was könnten andere Leute an ihr schätzen? Verstehen Sie, das finde ich aber eine ganz wichtige Frage. Ihr mal deutlich zu machen, sie muss sich das nicht verdienen. Und eigentlich hat sie viele Eigenschaften, die sie wichtig und wertvoll machen.»

Klientin: «Das ist aber schwierig.»

Therapeut: «Natürlich ist das schwierig, aber Sie können das schaffen.»

Klientin: «Ja, also ich denke, dass sie erst mal ein Mensch ist, der sehr akzeptierend und wertschätzend auf Menschen zugeht. Der sehr verlässlich ist, also z. B. im Freundinnenkreis oder so, ich glaube, dass sie deswegen auch sehr geschätzt wird. Sehr geduldig ist …» (Sachse et al. 2008, S. 145 f.) »

Im EPR *bleibt* der Therapeut *in seiner Rolle,* übernimmt aber die *Funktion* eines Supervisors. Ich empfehle hingegen, dass der Therapeut auch auf oder an die Bühne geht und so nicht nur die Funktion, sondern *auch die Rolle eines Supervisors übernimmt.* Dazu kann er sich an den Rand der Bühne stellen und aus dieser Position intervenieren oder einen zusätzlichen Stuhl neben den Therapeuten-Stuhl des Klienten stellen.

Der Narr, der Weise und der Gerechte

Diese auch von Lippmann beschriebene Methode (2006, S. 344) eignet sich gut, um auf spielerische Weise mögliche Lösungsperspektiven zu entwickeln.

« Nach der Schilderung der Problemsituation wird der Klient aufgefordert, drei unterschiedliche Rollen einzunehmen und aus diesen Perspektiven heraus die Situation zu beschreiben und mögliche Lösungen vorzuschlagen:

- *aus der Sicht eines Narren.* Die Situation wird aus einer humorvoll-provokativen Sicht in einer Art Karikatur überzeichnet, um bestehende Wahrnehmungs- und Denkmuster zu durchbrechen und auch «unmögliche» Lösungen zu entwickeln;
- *aus der Sicht eines Weisen.* Die Situation wird aus einer emotional distanzierten, ganzheitlichen Betrachtungsweise geschildert. Wenn möglich wird das Problem in einen lebensgeschichtlichen und gesellschaftlichen Zusammenhang gestellt;
- *aus der Sicht des Gerechten.* Es werden vor allem moralische Kriterien wie Gerechtigkeit, Sicherheit, Machtmissbrauch, Schuldausgleich, Respekt, Werte und Normen zur Beurteilung der Situation herangezogen.

Nach diesem Rollenspiel schüttelt der Klient seine Spielrollen wieder ab und bespricht mit dem Therapeuten mögliche Entwicklungsschritte, die aus der Problemsituation herausführen. Vor allem werden dabei Aspekte betont, die mit den

Sichtweisen und Ressourcen, die mittels der verschiedenen Positionen hervorgebracht wurden, verbunden sind.

Eine starke Rolle

Das Ziel dieser Übung ist es, den Klienten auf seine vorhandenen Ressourcen aufmerksam zu machen. Voraussetzung ist, dass vorher der Rollenhaushalt des Klienten erfasst wurde.

« Ich fordere den Klienten auf, eine Rolle aus seinem Rollenhaushalt zu benennen, in der er sich sehr gut fühlt. Der Klient nennt die Rolle des Trainers für Junioren im Sportclub. Ich frage nun den Klienten nach den erforderlichen Kompetenzen für diese Tätigkeit und notiere diese auf ein Blatt Papier (z. B. Durchsetzungsfähigkeit, Kommunikationsfähigkeit, Verständnis für Gruppendynamik, Einfühlungsvermögen, Geduld etc.). Ich kann den Klienten bei dieser Auflistung unterstützen. Es ist aber wichtig, dass der Klient selber als «Experte» definiert, welche Fertigkeiten für diese Rolle notwendig sind.

Ich lege das beschriebene Blatt Papier auf den Boden und lege noch viele unbeschriebene Blätter hinzu. Dabei kommentiere ich: «Das sind verschiedene Rollen, die Sie in ihrem Leben innehaben. Eine Rolle ist die des Trainers, und wir haben die zu dieser Rolle erforderlichen Kompetenzen aufgelistet. Es gibt sicher noch andere starke Rollen auf diesen unbeschriebenen Blättern. Was sagen Sie zu diesen Blättern hier? Wie erklären Sie sich, dass Sie in gewissen Rollen hochkompetent sind und sich wohlfühlen – in einigen anderen Rollen hingegen fühlen Sie sich nicht wohl, nicht kompetent? Sie können auch, wenn Sie wollen, ein bestimmtes problematisches Blatt (also eine problematische Rolle) in die Hand nehmen und beschreiben. Und mit der starken Rolle vergleichen.» »

F Praxis 3: Rituale mit Rollenspiel

Symbole und symbolische Handlungen

In unserem Leben werden wir immer wieder durch Veränderungen in unserem Umfeld – wie Trennung, Krankheit, Stellenwechsel, Beförderung, Pensionierung – herausgefordert. Nicht immer gelingt es, diese Veränderungen zu verstehen und mit ihnen sinnvoll umzugehen. «Rituale haben seit Menschengedenken den Zweck, Kontinuität und Übergänge zu gestalten. Taufrituale dienen dazu, ein neues Familienmitglied aufzunehmen, Heiratsrituale kennzeichnen einen Ordnungswandel sozialer Beziehungen ebenso wie Trauer- und Abschiedsrituale, die dabei helfen, in einer neuen Ordnung weiterzuleben. Rituale markieren kleine und große Übergänge, wie Tageszeitrituale am Morgen, die den Beginn des Tages markieren, oder Initiationsriten, bei denen das Mädchen zur Frau und der Junge zum Mann wird.» (Vogt & Dreesen 2008, S. 9)

Rituale stellen eine Art *Erwartungsrahmen* dar, in dem durch den Einsatz von achtsamen Wiederholungen und Symbolen neue Verhaltensweisen und Bedeutungen entstehen können (vgl. Imber-Black et al. 1995, S. 28). Rituale bieten den Rahmen, um Zurückzulassendes zu betrauern, neue Lebensabschnitte bewusst zu gehen, neue Lebensrollen anzunehmen, ein Gefühl der Kontinuität zu entwickeln und die Kohäsion des sozialen Rahmens zu erhöhen.

Haben im Leben die rituellen Bewältigungsversuche nicht oder zu wenig stattgefunden, können sie im Rollenspiel nachgeholt werden. Rollenspiel-Rituale bilden einen sicheren Rahmen, um komplexe Lebensereignisse zu verstehen, ihnen eine neue Bedeutung beizumessen und eigene starke Emotionen auszuhalten. Im Rollenspiel-Ritual kann der Klient beispielsweise:

- die notwendigen Schritte über eine oft Angst machende und verunsichernde Schwelle symbolisch darstellen und die ersten Schritte ins Neue und Ungewohnte gehen;
- die Zeit nochmals zurückdrehen und sich von einer plötzlich verstorbenen Person persönlich verabschieden;
- durch eine figurative Familienaufstellung der verstorbenen Person einen vergangenen und zukünftigen Platz zuweisen;
- durch eine symbolische Handlung (wie einen Gegenstand loslassen, ein Geschenk machen, ein Stärkungsbad nehmen, eine Ansprache halten) neue Ressourcen entdecken;
- symbolische Meilensteine oder Wegmarken legen, die das betreffende Ereignis im gesamten Leben einbetten;
- die beiden widersprüchlichen Seiten eines Menschen oder Ereignisses symbolisch darstellen (gut/böse, stark/schwach, Leben/Tod, Nähe/Distanz, Ideal/Wirklichkeit);
- den eigenen Angst machenden Gefühlen einen angemessenen Platz im eigenen Körper zuweisen;
- eine Lebensphase mit dem Durchschreiten eines symbolischen Tores und mit dem bewussten Eintreten in einen neuen Lebensabschnitt abschließen;
- einer neuen Lebensrolle eine adäquate Bedeutung geben, indem diese Rolle benannt, angesprochen und willkommen geheißen wird.

Wie Imber-Black (Imber-Black et al. 1995, S. 122) betont, bilden Symbole (Gegenstände, spezielle Worte) und symbolische Handlungen die Bausteine von Ritualen. Im Ritual werden Gedanken und Worte in symbolische Handlungen überführt. Symbole können sowohl die kognitive wie die affektive Seite eines Ereignisses ausdrücken und besitzen daher in Bezug auf die Fähigkeit zur Bewältigung von Ereignissen einen Mehrwert. Rollenspiel-Rituale unterscheiden sich vom explorativen Rollenspiel u. a. dadurch, dass Struktur und Verlauf der symbolischen Handlung vom Leiter vorgegeben oder zu Beginn gemeinsam mit dem Klienten klar festgelegt werden. Das rituelle Spiel ist klar strukturiert, und der Leiter übernimmt die Rolle eines «Zeremonienmeisters» und «Zeugen». Es handelt sich dabei also um so etwas wie eine «geführte Bergtour», bei der die Route vor dem Start genau definiert wird. Im Gegensatz zum *Rollentraining* geht es im *Rollenspiel-Ritual* aber nicht um das Üben eines Zielverhaltens, sondern um eine Neubeurteilung von Lebensereignissen. Im Zentrum der Aufmerksamkeit steht also nicht das Verhalten, sondern das Symbol und die symbolische Handlung.

Die Kunst des Rollenspiel-Rituals besteht im erfolgreichen Suchen nach individuell bedeutungsvollen Symbolen und symbolischen Handlungen. Welter-Enderlin (Nachwort in Welter-Enderlin & Hildebrand 2002, S. 239) weist auf die problematische Unbeschwertheit vieler Therapeuten hin, die bei blockierten Prozessen auf «Symbole von der Stange» zurückgreifen: «Therapeutische Übergangs- oder Heilungsrituale werden hier schlicht als symbolisches ‹Reframing› einengender Problembeschreibungen eingesetzt: Wenn dein Partner dich zum Beispiel bösartig im Stich gelassen hat, kannst du in der Therapie ein Ritual machen, mittels dessen du dich von ihm endlich trennen kannst. Dabei sind die kleinen Karten handlich, auf die du alles aufschreibst, was dir jetzt fehlt bzw. was er dir angetan hat. Dann sollst du diese im Therapieraum laut vorlesen und wahlweise verbrennen oder vergraben. Allerdings wird bei solch einfachen Interventionen ignoriert, was Evan Imber-Black als *Hauptbestandteil therapeutischer Rituale* bezeichnet: das maßgeschneiderte Suchen nach oder das Entwerfen von Symbolen, die an die Kultur von Klienten anschließen und ihnen auf der emotionalen, kognitiven und affektiven Ebene vielschichtige Bedeutungen und Handlungsmöglichkeiten eröffnen.»

Im Kapitel «Drei Welten des Rollenspiels» in Teil A wurde das Rollenspiel als eine Als-ob-Schlaufe beschrieben: Wir tun so, als ob Dinge der Welt 2 (Befindlichkeit und Emotionen) und Dinge der Welt 3 (Bedeutungen, Bewertungen, Theorien, Ideen, Ziele) körperliche Gegenstände wären, und setzen sie in Szene. Diese Schlaufen sind aber Umwege und nur notwendig, wenn das Therapieziel damit leichter erreicht werden kann. Für ein Rollenspiel-Ritual geeignete Symbole und symbolische Handlungen finden wir im Therapieprozess *vor* dieser Schlaufe im therapeutischen Gespräch, und sie sollen möglichst aus der Ideenwelt des Klienten kommen. Bei einem Klienten z. B., der in der Therapie die Trennung von seiner Frau mit den Worten beschrieben hat: «Es ist, als hätte man mir den Kopf abgetrennt», könnte im Rollenspiel-Ritual eine symbolische Handlung um diesen abgetrennten Kopf im Zentrum stehen.

Die nachfolgend beschriebenen Praxisbeispiele von Rollenspiel-Ritualen sind in diesem Sinne als Denkanregungen und weniger als direkte Handlungsanleitungen zu verstehen.

In neue Lebensabschnitte bewusst eintreten

Es gibt viele Möglichkeiten, mit dem Rollenspiel-Ritual Übergänge von einem bisherigen in einen neuen Lebensabschnitt symbolisch zu gestalten, wie z. B.:

- über eine Schwelle treten;
- eine Grenze überschreiten;

- durch eine Türe oder ein Tor gehen;
- durch einen Triumphbogen schreiten;
- in ein Haus eintreten;
- die Treppe hochsteigen;
- über ein Hindernis klettern;
- mit einem Floß über den Fluss setzen;
- an einem Scheideweg den neuen Weg einschlagen.

Die Inszenierung eines Übergangsritual-Rollenspiels geht immer von den inneren Bildern des Klienten aus. Ich werde also nicht dem Klienten vorschlagen: «Wir führen jetzt ein originelles Übergangsritual von einer Insel auf die andere durch. Dieses Ritual ist mir im Urlaub in der Bretagne in den Sinn gekommen: Sie werden bei Ebbe von einer Insel zur anderen waten.» Vielmehr werde ich die symbolische Handlung zusammen mit dem Klienten entwickeln bzw. aus dem von ihm bisher Gesagten ableiten. Hat der Klient also beispielsweise erzählt, er habe das Gefühl, eine Grenze überschreiten zu müssen, werden wir mit einem vom Klienten ausgewählten Gegenstand auf der Spielbühne eine Grenze markieren. Der Klient kann dann noch einige Erklärungen zum Symbol abgeben und dann die Grenze überschreiten. Hierbei kann auch eine passende Grundtechnik des Rollenspiels eingesetzt werden (z. B. Zeitlupe, innerer Monolog, Rollenwechsel mit der Grenze). Wenn es passt, kann der Therapeut am Rollenspiel aktiv teilnehmen, beispielsweise in der Rolle eines Grenzwächters.

Zurückzulassendes betrauern

Als Beispiel für ein Verabschiedungs-Ritual beschreibe ich die Anleitung zu einem imaginativen Rollenspiel mit einem Klienten, der seit dem Tod seiner Partnerin vor gut einem Jahr eine komplizierte Trauerreaktion zeigt:

« Anleitung: «Wir werden nun eine Fantasiereise unternehmen. In der Fantasie werden Sie sich vorstellen können, der Person, die verstorben ist, für eine kurze Zeit wiederzubegegnen. Diese imaginative Übung wird etwa 15 Minuten dauern. Wir erlauben uns, für diese Zeit den Zustand des ständigen Tuns beiseitezulassen, und versuchen, in einen Zustand des Nicht-Tuns, des einfachen Daseins zu gelangen.

Setzen Sie sich möglichst gemütlich hin, Sie können sich im Sitzen aufrecht halten oder den Kopf einfach nach vorne fallen lassen oder irgendeine andere für Sie bequeme Haltung einnehmen. Die Augen können Sie offen lassen oder schließen – ganz einfach geschehen lassen. Wenn die Augen offen bleiben, dann betrachten Sie nichts Besonderes – einfach den Blick ruhen lassen, die Augen sollen möglichst ruhen ... Die Schultern sind gelöst, alle unnötigen Anspannungen aus den Schultern fließen lassen. Sie spüren die Kontaktpunkte mit dem Stuhl, die Kontaktpunkte mit dem Boden. Sie spüren den Kontakt der Hände, entweder miteinander oder mit den Oberschenkeln, den Knien. Der Körper kommt mehr und mehr zur Ruhe ... Allmählich nun richten Sie die Aufmerksamkeit auf die Bewegung des Atmens. Das Ein- und Ausströmen der Atmung, die ganz alleine geschieht und an der wir nichts verändern müssen, einfach nur wahrnehmen, so wie sie ist ... Und jetzt stellen Sie sich eine Art Luftblase vor oder etwas Ähnliches, etwas das fliegen kann, leicht und weich ist. Stellen Sie sich vor, Sie sind jetzt in dieser Luftblase und fliegen weit über den Wolken, hoch oben im Himmel. Genießen Sie diesen Flug, die Luftblase wird Sie wieder sicher zurückbringen ... Können Sie in der Weite eine andere Luftblase erkennen? ... Sie kommt näher, wird größer und größer. Sie erkennen darin Ihre verstorbene Partnerin. Es scheint, dass auch die Partnerin Sie erkannt hat ... Die Luftblase kommt immer näher, und jetzt berühren sich die beiden Luftblasen und bleiben eine Weile aneinandergekoppelt. Sie können mit der Hand auch die Hand Ihrer verstorbenen Partnerin berühren, aber nur mit der Hand, für eine kurze Zeit. Nehmen Sie sich ruhig Zeit für diese kurze Begegnung ... Und jetzt können Sie mit Ihrer inneren Stimme der Verstorbenen etwas sagen. Sagen Sie ihr, was gut für Sie war. Beginnen Sie mit: ‹Es war gut für mich, dass ...› Und jetzt sagen Sie ihr, was schwierig war: ‹Es war schwierig für mich, dass ...› Und jetzt sagen Sie ihr, was die Beziehung Ihnen gebracht hat: ‹Für mich war wichtig, dass ...› ... Und nun werden sich die beiden Luftblasen wieder trennen, verabschieden Sie sich. Langsam verlieren Sie die andere Blase aus dem Blickfeld. Sie kehren in Ihrer Luftblase auf die Erde zurück ... Kehren Sie mit der Aufmerksamkeit wieder zur Atmung zurück. Sie spüren die Kontakptunkte mit dem Stuhl – die Kontaktpunkte mit dem Boden. Langsam richten Sie die Aufmerksamkeit auf das Hier und Jetzt in diesem Moment, in diesem Raum ... Sie können sich auch bewegen und strecken, die Augen öffnen ... Wie geht es Ihnen? Wie haben Sie diese Fantasie-Reise erlebt?» »

Psychische Integration von neuen Rollen

Es kann sein, dass sich eine Person schwertut mit der Integration von neuen, schwierigen Rollen. Nehmen wir das Beispiel eines Klienten, der unheilbar an einem Hirntumor erkrankt ist. Dieser Klient macht in seiner neuen Rolle als todkranke Person die schwierige Erfahrung eines Kontrollverlusts: Der Tumor ist unsichtbar, die Behandlung hat eine unsichere Prognose, die Erkrankung wird voranschreiten, bestimmte körperliche Fähigkeiten werden irgendwann geringer werden.

« Ursula Frede (1992) schlägt vor, zur Veränderung der persönlichen Bewertungsprozesse bei krankheitsbedingten Erfahrungen des Kontrollverlusts mit Rollenwechseln zu arbeiten. So kann der Patient beispielsweise einen Rollenwechsel mit Gott vornehmen: «Ein Rollenwechsel mit Gott führt bei vielen Patienten dazu, dass sie ihr eigenes Schicksal in einen größeren übergeordneten Zusammenhang stellen und Leiden als Bestandteil des Lebens annehmen können. In dieser Sichtweise bewerten sie die Erfahrung eigener Ohnmacht nicht mehr als schuldhaftes Versagen, sondern als ‹eingebettet in einen göttlichen Plan› bzw. als bedingt durch eine Macht, die sie zwar nicht verstehen, mit der sie aber immerhin in Beziehung treten können – und sei es auch im Zorn.» (Moreno 2008, S. 189)

Auch ein Rollenwechsel mit einem als bedrohlich erlebten Gefühl oder mit einem nicht mehr ganz funktionstüchtigen Körperteil kann es dem Patienten ermöglichen, sich offen und direkt mit seiner neuen «behinderten Rolle» auseinanderzusetzen. Dadurch werden die psychischen Kontrollmöglichkeiten in Bezug auf dieses Gefühl oder diesen Körperteil erhöht. In der Therapie mit einer unheilbar Erkrankten schlägt Frede der Patientin vor, einen Rollenwechsel mit Personen aus der Familie oder der Arbeitswelt vorzunehmen: «In der Rolle des von ihr sehr geliebten Bruders sagt eine Patientin zu sich selbst: ‹Gut finde ich, dass du diese überängstliche Höflichkeit abgelegt hast. Du bist jetzt viel offener und ehrlicher geworden. Das gefällt mir!›» (Frede 1992, S. 137) »

Mit Hilfe eines rituellen Rollenwechsels können die Patienten die Bedeutung von bisherigen Lebenszielen und Wertvorstellungen hinterfragen und der neuen schwierigen Rolle eine Bedeutung geben, die nicht nur negativ ist, sondern auch irgendwie mit einem Sinn verbunden ist. Zwar kann dieser Sinn mit dem menschlichen Verstand nur schwer erfasst werden, aber die durch die Krankheit aufgetauchten Probleme und Anforderungen erhalten aus einer neuen Perspektive einen neuen Sinn: Sie sind es wert, dass man Energie in sie investiert, dass man sich einsetzt, um ihnen gerecht zu werden, und sich ihnen verpflichtet. Sie sind Herausforderungen und nicht nur Belastungen und können im guten Fall mit Würde ertragen und beendet werden. (Für weitere Praxisbeispiele verweise ich auf das ausgezeichnete, oben zitierte Buch von Ursula Frede: *Behandlung unheilbar Erkrankter: Psychodramatherapie in Theorie und Praxis.*)

Zugehörigkeit zu Personen und Gruppen festigen

Eine Schwierigkeit in Bezug auf die Zugehörigkeit zu Personen und Gruppen kann darin liegen, dass wir uns nicht trauen, kleinere Ressentiments und Dinge, die uns widerstreben, anzusprechen, weil wir die Beziehung nicht gefährden wollen. Schon das Aussprechen von Ablehnung und Zustimmung im Rollenspiel kann beim Klienten zu mehr Gelassenheit und Offenheit im Umgang mit anderen führen. In einem Ritual mit der Technik des *leeren Stuhls* kann der Klient sowohl positive wie negative Gefühle gegenüber einer Person oder Gruppe ausdrücken und damit die Qualität der Beziehung entwickeln.

« Als Beispiel dazu ein Rollenspiel-Ritual mit dem Ziel, das Zugehörigkeitsgefühl eines Klienten zu seinem Arbeitsteam zu festigen: «Ich stelle hier fünf Stühle hin, als Symbole für Ihre Teamkollegen. Sagen Sie mir doch, wer wo sitzt … (der Therapeut geht von Stuhl zu Stuhl und der Klient sagt einen Namen). Und nun stellen Sie sich vor, Sie halten eine Schachtel in der Hand. Darin sind kritische Aussagen zu jedem Teamkollegen untergebracht, die Sie lieber nicht direkt sagen wollen. Aber hier können wir es machen, es wird nicht schaden und vielleicht sogar hilfreich sein. Nehmen Sie für jeden Teamkollegen mindestens einen Satz aus der Schachtel. Diese Sätze beginnen mit den Worten: ‹Ich mag an dir nicht …›, ‹Ich nehme dir übel, dass …›, ‹Mich stört, wenn du …›. Probieren Sie das mal. Lassen Sie sich ruhig Zeit.

Und jetzt legen wir die ‹negative Schachtel› beiseite und stellen uns vor, da gäbe es noch eine zweite Schachtel, nämlich die positive. Darin sind zu jedem Kollegen positive Aussagen enthalten. Es ist wichtig, unseren Mitmenschen negative *und* positive Rückmeldungen zu geben. Jetzt beginnen die Sätze mit den Worten: ‹Ich mag an dir …›, ‹Ich schätze deine …›, ‹Mir gefällt, wenn …›. Geben Sie jedem Teammitglied mindestens eine positive Rückmeldung. Lassen Sie sich Zeit.» »

Dieses Rollenspiel-Ritual kann auch mit anderen Symbolen durchgeführt werden, nicht nur mit einer Schachtel voll von Sätzen. Es können beispielsweise symbolische Geschenke, Wünsche oder Charaktereigenschaften (Geduld, Aggressivität, Humor etc.) überreicht werden.

Ausgleichsrituale

Im Einzelsetting können *Ausgleichsrituale* eingesetzt werden, um emotionale Lasten abzulegen, wenn die Bezugsperson nicht mehr erreichbar ist (beispielsweise durch Tod, Abreise, Verweigerung). Der Klient kann im Rollenspiel eine noch offene Rechnung benennen und symbolisch begleichen.

« Der Klient, ein Mann Mitte dreißig, lebt von seiner Frau und den gemeinsamen Kindern getrennt. Er fühle sich verlassen, ungerecht behandelt und betrogen. Nach vielen Jahren, in denen er viel für die Familie gearbeitet habe, habe seine Frau eine neue Beziehung angefangen und lebe jetzt mit diesem Mann in einem neuen Haushalt. Wir besprechen dieses Gefühl der Ungerechtigkeit. In einem ersten Schritt schlage ich ein exploratives Rollenspiel vor: Mit der Technik des *leeren Stuhls* kann der Klient seine Gefühle ausdrücken und sie seiner Ex-Frau mitteilen. In einem zweiten Schritt schlage ich ihm vor, die Rolle eines imaginären allmächtigen Richters zu übernehmen («fast wie ein Gott») und in dieser Rolle zu beurteilen, was noch geschehen muss, damit die Rechnung zwischen den Parteien ausgeglichen ist. »

Ausgleichsrituale werden vielfach in der therapeutischen Arbeit mit Paaren eingesetzt, meistens als sitzungsexterne Rituale (vgl. hierzu Clement 2004, S. 122 f.).

Sitzungsexterne Rituale

In der systemischen Therapie und Beratung wird viel mit *sitzungsexternen Ritualen* gearbeitet: Der Klient erhält den Auftrag, in seinem Alltag ein bestimmtes Rollenspiel-Ritual durchzuführen. Imber-Black (Imber-Black et al. 1995, S. 23 f.) unterscheidet *Rituale* von gewöhnlichen *Verhaltensaufträgen*. Im Ritual wird nicht eine erwünschte Verhaltensänderung in den Fokus der Aufmerksamkeit gestellt, sondern das Interesse gilt der Bedeutsamkeit und Sinnhaftigkeit von Verhaltensweisen und Ereignissen. Damit grenzen sich Rollenspiel-Rituale klar von Rollentrainings ab. Die genaue Ausführung des Verhaltens steht also im Ritual in der Bedeutung klar hinter dem kognitiven und affektiven Erleben zurück. Zu diesem Zweck stützen sich Rituale auf Symbole und symbolische Handlungen.

« Im Coaching-Gespräch sagt der Klient, dass er «manchmal ganz einfach einen anderen Hut aufsetzen möchte … beispielsweise so eine Baseball-Mütze wie mein Sohn eine hat … tief in die Augen gezogen … dann hätte ich mehr Gelassenheit … die anderen könnten mit ihrem ‹Blabla› weitermachen … kein Stress …». Wir diskutieren über verschiedene Kopfbedeckungen und deren mögliche Wirkung auf den Träger und seine Interaktionspartner. Ich schlage dem Klienten vor, einige Hüte und Mützen zu kaufen: «Gehen Sie in ein Fachgeschäft und wählen Sie verschiedene Hüte und Mützen aus, so vier oder fünf, und jede soll eine eigene Bedeutung für Sie haben. Jeder Hut symbolisiert eine bestimmte Charaktereigenschaft oder ein Temperament. Wie beispielsweise die Baseball-Mütze Ihres Sohnes. Und in Ihrem Büro hängen Sie dann jeweils jenen Hut an die Garderobe, der die Persönlichkeitsmerkmale symbolisiert, welche Sie an diesem Tag, in diesem Moment gerade haben möchten. Versuchen Sie dann so zu tun, als ob Sie diesen Hut aufhätten. Tun Sie dann so, als ob diese Eigenschaften des Hutes Ihre eigenen momentanen Eigenschaften wären.»

Weitere Beispiele für sitzungsexterne Rollenspiel-Rituale finden sich bei Imber-Black et al. (1995), Welter-Enderlin & Hildenbrand (2002), Vogt & Dreesen (2008).

G Praxis 4: Rollentraining

Rollenkonserven

Rollenkonserve ist ein «klassischer» Begriff aus der Psychodrama-Therapie. Gemeint sind erlernte, bewährte und gut bekannte Rollenmuster. Rollenkonserven ähneln einem Autopiloten: Sie sind Verhaltensmuster, die sich in einer spezifischen Situation bewährt haben und immer wieder eingesetzt werden bzw. automatisch ablaufen (auch wenn sie nicht ganz adäquat sind). «Rollenkonserven (Rollenmuster) sind konservierte gesellschaftliche und kulturelle Leistungen; sie dienen einerseits der Erhaltung der Kultur, sie bieten Verhaltenssicherheit und können als Grundlage für neue spontane und kreative Leistungen genutzt werden, bergen aber die Gefahr der Erstarrung in sich.» (Hochreiter 2004, S. 135)

Rollenspiele können eingesetzt werden, um dieser möglichen Erstarrung in einer Rollenkonserve entgegenzuwirken: Sie helfen, kreatives Handeln zu üben und die Spontaneität zu fördern. Explorative Rollenspiele, wie ich sie weiter vorne vorgestellt habe, sind in diesem Sinne immer auch ein Versuch, die Erstarrung in Rollenkonserven zu überwinden. Das explorative Rollenspiel ist ein erster Schritt zum Training von neuen, adäquateren Verhaltensweisen: das Erkennen von eigenem inadäquatem Verhalten und von neuen Handlungsmöglichkeiten. Wollen wir aber neues Verhalten nicht nur ausprobieren, sondern im Rollenspiel trainieren und auf Alltagssituationen übertragen, ist ein strukturiertes Rollenspiel-Training angezeigt.

Zu Anfang habe ich das Rollenspiel als eine Schlaufe in einem zielgerichteten Prozess bezeichnet. Wenn das Rollenspiel bereits in der Problemanalyse eingesetzt wurde, kann praktisch ohne weitere Erklärung zum aktiven Rollentraining übergegangen werden. Voraussetzung ist aber fast in jedem Fall, dass vorher eine Exploration stattgefunden hat: Einstellungen, automatische Gedanken, Gefühle, starre Rollenmuster etc. sollen vom Klienten erkannt und neue Verhaltensziele sollten definiert sein; erst dann ist ein Rollentraining angezeigt. Vom Leiter vorgegebene

Rollentrainings ohne vorherige Bearbeitung der kognitiven Prozesse führen kaum zu einer nachhaltigen Veränderung in Einstellung und Verhalten.

Wie Fliegel betont (Fliegel et al. 1998, S. 27), ist jedes Rollenspiel für den Klienten zuerst einmal eine Prüfungssituation: Es wird von ihm erwartet, im Rollenspiel ein Verhalten zu zeigen, das er nicht gut beherrscht oder das vom Therapeuten als problematisch eingestuft wird. Die «Leistungen» während der ersten Rollenspiele sind daher meistens auch schlechter als in der Realsituation. Daher ist beim Rollentraining ein Vorgehen in einzelnen Schritten angezeigt. Das erwünschte Zielverhalten sollte nicht sofort angestrebt werden; vielmehr gilt es, in einem ersten Schritt eine positive Erfahrung mit dem Rollentraining zu machen.

Phasenmodell des Rollentrainings

Das Rollentraining besteht aus sechs Phasen, entsprechend den in Teil B beschriebenen Instrumenten und Rahmenbedingungen:

1. Einführungsphase

- Die Problemsituation und das problematische Verhalten werden noch einmal genau benannt.
- Wenn die Problemsituation in einem vorangegangenen explorativen Rollenspiel in Szene gesetzt wurde, kann jetzt das erwünschte Zielverhalten mit einigen Sätzen beschrieben werden.
- Ansonsten wird eine auf das Erlernen von Selbst- oder Sozialkompetenzen ausgerichtete Situationsgeschichte (Text, Bild, Video) präsentiert. Hierbei kann auch auf das Modelllernen zurückgegriffen werden: Der Therapeut spielt das gewünschte Verhalten vor oder er zeigt ein Video mit dem Modellverhalten.
- Sichtbare Merkmale des gewünschten Verhaltens werden gesammelt bzw. zusammengestellt und Beobachtungskriterien festgelegt.
- Bei der Planung ist darauf zu achten, dass mit einem neuen Verhalten begonnen wird, das der Klient auf jeden Fall spielen kann. Es ist wichtig, dass das Spiel mit einer positiven Erfahrung beginnt. Am Anfang also eher leichte Verhaltenssequenzen, die dann schrittweise schwieriger werden.

2. Vorbereitung

- Es wird eine Bühne definiert und eingerichtet.
- Die Spielrollen werden auf der Bühne verteilt: Eventuell wird der Therapeut vom Klienten angeleitet, wie die Antagonistenrolle zu spielen ist. Bei Bedarf kann er dies auch vormachen.
- Das Rollenspiel findet oft in einer zu späten Phase des Therapieprozesses statt. Von Vorteil ist, wenn bereits zu Beginn der Therapie die Methode *Rollenspiel* eingesetzt wird (z.B. als diagnostisches Verfahren). Damit ist die Methode bereits vertraut und mögliche Ängste vor dem Rollenspiel sind abgebaut.
- Der Klient erhält die Information, dass mehrere Rollenspiel-Einheiten durchgeführt werden; Ziel und Organisation der ersten Einheit werden festgelegt.

3. Erstes Rollentraining und Zwischenbesprechung

- Das erwünschte Verhalten oder bestimmte Teile davon sollen im Spiel gezeigt werden (durch den Trainer oder den Klienten).
- Es kann auch das unerwünschte Verhalten gespielt werden – der Klient wird dabei aufgefordert, das unerwünschte Verhalten zu übertreiben, damit es gut erkennbar wird.
- Es erfolgt eine gemeinsame Auswertung (Probleme, gelungene Umsetzung).
- Die beim Spiel erlebten Kognitionen, Emotionen und physiologisch-motorischen Reaktionen werden gemeinsam durchgesprochen.
- Die persönlichen zielbezogenen Ressourcen des Klienten werden aktiviert, eventuell mit einer Achtsamkeits- oder Imaginationsübung.

4. Zweites Rollentraining (eventuell mit neuen Ressourcen)

- Die Situation (gegebenenfalls mit einigen Änderungen) wird nochmals durchgespielt – diesmal mit Einsatz der Ressourcen. Nötigenfalls kann es mehrere Durchgänge geben, bis die Ressourcen voll zum Einsatz kommen.
- Dabei soll die Aufmerksamkeit des Klienten nicht auf das Verhalten, sondern auf die kognitiven Prozesse gerichtet werden, die eine Veränderung des Verhaltens ermöglichen (bzw. blockieren).
- Entrollung und Verlassen der Bühne. Es ist wichtig, dass die Rollen gründlich abgestreift werden. («Das Rollentraining ist fertig. Jetzt sind wir wieder hier und jetzt in der Therapiestunde, wir streifen alles ab, was zu dieser Konflik-

trolle auf der Bühne gehört, ich bin wieder Herr Schaller, Sie sind jetzt wieder Frau Meier.»)

5. Rollen-Feedback und Auswertung

- Der Klient schildert seine Erlebnisse, Eindrücke, Gefühle aus der Rolle. Danach berichtet eventuell der Therapeut, was er in der gespielten Rolle erlebt hat.
- Die Wirksamkeit des Rollenspiels wird durch Klient und Leiter beurteilt.
- Eine mögliche Übertragung des Zielverhaltens und der Spielergebnisse auf die Alltagssituation wird miteinander besprochen.

6. Transfer

- Neues Verhalten soll im Alltag ausprobiert werden: Der Klient wird aufgefordert, problematische Situationen bewusst aufzusuchen und, analog dem Verhalten in den Rollenspielen, neue Verhaltensweisen im Alltag auszuprobieren. Dieses Vorgehen wird in der Verhaltenstherapie als *Exposition* bezeichnet. Sie besteht im Prinzip darin, dass der Klient mit der angstauslösenden Situation oder dem angstauslösenden Objekt direkt konfrontiert wird.
- Solche Rollenspiele sind als Verhaltensexperimente zu konzipieren, bei denen die Kontrollerwartung von höchster Bedeutung ist. Dazu wird ein Tagebuch eingesetzt, bei dem der Klient Vorhersagen trifft, wie gut er sein Verhalten in problematischen Situationen kontrollieren kann (vgl. «Arbeitsblatt: Realitätsprüfung» im Abschnitt «Rollenspiel-Hausaufgaben»).
- In einem ersten Schritt (und je nach Art der Störung) können diese Alltags-Rollenspiele in Begleitung des Therapeuten durchgeführt werden.
- Es kann auch heilsam sein, wenn der Therapeut dem Klienten in einem In-vivo-Rollenspiel das unerwünschte Verhalten demonstriert, indem er die Rolle des Symptomträgers übernimmt. Dabei kann der Klient aus einer anderen Perspektive erfahren, was das problematische Verhalten im Umfeld auslöst.
- Es können zur Erleichterung des Transfers auch Verhaltens-Rituale für den Alltag vereinbart werden.

Das Rollentraining nach dem obenstehenden Phasenmodell werde ich nun anhand von zwei Beispielen darstellen. Beim ersten Beispiel handelt es sich um ein Training sozialer Kompetenzen im Rahmen eines Coachings für einen Stellenbewerber.

« Der 35-jährige arbeitslose Kaufmann wurde von der Arbeitsvermittlungsstelle zu einem Coaching angemeldet, da die bisherigen Stellenbewerbungen erfolglos blieben.

1. Einführungsphase

- Der Klient berichtet, dass er sich im Vorstellungsgespräch unsicher fühle und offenbar auch einen schlechten Eindruck hinterlasse, da er bisher nur Absagen erhalten habe. Er meint, er mache nichts falsch, er höre aufmerksam zu, sei freundlich und bemühe sich wirklich um die Stelle.
- Wir sehen uns das Video einer gestellten Stellenbewerbung an und besprechen das Verhalten des Bewerbers.
- Wir definieren sichtbare Merkmale des gewünschten Verhaltens und entwickeln einen Selbstbewertungsbogen.

2. Vorbereitung

- Wir besprechen, welche Gegenstände zur Einrichtung eines imaginären Büros nötig sind, und ich lade den Klienten ein, die Szene aufzubauen (mit einem Tisch und zwei Stühlen).
- Wir vereinbaren mehrere Rollenspiel-Durchgänge – als Erstes schlage ich ein Worst-case-Szenario vor: ein katastrophales Vorstellungsgespräch.

3. Erstes Rollentraining und Zwischenbesprechung

- Ganz kurzes erstes Rollenspiel zur «Aufwärmung»; die «Katastrophen-Vorstellung» wird vom Klienten mit einer deutlichen Freude gespielt; Fehler werden klar erkennbar.
- Wir besprechen die schlimmsten Fehler.
- Erstes Rollentraining mit Zielverhalten: Der Klient spielt nun das gewünschte Verhalten; es wird auch ein Rollenwechsel vorgenommen: Der Klient übernimmt die Rolle des Arbeitgebers, und ich spiele den Bewerber (so wie ihn der Klient gespielt hat).
- Gemeinsame Besprechung: gute aktive Kommunikation des Klienten; die soziale Unsicherheit war aber immer noch auffällig; Körperhaltung und Mimik waren ungenügend.
- Ressourcenaktivierung mittels einer Imaginationsübung mit folgendem Inhalt: «Können Sie sich an eine Situation in Ihrem Leben erinnern, wo Sie als ‹Win-

ner› dastanden? Vielleicht haben Sie früher Sport getrieben und standen einmal auf dem Podest. Oder Sie wurden sonst irgendwie ausgezeichnet oder standen im Mittelpunkt und wurden bewundert. Möchten Sie sich an eine solche Situation erinnern, wo Sie richtig stolz auf sich waren? Dann schließen Sie die Augen und stellen Sie sich dieses Bild vor: Sie als Gewinner! Lassen Sie sich etwas Zeit zum Betrachten dieses Bildes. Und stellen Sie sich nun vor, Sie sind in dieser Rolle, Sie sind der Sieger, der Gewinner, stehen im Mittelpunkt ...», usw.

- Wir besprechen, was der Klient aus dieser Übung mitnehmen kann – in Bezug auf Körperhaltung, Blick, Mimik, Ausstrahlung.

4. Zweites Rollentraining

- Mit verschiedenen Techniken (Doppeln, Spiegeln, Rollenwechsel, Einfrieren, Rolleninterview etc.) wird die Aufmerksamkeit des Klienten auf die kognitiven Prozesse gerichtet, die eine Veränderung des Verhaltens ermöglichen (bzw. blockieren).
- Nach mehreren kurzen Durchgängen wird die qualitative Entwicklung im Verhalten des Bewerbers als zufriedenstellend beurteilt und wir führen noch eine letzte kurze Rollenspiel-Sequenz durch, die mit Video aufgezeichnet wird.
- Dann wird das Rollenspiel von mir beendet. Ich fordere den Klienten auf, die Rolle des Bewerbers abzulegen, den Szenenaufbau aber stehen zu lassen («Vielleicht kommen wir nochmals in die Szene zurück, wenn wir in der Nachbesprechung etwas Konkretes zeigen wollen»).

5. Rollen-Feedback und Auswertung

- Der Klient schildert seine Erlebnisse, Eindrücke, Gefühle aus den verschiedenen Durchgängen in der Rolle als Bewerber und als Arbeitgeber. Ich gebe eine Rückmeldung aus der Rolle als Arbeitgeber: «Es war mir wichtig zu sehen, dass der Bewerber einige Fragen stellt und nicht passiv wartet, was auf ihn zukommt.»
- Wir einigen uns, dass vorläufig keine weiteren Rollenspiele notwendig sind. Wir schauen uns die Videoaufzeichnung an und beurteilen diese Sequenz mit dem Beurteilungsbogen.
- Auswertung: Besonders gut war, dass sein Frageverhalten aktiver wurde. Zu verstärken ist die Freundlichkeit im Kontakt.

6. Transfer

- Ich schlage dem Klienten vor, beim nächsten Vorstellungsgespräch eine Imaginationsübung voranzusetzen (analog zur Übung im Rollenspiel).

- Hausaufgabe 1: «Gehen Sie in ein Geschäft und lassen Sie sich ein kompliziertes Gerät erklären. Beurteilen Sie die Kompetenzen des Verkäufers und achten Sie dabei darauf, welche Kriterien Sie bei der Beurteilung anwenden und was es ausmacht, dass Sie den Verkäufer als ‹freundlich› oder ‹unfreundlich› beurteilen.»
- Hausaufgabe 2: «Beim nächsten Vorstellungsgespräch beurteilen Sie im Nachhinein anhand unseres Selbstbewertungsbogens das eigene Verhalten im Gespräch.» »

Das zweite Beispiel zum Phasenmodell stammt aus einer Psychotherapie. Der Fall ist komplex, da die Klientin unter mehreren Belastungen leidet und das Training Teil einer mehrjährigen ärztlichen und psychologischen Behandlung ist.

« Eine 55-jährige Frau leidet unter einer ausgeprägten Angststörung: Bei der kleinsten Verspätung ihres Mannes oder wenn die erwachsenen Kinder nicht zur abgemachten Zeit pünktlich telefonieren, brechen bei ihr massive Ängste aus. Der behandelnde Arzt führt dies auf einen Verkehrsunfall zurück: Sie wurde vor ca. 4 Jahren als Fußgängerin angefahren und an den Beinen schwer verletzt. Sie kann jetzt wieder normal laufen, leidet aber zunehmend unter Ängsten um ihre Familienmitglieder. Die Klientin wurde vom Arzt in eine Psychotherapie übergewiesen. In den ersten zwei Sitzungen wurden eine Anamnese durchgeführt und die Symptome besprochen. In verschiedenen explorativen Rollenspielen wurde daraufhin eine Problemklärung durchgeführt – zur Problembewältigung auch eine Konfrontation im Rollenspiel mit dem Täter. Im Verlauf der Exploration wurde immer deutlicher, dass der Unfall die Angst ausgelöst hat, aber nicht als Ursache angesehen werden kann. Zahlreiche belastende Ereignisse in der Biografie und ein komplexes familiäres System scheinen ebenfalls an der Entstehung und Aufrechterhaltung der Angststörung beteiligt zu sein.

1. Einführungsphase: Die Problemsituation wurde in vorangegangenen explorativen Rollenspielen bereits bearbeitet (siehe dazu das Beispiel in Teil C: «Leerer Stuhl: Gefühle körperlich darstellen»). Wir besprechen jetzt, wie sich in diesen Stresssituationen die Gedanken, Gefühle und die Aufmerksamkeit verändern. Auf einem Flipchart halte ich schriftlich fest, welche Angstsymptome auftreten und welche Gedanken ihr dabei durch den Kopf gehen. Auch das Zielverhalten wird schriftlich festgehalten: die Angst unter Kontrolle halten. Dass die Angst unter Kontrolle ist, wird erkennbar, wenn die Klientin ruhig atmet, die Aufmerksamkeit nicht eingeengt wird, andere Aktivitäten ausgeübt werden können (z. B. kochen, lesen, fernsehen).

2. Vorbereitung: Da die Klientin in den vorangehenden Therapiesitzungen bereits mehrere Rollenspiele durchgeführt hat, ist eine weitere Einführung nicht nötig. Ich schlage der Klientin vor, als Erstes eine Situation zu nehmen, die nicht die schlimmsten Ängste auslöst. Wir stellen einen Stuhl und ein Tischchen auf die Bühne und definieren, wie der Wohnraum etwa aussieht, wo Türen und Fenster sind. Ein Mobiltelefon symbolisiert den Telefonapparat in ihrer Wohnung.

3. Erstes Rollentraining und Zwischenbesprechung: In einem ersten Durchgang spielt die Klientin das unerwünschte Verhalten: Es ist 18.02 Uhr, ihr Mann hat sich um 2 Minuten verspätet; er hat auch nicht angerufen; sie wird unruhig, hyperaktiv, schaut ständig zum Fenster hinaus.

Dann fordere ich sie auf, eine zweite Version zu spielen: jetzt mit dem erwünschten Zielverhalten. Dies gelingt recht gut. Wir besprechen die Erfolge und Probleme bei der Umsetzung und das weitere Vorgehen:

- «Was ging Ihnen jetzt im Rollenspiel durch den Kopf?»
- «Was für Befürchtungen hatten Sie?»
- «Welche Symptome haben Sie in Ihrem Körper wahrgenommen?»
- «Wie haben Sie versucht, die Angstsymptome zu kontrollieren?»
- «Was ist am besten gelungen? Was ist nicht gelungen?»
- «Was gilt es beim nächsten Rollenspiel zu verbessern?»
- «Wollen Sie die Trainingsanforderungen etwas erhöhen, d.h. die Rollenspielsituation etwas problematischer gestalten?»

Wir einigen uns darauf, im nächsten Rollenspiel einen kleinen Zeitsprung zu machen: die Verspätung des Ehemanns wird größer.

Da sich im vorangehenden Rollenspiel gezeigt hat, dass die Fähigkeit zum Selbstmanagement noch ungenügend ist, werden zusätzlich noch Ressourcen der Klientin aktiviert: Wir führen eine zweiminütige Kurzmeditation durch, wie wir dies in früheren Sitzungen mehrmals gemacht haben.

Ich erinnere die Klientin an das explorative Rollenspiel zur Ressourcenaktivierung (beschrieben in Teil B im Abschnitt «Die Bühne»): In jenem Rollenspiel wurde eine Situation simuliert, bei der ein Kind Angst hat, weil seine Eltern nicht rechtzeitig zurückgekommen sind. Das Kind befürchtet, den Eltern könnte ein Unfall passiert sein oder sonst was Schlimmes. Die Klientin übernahm dabei die Aufgabe, das Kind zu beruhigen. Die dabei gezeigten Fertigkeiten soll die Klientin nun auch im Rollentraining aktivieren.

4. Zweites Rollentraining: In diesem weiteren Rollenspiel wird simuliert, dass der Ehemann bereits eine halbe Stunde Verspätung hat. Es geht aber nicht darum, diese Rollenspiele als Verhaltens-Tests aufzufassen («Mache ich es richtig?», «Schaffe ich es, ruhig zu bleiben?»). Wir sind immer noch in der Simulation, und wichtiger als das Ergebnis ist der Prozess: Die Klientin soll eine nachhaltige Erfahrung machen, wie die eigene Angst in einem Rollenspiel kontrolliert werden kann, indem sie achtsam mit sich umgeht und die eigenen kognitiven Prozesse erforscht (Fokussierung der Aufmerksamkeit auf Details, Zwangsgedanken, Vermeidungsverhalten, Erinnerungen an frühere Erfahrungen, Selbstkonstrukte etc.). Dies ist wesentlich, da bei der Behandlung von Angststörungen ein ausschließliches Verhaltenstraining ohne Modifikation der kognitiven Prozesse kaum zu einer dauerhaften Veränderung der Einstellung und des Verhaltens führen wird.

5. Rollen-Feedback und Auswertung: Die Klientin schildert ihre überraschende Erfahrung: Sie habe in der Rolle als ängstlich wartend die Angst nicht als etwas Bedrohliches empfunden, sondern als eine wohlgesinnte Begleiterin. Es habe ihr Sicherheit gegeben, diese Angst bei sich zu wissen. Gleichzeitig habe sie Wut auf ihren Mann empfunden, und dies sei eine unerwartete Erfahrung. Wir tragen verschiedene Interpretationen dieser Rollenspielerfahrung zusammen und versuchen diesem Wutgefühl einen Sinn zu geben. Im Gespräch kommen wir zum Schluss, dass die Klientin im Alltag versuchen soll, die Angst als Ressource anzusehen und mit ihr einen fiktiven Dialog zu führen.

6. Transfer: Hier gilt das berühmte «Fußball-Prinzip»: «Nach dem Spiel ist vor dem Spiel!». Es ist eigentlich noch gar nichts erreicht, die Klientin muss das geübte neue Verhalten jetzt auch außerhalb der Therapiesituation ausprobieren können. In diesem Fall muss sie dies unbegleitet tun, da die problematische Situation auftritt, wenn sie alleine zu Hause auf die Rückkehr ihres Mannes wartet oder einen Anruf der erwachsenen Kinder erwartet.

Wir vereinbaren, daher, dass die Klientin das eigene Verhalten beobachtet und in einem Tagebuch notiert. Zusätzlich vereinbaren wir ein Rollenspiel-Ritual: Ausgehend von der in Phase 1 beschriebenen Übung («Leerer Stuhl: Gefühle körperlich darstellen») lasse ich die Klientin aus meiner Knopfsammlung einen Knopf aussuchen, der die Angst symbolisiert. Diesen Knopf kann sie mit nach Hause nehmen. Das Ritual besteht aus folgender Handlung: Gegen Abend, wenn sie die Rückkehr ihres Mannes erwartet, wird die Klientin den Knopf neben sich hinlegen (z. B. auf die Fensterbank) und mit dem Knopf (bzw. der Angst) in einen Dialog treten.

Vorlage für Vorbereitung und Protokoll des Rollentrainings

Ein Rollentraining in dieser strukturierten Form ist nur wirksam, wenn es in eine gute Vor- und Nachbearbeitung integriert ist. Eine bedeutende Problematik beim Rollenspiel ist, dass viel passiert, aber nur wenig schriftlich festgehalten wird. Es fehlt mir meistens die Zeit, um nach einer Sitzung ein ausführliches Protokoll zu schreiben. Eine Video- oder Tonbandaufnahme ist eigentlich nur in der Ausbildung zweckmäßig, da diese Aufnahmen zeitlich zu umfangreich sind. Insbesondere für das Rollentraining ist ein solcher Mangel an schriftlichen Unterlagen problematisch: Wie ich zu Anfang beschrieben habe, kann es sinnvoll sein, den Menschen wie eine Uhr zu sehen. Und dementsprechend muss der «Reparaturprozess», bzw. das Rollentraining, klar strukturiert und zielgerichtet sein. Ich denke, jeder Rollenspiel-Leiter muss für sich selber das geeignete Instrument entwickeln, um Rollenspiel-Prozesse im Rollentraining schriftlich festzuhalten und die Entwicklung des Zielverhaltens zu kontrollieren.

Die **Tabelle 8** eine Vorlage zur Vorbereitung und Protokollierung von Rollentrainings, wie ich sie in meiner Praxis einsetze. Diese Vorlage kann mit kleinen Veränderungen auch für das explorative Rollenspiel und für Rollenspiel-Rituale eingesetzt werden.

Tabelle 8: Explorative Rollenspiele und Rollenspiel-Rituale

Fragestellung/Planung	Durchführung
Problematisches Verhalten: Situation: Zielverhalten: Erfolgreiches Zielverhalten ist zu erkennen an:	
Körperlich/figurativ/imaginativ: Bühne und Szenenaufbau: Rollen:	
Erster Durchgang (Erfolge, Probleme): Im Spiel erlebte Kognitionen, Emotionen und physiologisch-motorische Reaktionen: Evtl. Aktivierung von Ressourcen	

Fragestellung/Planung	Durchführung
Zweiter Durchgang (Erfolge, Probleme):	
Evtl. Einsatz von speziellen Rollenspiel-Techniken (z. B. Doppeln, Spiegeln, Rollenwechsel etc.):	
Auflösung der Szene und Entrollung:	
Auswertung: Erlebnisse, Eindrücke und Gefühle des Klienten:	
Auswertung: Wurden die definierten Ziele erreicht? Was war besonders gut?	
Wie zweckmäßig und wirksam war dieses Rollenspiel aus der Sicht des Klienten?	
Fortsetzung des Trainings (evtl. neue Szene) und Hausaufgaben:	

Modelllernen

Von zentraler Bedeutung ist das Rollenspiel als Rollentraining in der Verhaltenstherapie. Lazarus (1978, S. 160) meint, der Klient lerne durch das Rollenspiel im Wesentlichen vier spezielle Fertigkeiten:

- bei unvernünftigen Anforderungen mit «Nein» zu reagieren;
- andere um Gefälligkeiten zu bitten;
- positive Gefühle auszudrücken;
- von sich aus Kritik und Missbilligung zu äußern.

Franz und Ulrike Petermann (Petermann & Petermann 2003, S. 36) halten Rollenspiele für das wichtigste Vorgehen zur Verhaltensänderung im Training von Arbeits- und Sozialverhalten, wobei sie einen positiven und lang andauernden Effekt nur von gelenkten Rollenspielen erwarten. Unter *gelenkten Rollenspielen* verstehen sie solche, bei denen vom Trainer das Thema, das anzustrebende Zielverhalten, die Rollenverteilung und die Auswertungsform vorgegeben werden.

« Beispiel für ein Rollentraining *mit vorgegebenem Thema und Zielverhalten, aus einem Verhaltenstraining für übergewichtige Kinder – die Situationsgeschichte «Grill-*

fest» (aus: Petermann & de Vries 2007, S. 150 f.): «Wir spielen, dass du bei einem Grillfest bist. Ich spiele dich, und du spielst einen Erwachsenen, der dir Bratwurst anbietet. Alle haben Spaß, und du hast schon eine Bratwurst gegessen. Sie hat lecker geschmeckt. Nach einiger Zeit sagt jemand: ‹Komm, hier hast du noch eine Bratwurst. Iss sie ruhig, damit du groß und stark wirst!› Du möchtest eigentlich die Bratwurst gerne essen, sie sieht wirklich lecker aus, aber du hast ja schon eine gegessen, und das ist genug. Du weißt, dass da ziemlich viel Fett drin ist, und das ist nicht gesund. Du möchtest später nicht wieder ein schlechtes Gewissen haben. Du sagst deshalb ‹Nein danke, ich habe schon eine gegessen. Ich möchte jetzt lieber noch etwas mit den anderen spielen› und gehst weg.»

Anschließend wird mit dem Kind das Rollenspiel besprochen und aus den Rollen ein Feedback gegeben. Dann wird die gleiche Situation nochmals gespielt, allerdings mit Rollenwechsel (diesmal spielt das Kind sich selbst). Das Kind kann nun das Modellverhalten aus dem ersten Rollenspiel übernehmen. »

Im obenstehenden Beispiel kommt ein zentrales lerntheoretisches Prinzip der Verhaltenstherapie zur Anwendung: das Lernen am Modell. Bei diesem kognitiven Lernprozess erwirbt eine Person durch das Beobachten der Handlungen anderer neue Verhaltensweisen oder verändert bestehende Verhaltensweisen. Von zentraler Bedeutung ist dabei, dass auch die Konsequenzen einer Handlung beobachtet und bewertet werden.

Das Lernen über Modelle spielt im Alltag eine wichtige Rolle, da sehr viele Verhaltensweisen über Beobachtungslernen erworben und ausgeformt werden. So wird das Verhalten der Eltern (z. B. Unordentlichkeit, Unpünktlichkeit, lautes Sprechen, einander im Streit anschreien) ebenso imitiert wie Modelle in Filmen, Comics, Büchern und Zeitschriften (z. B. Popidole, Sportgrößen, Models). Im pädagogischen Kontext wird das Modelllernen gezielt als didaktisches Mittel eingesetzt, um Kindern oder Lernenden aller Altersklassen den Erwerb von neuen Verhaltensweisen auf ökonomische Weise zu erlauben. Modelle *in vivo* oder auf Videos kommen dabei ebenso zum Einsatz wie symbolische Modelle in Form von Figuren aus Geschichten oder Comics. Im Bereich der Behandlung von Störungen kommen Modelllernprozesse sehr gezielt zum Einsatz. Therapeuten fungieren in vielen verhaltenstherapeutischen Behandlungen als Modell (z. B. im Rahmen der Exposition bei Angststörungen, als empathische Zuhörer während der Therapiesitzung) und setzen das «Coping-Modell» beispielsweise im Rahmen von Rollenspielen ein, z. B. beim Selbstsicherheitstraining (Bodenmann et al. 2004, S. 243 f.).

Modell-Rollenspiele haben vor allem in der Therapie von Kindern und Jugendlichen eine große Bedeutung. In der Therapie mit aggressiven Kindern und Jugendlichen ist das Rollenspiel eine sehr häufig eingesetzte Methode (vgl. hierzu Cierpka et al. 2001, Petermann & Petermann 2005). Im folgenden Beispiel ist die

Zielsetzung, dass das aggressive Kind lernt, in Konfliktsituationen mit Hilfe einer Selbstverbalisation seine Reaktionszeit zu verzögern und seine Selbstkontrolle zu verbessern bzw. weiterzuentwickeln.

« Ausgegangen wird von einer fiktiven Spielsituation: Zwei Kinder streiten darüber, ob ein drittes, jüngeres Kind beim Tischfußballspielen mitmachen darf. Das «Therapiekind» übernimmt die Rolle eines Kindes, welches noch keine feste Meinung dazu hat, ob das dritte Kind mitspielen darf. Das Therapiekind erhält einen fantasierten Rollennamen. Es soll in der Rolle sowohl für als auch gegen das Mitspielen des imaginären dritten Kindes argumentieren. – Der Therapeut übernimmt die Rolle eines eher aggressiven Kindes, welches gegen das Mitspielen des dritten Kindes ist, und erhält auch einen fantasierten Rollennamen.

Verlauf des Rollenspiels: «Zu Beginn des Rollenspiels äußert sich der Therapeut wütend und verbal aggressiv gegenüber dem imaginären dritten Kind, das auch mitspielen möchte. Aufgrund des unentschiedenen Verhaltens des aggressiven Kindes äußert der Therapeut im leisen, jedoch wahrnehmbaren Selbstgespräch: ‹Na ja – eigentlich kann der Kleine ja nichts dafür, dass er noch so klein ist. Als sie mich früher einmal nicht mitspielen ließen, weil ich der Kleine war, fand ich das ziemlich doof und unfair. Unfair? Stopp – unfair ist es jetzt auch, wenn ich gegen den Kleinen bin. – (Das Selbstgespräch des Therapeuten wird nun etwas lauter.) Also gut, ausnahmsweise darf der Kleine heute mitspielen. Er hat Glück, dass ich heute gut drauf bin.› Kind und Therapeut einigen sich im weiteren Spielverlauf darauf, wie sie ein Tischfußball zu dritt am besten realisieren, damit keiner einen Vor- bzw. Nachteil hat. Hierzu werden gemeinsam möglichst viele Ideen gesammelt.» (Petermann & Petermann 2005, S. 170) »

In diesem Beispiel gibt der Therapeut als Modell vor, wie in einer Konfliktsituation durch Selbstverbalisation das eigene Handeln reflektiert werden kann und die Motive und Handlungsziele überprüft werden. Nach dem Rollenspiel fragt der Therapeut das Kind, ob es so etwas Ähnliches auch schon einmal gemacht habe. Erzählt das Kind ein entsprechendes Erlebnis, kann dieses besprochen oder im Rollenspiel dargestellt werden. Dadurch können bestehende Ressourcen des Kindes aktiviert und erweitert werden.

Zum Training von sozialen Fertigkeiten eignet sich auch das figurative Rollenspiel hervorragend. Dessen Vorteil besteht darin, dass der Klient das problematische Verhalten aus einer etwas distanzierten Position heraus zeigen kann.

« Beispiel aus der Therapie von Jan, *einem 12-jährigen Jungen, der an einer nichtorganischen Enkopresis (Stuhlinkontinenz bei Kindern nach dem Erlernen der Stuhlkontrolle) leidet:* Jan wurde von der Lehrperson, mit Einverständnis der Eltern, zu einem Verhaltenstraining angemeldet. Das regelmäßige Einkoten in der Schule belastet zunehmend die Klasse und verringert wahrscheinlich auch das Selbstwertgefühl des Jungen.

Ich lasse Jan aus einer Schachtel mit Menschenfiguren einige Figuren für sich selbst, den Lehrer und einige Mitschüler auswählen. Dann fordere ich ihn auf, mit diesen Figuren auf der Tischbühne die Klasse zu simulieren.

Therapeut: «Da ist der Lehrer, was macht er gerade?»

Klient: «Er schreibt etwas an die Tafel.»

Therapeut: «Und du und die anderen Schüler, was macht ihr gerade jetzt?»

Klient: «Ich schreibe etwas ab. Und hier die zwei, die schwatzen miteinander. Und diese da, die schreiben auch. Der da ist bereits fertig.»

Therapeut: «Du hast in der Klasse manchmal ein kleines Problem: das Einkoten. Wir wollen das jetzt mal hier mit den Figuren darstellen, wie das abläuft. Dazu musst du noch eine Figur auswählen: die Figur, die etwas macht … nämlich, dass du in die Hosen machst. So eine Art Zauberer, Hexe oder so. Welche Figur könnte das sein?»

Klient: (wählt die Figur einer Piratin mit Pistole aus): «Diese da ist es.»

Therapeut: (nimmt die Piratin in die Hand): «Gut, und jetzt stellen wir uns vor, du sitzt in der Klasse, bist gerade am schreiben. Wo bist du da. Welche Figur stellt dich dar?»

Klient: «Dieser da.»

Therapeut: «Also, der Jan sitzt da an seinem Pult und schreibt … und dann kommt die Piratin und …».

Klient: «… und es macht ‹flutsch› …».

Therapeut: «… und es macht ‹flutsch› … und die Hose ist voll … und was macht der Jan jetzt?»

Klient: «Nichts. Weiterschreiben.»

Mit Jan spiele ich jetzt im figurativen Rollenspiel das problematische Verhalten, so wie er es berichtet hat: Er unternimmt nichts, bis der Lehrer sagt, er solle doch kurz mit ihm in den Gang rauskommen; dort sagt ihm der Lehrer, dass es sehr unangenehm riecht und er doch bitte nach Hause gehen soll, um die Hose zu wechseln.

Gemeinsam suchen wir dann nach einem adäquateren Verhalten, ausgehend von der Annahme, dass der Besuch der Piratin nicht verhindert werden kann. Wir einigen uns auf folgendes Zielverhalten: Wenn es «flutsch» gemacht hat, meldet dies Jan dem Lehrer mit einem vorher vereinbarten Zeichen und verlässt das Klassenzimmer. Wir spielen diese Situation im figurativen Rollenspiel, und Jan kann das neue Verhalten figurativ üben. Wir diskutieren dabei auch die Frage, ob die anderen Schüler wissen, dass Jan ein Problem mit Einkoten hat.

Therapeut: «Was riecht und denkt dieser Schüler hier?»

Klient: «Nichts.»

Therapeut: «… Nichts? … Merken er und die anderen nicht, dass es stinkt?»

Klient: «Weiss nicht.»

Therapeut: «… doch, doch. Die merken, dass es stinkt. Und was wollen sie?»

Klient: «… ja, weiss nicht … vielleicht das Fenster öffnen …».

Therapeut: «Ja, vielleicht. Und macht einer das?»

Klient: «Nein.»

Therapeut: «Nein? Da ist also die Piratin gekommen, es hat bei Jan ‹flutsch› gemacht und es stinkt und die anderen bleiben einfach ruhig, sagen nichts. Warum sagen die wohl nichts? Was meinst du?»

Klient: «Weiß nicht. Einfach so.»

Therapeut: «Einfach so … Du, wir könnten doch da mal einen fragen. Wen wollen wir fragen? (Ich zeige auf eine Figur.) Zum Beispiel den hier? Wer ist denn das, wie heißt dieser Schüler?»

Klient: «Mirko. Das ist der Mirko.»

Therapeut: (nimmt eine weitere Figur aus der Schachtel): «Schau, das ist Frau Neugier, sie will alles wissen, stellt hundert Fragen. Also, sie geht ins Klassenzimmer und fragt den Mirko: ‹Mirko, merkst du, das da etwas stinkt?›»

Klient: (als Mirko antwortend): «Ja, das ist grausam, wie das stinkt.»

Therapeut: (als Frau Neugier): «Und warum sagst du nichts, Mirko?»

Klient: (als Mirko antwortend): «Das ist irgendwie … so … da mag ich nichts sagen …».

Therapeut: (als Frau Neugier): «Ist es dir etwa peinlich?»

In dieser Szene wird nun im figurativen Rollenspiel die Aufmerksamkeit auf die kognitiven Prozesse in der problematischen Situation gelenkt. Indem Jan jetzt im Spiel einige Überlegungen anstellt, warum die anderen Schüler nichts sagen, kann er auch über seine eigenen Gedanken und Gefühle mehr Klarheit erhalten. In einem nächsten Schritt wird dann im figurativen Rollenspiel geübt, wie sich Jan gegenüber seinen Mitschülern bezüglich des Einkotens verhalten kann. »

Ein zentrales lernpsychologisches Kriterium für ein wirksames Rollentraining ist der Spaß: Der Lernende muss Freude haben, muss am Rollenspiel Spaß haben. Dies wird im obenstehenden Beispiel u.a. durch das Hinzufügen der Fantasierollen der Piratin und der Frau Neugier erreicht. Dies gibt dem Training einen spielerischen Charakter und animiert den Jungen zum Mitspielen.

Reskription von belastenden Erinnerungen

In Teil E «Exploratives Rollenspiel» habe ich beschrieben, wie durch die szenische Darstellung von belastenden Ereignissen mögliche Verhaltensweisen exploriert werden können. Es gibt aber Erlebnisse aus der Vergangenheit, die uns schwer belasten, auch wenn sie in der Gegenwart nicht mehr vorkommen. Ich meine in erster Linie jene Erfahrungen, bei denen ein Kind hilflos dem Fehlverhalten einer erwachsenen Person ausgesetzt ist. Solche Erinnerungen können die Gesundheit und das Wohlbefinden einer Person massiv beeinträchtigen. Diese Erinnerungen lassen sich nicht einfach löschen. Wir können aber mit dem Rollenspiel neue Varianten dieser Erinnerungen «schreiben» (Reskription).

« Der Klient hat erzählt, dass er als Kind von seinen Eltern oft bestraft wurde, indem er in eine kleine, dunkle Besenkammer eingesperrt wurde. Ich schlage vor, diese belastende Erinnerung, die in ihm immer neu das Gefühl von Hilflosigkeit und Einsamkeit aufkommen lässt, auf der Bühne szenisch darzustellen. Zielsetzung ist, durch eine neue Erfahrung im Rollenspiel diese schlimmen Erinnerungen besser ertragen zu können. Ich bitte den Klienten, den Eingang zur Besenkammer szenisch darzustellen. Mit Kissen werden die Positionen der beteiligten Personen (Vater, Mutter, Kind) festgelegt. Ich bitte den Klienten vom Bühnenrand aus und ohne Rollenübernahme zu erzählen, wie diese Situationen sich üblicherweise abgespielt haben («Was haben die Eltern gesagt und getan? Was haben Sie gesagt und getan?»). Nach diesem Szenenaufbau und der Erzählung vom Bühnenrand aus lade ich den Klienten ein, diese Erinnerung «neu zu ‹schreiben› und zu spielen»:

Therapeut: «Wir machen nun eine kleine Fantasiearbeit. Wir stellen uns vor, dass dieses Kind – also Sie als Kind – in dieser Situation nicht alleine ist: Es gibt heute auch noch Sie als Erwachsenen. Ich möchte Sie nun einladen, diese Szene jetzt in einer ganz anderen Version zu spielen, indem Sie als Erwachsener in diese Szene eintreten und eine Intervention durchführen, die für das Kind hilfreich ist. Versuchen Sie, diese Situation so zu verändern, dass es dem hilflosen Kind von damals besser geht. Und stellen Sie sich vor: Es sind die Eltern von damals, da waren Sie noch jung, es sind Ihre Eltern, so wie sie damals waren, nicht die Eltern von heute.»

Klient: (er betritt nun die Bühne und spricht zu den Eltern) «Das dürft ihr nicht machen! Ihr jagt dem Kleinen eine Wahnsinns-Angst ein. Er hat zwar etwas Verbotenes gemacht, aber diese Strafe ist ungerecht.»

Therapeut: «Sie können, wenn Sie wollen, auch zum Kind sprechen und es an die Hand nehmen und aus der Gefahrenzone rausnehmen oder … sonst etwas, das Ihnen als hilfreich erscheint.»

Klient: (wendet sich an das imaginäre kleine Kind, welches durch ein Kissen positioniert ist) «Gib mir die Hand, komm hier raus, das ist kein Ort für kleine Kinder, du musst keine Angst mehr haben.»

Therapeut: «Bleiben Sie einen kurzen Moment stehen. Wir frieren nun dieses Bild sozusagen ein. Sie als Erwachsener stehen vor Ihren Eltern, so wie sie damals waren, mit diesem Kind, also Sie selber von damals, an der linken Hand. Was möchten Sie den Eltern sagen, in diesem Moment? Bleiben Sie einen Moment so stehen … spüren Sie die Hand des kleinen Kindes in Ihrer Hand … hinter Ihnen ist diese Besenkammer … vor Ihnen stehen die Eltern … was fühlen Sie … was wollen Sie sagen?»

Klient: (zu den imaginären Eltern von damals) «Das macht ihr nie wieder. Ich liebe euch, aber das macht ihr nie wieder … sonst … macht das nie wieder!»

Therapeut: (legt je ein Kissen hin für Kind und Erwachsenen in der neuen Position und entfernt die Position des Kindes in der Kammer) «Jetzt kommen Sie mal hier zu mir an den Rand der Szene … wir wollen uns dieses veränderte Bild mal anschauen: Da stehen Sie als Erwachsener … mit dem Kind an der Hand … die Eltern frontal gegenüber … Wie geht es Ihnen, wenn Sie das sehen?»

Klient: «Es ist, wie wenn eine Last von mir fällt ... ein schwerer Stein fällt weg ... ich kann wieder atmen ... so hätte es sein sollen ...».

Therapeut: «Können wir dieses Bild so stehen lassen? Und wir gehen zurück und setzen uns wieder, zur weiteren Besprechung?»

Klient: «Ja.»

»

Dieses «Neu-Schreiben» von Erinnerungen ist ein therapeutischer Versuch, die belastende Erinnerung im Gedächtnis neu zu verankern. Das neue Bild löscht zwar das alte nicht aus, es führt aber zu einer neuen Abfolge von Bildern: zu der alten belastenden Erfahrung der Hilflosigkeit kommt ein neues Bild der positiven Kontrollerfahrung hinzu.

Diese Reskript-Methode ist auch im figurativen Rollenspiel auf der Tischbühne äußerst wirksam. Die oben beschriebene Besenkammer-Szene kann mit Figuren und Klötzen gestellt werden. Dies kann auch angezeigt sein, wenn der therapeutische Prozess eine größere Distanzierung von der Erinnerung verlangt, weil der Klient sonst von starken Emotionen überflutet werden könnte.

Dieses Verfahren der Reskription von Erinnerungen wird häufig in der Behandlung bei traumatischem Stress eingesetzt.

« *Dazu das* Beispiel eines imaginativen Rollenspiels *auf der inneren Bühne mit körperlicher Rollenübernahme: Die Klientin wurde als Kind von ihrem Vater sexuell missbraucht (aus Vetter & Smucker 1997):* «Nachdem als Ziel der Intervention die Reduktion der sie am stärksten quälenden Nachhallerinnerung festgelegt wurde, fängt der Therapeut mit der Expositionsphase der Imaginationsarbeit an und lässt die Patientin sich ihre Nachhallerinnerung bildlich vorstellen. Nach dieser ersten Imagination der Missbrauchsszene wird das Augenmerk auf die Reskription gelenkt, wobei primär das Ohnmachtsschema angegangen wird:

Therapeut: ‹Ich möchte nun, dass Sie nochmals ganz an den Anfang der Missbrauchsszene zurückgehen und anfangen, den Missbrauch, so wie Sie ihn erlebt haben, ein zweites Mal zu beschreiben. An einem geeigneten Punkt werde ich Ihnen dann helfen, die Imagination zu verändern und einen besseren Ausgang zu gestalten, einen, der Ihnen vermehrt das Gefühl vermittelt, stark zu sein und die Kontrolle über die Situation zu haben. Wenn Sie bereit sind, können Sie den Anfang der Missbrauchsszene visualisieren und wiederum – in der Gegenwartsform – beschreiben, was mit Ihnen geschieht.›»

(Die Klientin beschreibt erneut die Missbrauchsvorstellung, aber als sie dieses Mal anfängt, die Belästigung wiederzuerleben – ‹... er kommt zum Bett herüber und fängt an, mein Nachthemd aufzuknöpfen ...› – greift der Therapeut ein.)

«*Therapeut:* ‹Können Sie sich genau jetzt, in diesem Moment, selbst, als Erwachsene visualisieren, wie Sie in die Szene einsteigen und das Zimmer betreten? Können Sie sich das bildlich vorstellen?›

Klientin: ‹Ja.›

Therapeut: ‹Wo befinden Sie sich, die ERWACHSENE, im Raum respektive in Bezug auf das KIND?›

Klientin: ‹Ich stehe bei der Türe.›

Therapeut: ‹Was würden Sie, die ERWACHSENE, an diesem Punkt gerne tun?›

Klientin: ‹Ich würde gerne einen Weg finden, um ihn aus dem Zimmer zu treiben, aber er ist größer als ich.›

Therapeut: ‹Sie würden gerne einen Weg finden, um ihn aus dem Zimmer zu treiben, aber er ist größer als Sie. Wie würden Sie ihn gerne aus dem Zimmer bringen?›

Klientin: ‹Ja, er ist bestürzt, da alles, was er bisher machte, im Geheimen geschah. So sage ich einfach: ‚Was machst Du da?' (Stimme erhoben, hart). Es sieht so aus, als ob er immer Angst hätte, ertappt zu werden.›

Therapeut: ‹Er will also nicht ertappt werden. Er macht die Dinge lieber im Geheimen. So schreien Sie? ‚Was machst du hier?'›.

Klientin: ‹Ja!›

Therapeut: ‹Und wie antwortet er?›

Klientin: ‹Er scheint erschüttert, aber es ist, als ob er sagen würde: ‹Ich mache gar nichts!›

Therapeut: ‹Und wie antworten Sie?›

Klientin: ‹Ich sage: ‹Das stimmt nicht, verschwinde und lass sie alleine!›

Therapeut: ‹Und wie reagiert er nun?›

Klientin: ‹Er versucht, aus dem Bett zu kommen, und schaut mich ganz gemein an; er scheint mir Angst einflößen zu wollen.›

Therapeut: ‹Er steht also auf, schaut Sie gemein an und versucht auf diese Weise, Ihnen Angst einzuflößen. Und wie würden Sie gerne darauf reagieren?›

Klientin: ‹Ihm direkt in die Augen schauen und sagen: ‚Verschwinde von hier!'›

Therapeut: ‹Können Sie ihm in die Augen schauen und ihm das sagen?›

Klientin: ‹Ja!›» (Vetter & Smucker 1997, S. 52)

In diesem ersten imaginativen Rollenspiel konnte die Klientin nebst ihrem bisherigen Gefühl von Ohnmacht dem Vater gegenüber ein Gefühl von autonomer Selbständigkeit und Kontrolle erfahren. Dieses neue Gefühl von Kompetenz, die eigene Integrität bewahren zu können, steht in einem Gegensatz zu der fortwährenden Hilflosigkeit und Erstarrtheit, welche die Klientin als Kind immer wieder erfahren musste. In einem weiteren Rollentraining fordert der Therapeut nun die Klientin auf, sich um das hilflose und erstarrte Kind zu kümmern:

«*Therapeut*: ‹Er ist jetzt also gegangen, und er hat das Licht gelöscht. Und was geschieht mit dem Kind?›

Klientin: ‹Es sitzt einfach dort, wie erstarrt.›

Therapeut: ‹Es sitzt dort wie erstarrt?›

Klientin: ‹Legt sich hin wie erstarrt.›

Therapeut: ‹Wie würden Sie gerne dem Kind gegenüber reagieren?›

Klientin: ‹Ich gehe hinüber zum Bett und sage: ‚Ich bin da und ich werde dich beschützen!' Aber es ist immer noch wie erstarrt. Und es hat Tränen in den Augen.›

Therapeut: ‹Es ist immer noch wie erstarrt, fängt aber an zu weinen. Wie reagieren Sie, die Erwachsene, auf die Tränen?›

Klientin: ‹Ich sage, dass es schon recht sei, zu weinen, aber ich möchte es nicht berühren. Ich habe Angst, es zu erschrecken. Ich möchte es gern umarmen, aber ich habe Angst, ihm Furcht einzuflößen.›

Therapeut: ‹Wollen Sie fragen, ob es ihm recht sei, wenn Sie es umarmen?›

Klientin: ‹Ich glaube, ich frage, ob es aufsitzen möchte.›

Therapeut: ‹Und wie reagiert es?›

Klientin: ‹Es sitzt einfach irgendwie auf und fängt an, seinen Schlafanzug zuzuknöpfen und das Unterteil seines Pyjamas wieder anzuziehen.›

Therapeut: ‹Und wie fühlt es sich gerade jetzt?›

Klientin: ‹Es fühlt sich sicherer, wie nun jemand davon Ahnung hat.›» (Vetter & Smucker 1997, S. 53)

»

Wir sehen in diesem Beispiel, wie vorsichtig der Therapeut das imaginative Rollenspiel leitet. Seine Interventionen bestehen aus einigen wenigen Vorschlägen und einem aufmerksamen, aktiven Zuhören. Ziel seiner Interventionen ist die Veränderung des «Drehbuchs» der Erinnerung, so dass die erlebte Hilflosigkeit durchbrochen wird. Für das Reskript können auch andere Personen, die die Klientin unterstützen können – nicht nur das Erwachsenen-Ich – in die belastende Szene eingeführt werden. Diese «inneren Helfer» können Personen und Tiere aus dem realen Umfeld der Klientin sein (Tante, Bruder, Lehrerin, Hund, Katze etc.), aber auch Fantasiefiguren (Zauberer, Robin Hood usw.) oder Objekte, die im Rollenspiel lebendig werden (Plüschbär, Puppe, Pflanze etc.). Durch das Einfügen dieser neuen imaginären Rolle in eine Angst machende Erinnerung mit einem starren Rollensystem können neue Ressourcen zur Bewältigung aktiviert werden.

Das hier beschriebene imaginative Rollenspiel auf der *inneren Bühne* kann auch als imaginatives Rollenspiel auf der *Leinwandbühne* durchgeführt werden. Dazu wird die Bildschirmtechnik eingesetzt, wie sie u. a. von Reddemann (2001) beschrieben wird (ich zeige im Folgenden eine mögliche Variante des obigen Rollenspiels).

« Dabei werden zwei Stühle nebeneinandergestellt, wie zum Fernsehen.

Therapeut: «Wir setzen uns jetzt hier auf diese zwei Stühle und stellen uns vor, da steht ein großer Bildschirm. Ich möchte nun, dass Sie nochmals ganz an den Anfang der Missbrauchsszene zurückgehen und sich vorstellen, dass wir den Missbrauch, so wie Sie ihn erlebt haben, hier auf der Leinwand sehen. Sie haben dabei eine imaginäre Fernbedienung in der Hand – damit können Sie das Bild abstellen und wieder anstellen, wie Sie wollen, Sie können das Bild kleiner machen, den Ton leiser stellen oder abschalten usw., eben wie bei einer Fernbedienung. Wollen Sie das mal ausprobieren? An einem geeigneten Punkt werde ich Ihnen dann helfen, diesen imaginären Film zu verändern und einen besseren Ausgang zu gestalten, einen, der Ihnen vermehrt das Gefühl vermittelt, stark zu sein und die Kontrolle über die Situation zu haben.

Wenn Sie bereit sind, können Sie den Anfang der Missbrauchsszene visualisieren und wiederum – in der Gegenwartsform – beschreiben, was Sie auf dem Bildschirm sehen. Sprechen Sie dabei aber nicht in der Ich-Form, sondern über das Mädchen, das Sie damals waren: Also nicht ‹… er fängt an, mein Nachthemd aufzuknöpfen …›, sondern: «… und er fängt an, *ihr* Nachthemd aufzuknöpfen». Erzählen Sie, als ob das eine andere Person wäre, die Sie da auf dem Bildschirm sehen … erzählen Sie von diesem Mädchen, wie wenn es eine andere

Person wäre. In diesen Film, den Sie da sehen, werden wir dann eingreifen: Sie werden als ERWACHSENE, so wie Sie heute sind, in dieses Drehbuch eingreifen und auf dieser Filmbühne erscheinen.» »

Der Verlauf dieses Reskripts auf der *Leinwandbühne* ist derselbe wie weiter oben beschrieben auf der *inneren Bühne*. Der Vorteil der Bildschirmtechnik liegt in der größeren Distanzierung, da das Bild nach außen projiziert wird und in der dritten Person gesprochen wird. Diese Distanzierung – kombiniert mit den Möglichkeiten der imaginären Fernbedienung – gibt der Klientin mehr Kontrolle über die Situation und klare Ausstiegsmöglichkeiten, falls die Bilder zu bedrohlich werden.

Rollentraining in der deliktorientierten Therapie

Das Rollenspiel kann auch im Verhaltenstraining mit delinquenten Klienten eingesetzt werden. Im Buch *Wege, an sie ranzukommen* (2005) habe ich dokumentiert, wie bei gewaltbereiten Kindern und Jugendlichen mit Rollenspielen die Fähigkeit zum Selbstmanagement erweitert werden kann. Auch in der Therapie mit Verkehrsdelinquenten setze ich oft Rollenspiele ein, um inadäquate Verhaltensweisen zu korrigieren.

« Der 25-jährige Verkehrsdelinquent hat durch eine massive Geschwindigkeitsübertretung einen folgenschweren Unfall verursacht. Er selber blieb unverletzt, aber seine Beifahrerin wurde schwer verletzt. Der Unfall ereignete sich vor bald zwei Jahren. Die Beifahrerin ist mittlerweile genesen, der Klient hat keinen Kontakt mehr zu ihr. Er hat erzählt, dass er nach dem Unfall starke Schuldgefühle hatte und nicht wusste, wie er mit dieser schwerverletzten Person oder ihrer Familie umgehen könnte. Er meint, es wäre gut gewesen, wenn er sie damals im Spital besucht und sich entschuldigt hätte.

Therapeut: «Sie meinen, das wäre richtig gewesen?»

Klient: «Ja, ich hätte mich bei ihr entschuldigen sollen.»

Therapeut: «Ich schlage vor, Sie machen das jetzt hier symbolisch … Sie holen das nach … Stellen Sie sich vor, das Rad der Zeit wurde zurückgedreht, stellen Sie sich vor, die Beifahrerin ist im Krankenhaus, und Sie besuchen Sie … oder telefonieren … oder schicken Blumen … oder was würden Sie gerne tun?»

Der Klient äußert den Wunsch, sich bei der Beifahrerin mit einem Blumenstrauß zu entschuldigen. Wir richten eine Bühne ein: Mit zwei Stühlen wird ein Krankenhaus-

bett simuliert und mit zwei Büchern der Eingang ins Zimmer der schwerverletzten und nicht ansprechbaren Patientin. Der Klient spielt die Szene: Er entschuldigt sich bei ihr, legt die Blumen hin und geht schnell wieder raus. Die Patientin kann sich nicht bewegen und auch nicht sprechen, ist aber bei Bewusstsein.

Therapeut: «Gut. Wie ist das Gefühl nach dieses Entschuldigung?»

Klient: «Buuhh … Das war schwierig …».

Therapeut: «Ja, das habe ich auch so erlebt. Ich schlage vor, wir machen es noch etwas schwieriger. Nehmen Sie doch bitte nochmals dieses Kissen als Blumenstrauß und stellen Sie sich vor die Türe zum Zimmer der verletzten Kollegin. Jetzt machen wir aber einen kleinen Zeitsprung: Stellen Sie sich vor, es ist drei Wochen nach dem Unfall, die Patientin hat sich bereits etwas erholt, kann nun auch sprechen. Es ist wie vorhin, Ihr erster Besuch bei der verunfallten Kollegin im Krankenhaus. Sie wollen sich entschuldigen. Start: Sie können nun anklopfen und eintreten.»

Klient: (bleibt stehen, ihm ist sichtlich unwohl) «Äh … also … äh … ich glaube … ich will lieber nicht …».

Therapeut: «Doch, doch, Sie wollen sich entschuldigen … mutig … mutig …».

Klient: «Nein, ich gehe lieber nicht!»

Therapeut: «Dann kommen Sie doch mal raus aus dieser ungemütlichen Rolle … kommen Sie hier zurück an unseren Besprechungsort, setzen wir uns einen Moment und überlegen: Warum hat es beim ersten Mal funktioniert und jetzt nicht?»

Klient: «Sie würde mir die Blumen um die Ohren schlagen. Sie würde mich beschimpfen.»

Therapeut: «Genau … weil sie jetzt nicht mehr die hilflose Patientin ist. Im ersten Spiel haben Sie sich nicht wohlgefühlt und sind schnell weggegangen: Sie haben wahrscheinlich innerlich gemerkt, dass …».

Wir besprechen die in den beiden Szenen gemachten Erfahrungen und entwickeln verschiedene Verhaltensmöglichkeiten. »

Anders als im explorativen Rollenspiel leiten mich im Rollentraining klare Vorstellungen über das Zielverhalten. Im Training mit Straftätern kann das erste Rollentraining dazu benutzt werden, ein klares Modell vorzugeben oder, wie oben beschrieben, eine inadäquate Modellvorstellung des Klienten zu löschen.

Symptomverschreibung

Die Methode der Symptomverschreibung wurde ausführlich von Watzlawick u.a. (1992) beschrieben. Es liegt im Wesen eines Symptoms, dass es etwas Ungewolltes und Autonomes ist. Ein Symptom ist ein spontanes Verhalten, das von der betreffenden Person nicht willentlich kontrolliert wird. Es kann nützlich sein, in einer ersten Phase der Therapie das Symptom willentlich zu verstärken (beispielsweise bei einer Sozialphobie das Zittern oder bei einer Störung des Sozialverhaltens die lauten Beschimpfungen). Bei der Symptomverschreibung wird der Klient aufgefordert, aus seinem Rollenhaushalt die Rolle des akuten Symptomträgers zu übernehmen (z.B. «der Verhaltensauffällige» oder «der sozial Ängstliche») und die Symptome eventuell auch noch zu verstärken. Es gibt verschiedene Möglichkeiten der Symptomverschreibung, innerhalb und außerhalb der Therapiesitzung. Hier einige Beispiele:

« Beispiel 1: Ein verhaltensauffälliger Junge, der oft mit lauter Stimme Befehle und Beschimpfungen gegenüber anderen äußert, wird aufgefordert, seine Symptome innerhalb der Therapiesitzung in einem Rollenspiel zu produzieren.

Hierbei wird vorher mit dem Klienten das Symptom genau definiert und mit einer Skala von 1 bis 7 gewichtet: 1 steht für ein ganz schwaches, fast zögerliches Schimpfen und 7 für ein sehr starkes Schimpfen. In einem ersten Rollenspiel werden diese «Stufen» der Beschimpfung geübt. Ich rufe hierbei jeweils eine Zahl aus, und der Klient zeigt das entsprechende Verhalten in der entsprechenden Stärke. Ist diese willentliche Veränderung der Stärke des Symptoms in einem unkonkreten Rollenspiel möglich, kann dies nun in einer konkreten simulierten Situation mit Rollenspiel geübt werden. Ich frage den Jungen also nach einer Alltagssituation, bei der er sich in der Regel wohlfühlt und keine Symptome seiner Störung des Sozialverhaltens zeigt. Der Junge erzählt, dass er sehr gerne in die Schulbibliothek geht und dort nie Probleme mit der Aufsichtsperson hat. Wir simulieren nun diese Situation im Rollenspiel, und ich fordere den Jungen auf, in der imaginären Bibliothek sein Symptom in verschiedenen Stärkegraden zu spielen. »

« Beispiel 2: Ein Klient kommt wegen mehrfacher Gesetzesverstöße in die deliktorientierte Psychotherapie. Zu seinen Symptomen zählt die Bagatellisierung der Vorfälle und die Verhöhnung der getroffenen Maßnahmen. Dies zeigt sich in der Therapiesitzung u.a. daran, dass der Klient meine Aussagen immer mit einem ironischen Kommentar begleitet («… das ist ja hochinteressant!», «Das ist echt spannend!»). Ich stehe auf, stelle neben unsere beiden Besprechungsstühle noch zwei weitere Stühle und kommentiere:

- «Dieser Stuhl, den ich hier neben Sie stelle, ist der Stuhl des respektvollen Klienten. Der Klient auf diesem Stuhl denkt, dass er in einem bestimmten Bereich seines Alltags Fehler gemacht hat und vielleicht sein Verhalten irgendwie ändern muss.»
- «Der Stuhl, auf dem Sie jetzt gerade sitzen, ist der Stuhl der Verhöhnung. Wer auf diesem Stuhl sitzt, denkt meistens: ‹Ich muss diese langweilige Therapie absitzen … das ist auch noch sehr teuer … ich habe keine Lust, diesem Quatsch zuzuhören … und das teile ich auch indirekt mit, indem ich eine übertriebene Begeisterung zeige.›»
- «Der Stuhl, auf dem ich gerade eben noch saß, ist der Stuhl des Respekts. Der Therapeut, der da sitzt, denkt: ‹Verkehrsdelinquenten haben in ihrer Rolle als Verkehrsteilnehmer versagt, sie sind aber in anderen Rollen sicherlich kompetent und verantwortungsbewusst. Verkehrsdelinquenten haben in einem bestimmten Bereich ihres Alltags Fehler gemacht, da müssen sie umlernen, in anderen Bereichen sind sie aber ganz wertvolle Menschen. Ich nehme diese Personen ernst, ich respektiere sie.›»
- «Und dieser vierte Stuhl hier daneben ist der Stuhl des höhnischen Therapeuten. Wer da sitzt, der denkt: ‹Das sind doch alles Versager und Heuchler, diese Verkehrsdelinquenten. Ich glaube denen kein Wort. Sie sind nicht fähig, eigene Fehler einzusehen. Äußerlich täusche ich Interesse und Verständnis vor, aber innerlich … da kann ich nur lachen über diese Flaschen!›»

Ich setze mich wieder auf meinen Besprechungsstuhl und kommentiere: «Ich kehre nun auf meinen Stuhl des Respekts zurück und bleibe hier. Vielleicht werde ich dann mal auf diesen anderen Stuhl wechseln, aber ich glaube eher nicht, das entspricht mir nicht. Und ich schlage vor, Sie bleiben für die Dauer dieser Sitzung auf Ihrem Stuhl sitzen, das entspricht am besten Ihrer aktuellen Stimmung. Bei der nächsten Sitzung werden wir dann zu Beginn abmachen, welche Stühle der Tagesform entsprechen. Für die 20 Minuten, die jetzt noch bleiben, schlage ich vor, dass sie auf diesem Stuhl verharren und mit Ihrem Verhalten weitermachen.» »

Die beiden obenstehenden Beispiele zeigen *sitzungsinterne* Symptomverschreibungen. Diese Art von paradoxen Interventionen kann auch *sitzungsextern* durchgeführt werden. Dazu noch ein Beispiel:

« Ein Jugendlicher kommt in die Beratung, weil er in seiner Berufslehre große Probleme hat und ein Abbruch der Ausbildung droht. Sein Arbeitgeber will nicht mehr akzeptieren, dass er morgens mit ziemlicher Regelmäßigkeit zu spät am

Arbeitsplatz erscheint. Der Jugendliche berichtet, dass ihn seine Eltern wecken, er aber dann doch zu lange liegen bleibe und schließlich den Bus verpasse. Dann komme er jeweils eine halbe Stunde zu spät. Ich schlage ihm Folgendes vor: Jeweils am Donnerstag soll er die Rolle des «Aufsteh-Versagers» übernehmen, unabhängig davon, ob er in dieser Woche bereits mehrmals zu spät gekommen ist. Er soll dem Arbeitgeber mitteilen: «Am Donnerstagmorgen muss ich jeweils einen therapeutischen Auftrag erledigen und komme daher eine halbe Stunde später.» Die Eltern sollen ihn am Donnerstag wie üblich rufen, und er soll wie üblich noch liegen bleiben und dann den Bus verpassen. Dabei soll er sich immer auch überlegen, was der Genuss bei diesen «verbotenen Handlungen» ist.

Eine erste Auswertung dieser Symptomverschreibung erfolgt bei der nächsten Sitzung, drei Wochen später. Der Jugendliche berichtet, dass es ihm sehr schwergefallen sei, am Donnerstag nicht aufzustehen, und dass er in Bezug auf dieses obligatorische Liegenbleiben wenig Genuss verspürt habe. Das Aufstehen sei ihm seither wesentlich leichter gefallen. »

Rollentraining mit Audio- und Video-Feedback

Zum Training sozialer Fertigkeiten (z. B. Einfühlungsvermögen) werden oft Rollenspiele mit Video-Feedback eingesetzt. Hierzu stellt der Trainer als Modell die neu zu erwerbende Fertigkeit vor (z. B. das mimische Ausdrucksverhalten situationsadäquat regulieren). Anschließend werden dazu Rollenspiele durchgeführt, mit verschiedenen Rollenwechseln. Nach jedem Rollenspiel wird das mimische Ausdrucksverhalten auf dem Video gesichtet, bewertet und wird das Zielverhalten eventuell neu oder genauer definiert. Wichtig ist, dass die Rückmeldungen präzise sind und an die Rolle gerichtet sind («In dieser Rolle haben Sie wenig gelächelt»). Franz und Ulrike Petermann (Petermann & Petermann 2003, S. 30) halten das Rollenspiel mit Video-Feedback für das zur Verhaltensänderung im Bereich der sozialen Kompetenzen wichtigste Vorgehen. Dieses Vorgehen ist aber äußerst zeitaufwändig, da wiederholt kurze Sequenzen gespielt, gesichtet und besprochen werden.

Aber aufgepasst: Selbstunsichere oder depressive Klienten reagieren oft mit Selbstabwertung, wenn sie mit eigenen Audio- oder Videoaufnahmen konfrontiert werden. Der Therapeut wird dadurch dazu verführt, dem Klienten nun eine positive Rückmeldung zu geben («… aber Sie wirken doch recht sympathisch …», «Sie sind sehr streng mit sich selbst …»). Lerntheoretisch kann eine solche Kommunikation folgendermaßen beschrieben werden: Die Selbstabwertung wird systematisch verstärkt, indem der Klient auf seine selbstabwertenden Aussagen positive Rückmeldungen des Therapeuten erfährt, während das Rollenspiel an Bedeutung verliert. Damit dies nicht passiert, darf das Audio- und Video-Feedback nicht aus Pauschalurteilen über das Verhalten bestehen, sondern es muss ihm um präzise Selbstevaluationen zu konkreten Fragestellungen gehen, wie beispielsweise:

- Was hatten Sie sich vorgenommen?
- In welchem Ausmaß konnten Sie das Zielverhalten erreichen (auf einer Skala von 1 bis 10)?
- Was hat Sie positiv überrascht?
- Was war besser als beim letzten Rollenspiel?
- Was war einfacher als im Alltag?
- Hat sich in Ihrer Einstellung zum Problemverhalten etwas verändert?
- Was wollen Sie beim nächsten Mal ausprobieren?

Audio- und Videoaufzeichnungen haben den großen Vorteil, dass dem Klienten entscheidende Passagen aus dem Rollenspiel vorgeführt und mit ihm besprochen werden können. Auch Fortschritte im Verhaltenstraining lassen sich so sehr gut dokumentieren und wirken auf den Klienten leistungsfördernd. Bei eher ängstlichen und sozial unsicheren Klienten sollte in einem ersten Schritt auf die elektronische Aufzeichnung verzichtet werden. Sie kann den Klienten von der eigentlichen Zielsetzung im Rollentraining ablenken und bei ihm Selbstdarstellungsprobleme in den Vordergrund rücken (vgl. Fliegel et al. 1998, S. 26).

Comicgeschichten

Anhand von Comicgeschichten werden komplexe Interaktionssequenzen unter Einbeziehung von Gestik, Mimik, Blickrichtung, Sprech- und Denkblasen mit den Klienten (meistens Kinder) betrachtet und beurteilt. Dadurch soll die Fähigkeit zum Erkennen und Deuten von spezifischen Gefühlszuständen trainiert werden. Die Fähigkeit der Klienten, komplexe Interaktionen von Comicfiguren adäquat zu deuten, zeigt sich darin, wie sie die verbalen Anteile der Sprech- und Denkblasen ergänzen können (vgl. hierzu Petermann & Petermann 2006, S. 144 f.).

Ein Rollentraining in Comicgeschichten eignet sich hervorragend für Klienten mit (noch) geringen kognitiven und sprachlichen Fähigkeiten, wie z. B. Kinder in der Schuleingangsphase, Jugendliche mit geringen Sprachkenntnissen, Erwachsene mit geringer Schulbildung und geistig behinderte Klienten.

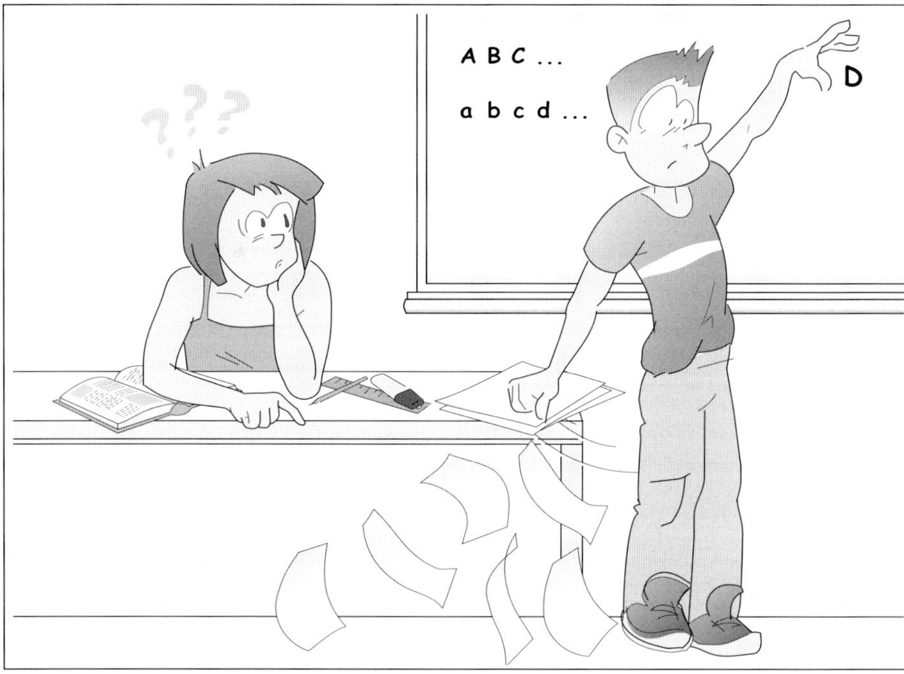
A B C ...
a b c d ...
D

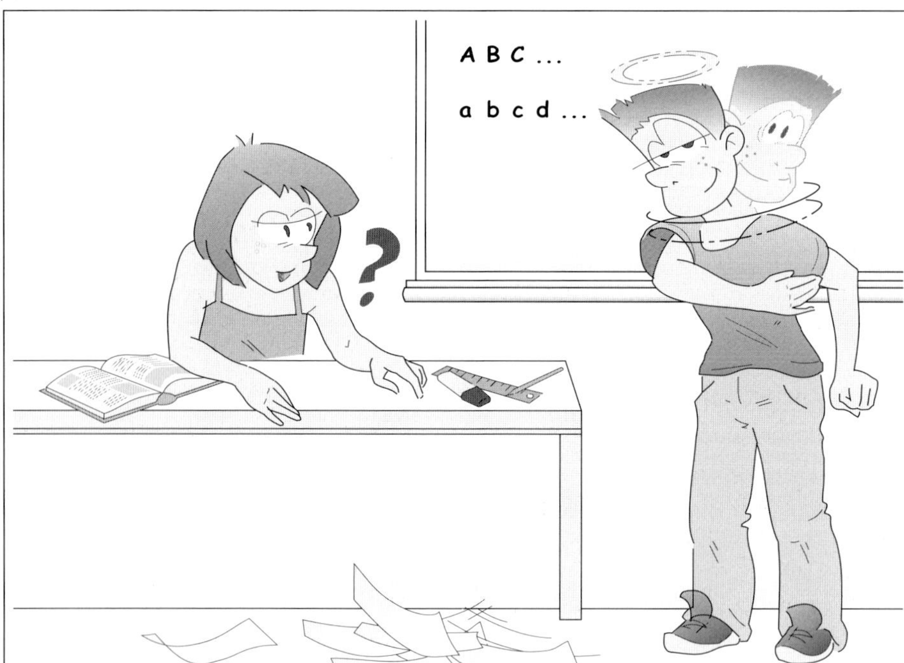
A B C ...
a b c d ...

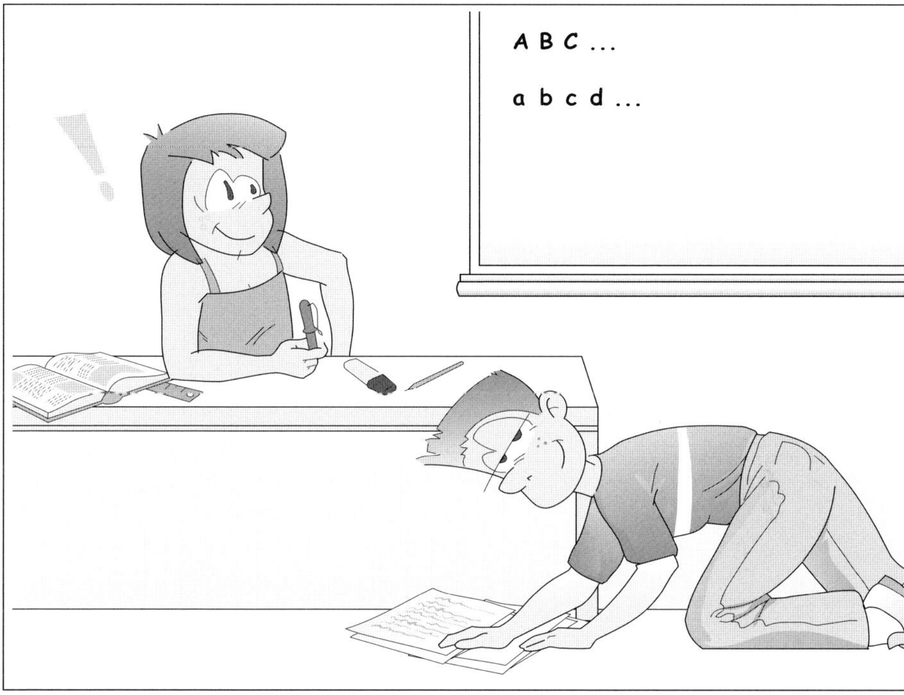

Abbildung 14: Beispiel: Comicgeschichte «Prüfungsstress»

Rollentraining-Comicgeschichten können auch vom Therapeuten selbst gezeichnet werden. Er kann für die spezifische Problematik des Klienten improvisierte Strichmännchen-Zeichnungen entwickeln. Hierzu ein Beispiel aus dem Training mit einem aggressiv-antisozialen Jungen:

« Der 13-jährige verhaltensauffällige Anton, ein Junge mit einer Lernbehinderung, war gegenüber einem Gleichaltrigen, Claudio, gewalttätig. Wie es scheint, hat er diesem, gleichsam aus dem Nichts heraus, seine Faust ins Gesicht geschlagen und ihm das Nasenbein gebrochen. Anton wurde von der Schulleitung zu mir in ein Verhaltenstraining geschickt. Er erzählt, dass er von Claudio provoziert worden sei. Dieser habe ihm einen Tritt ans Schienbein versetzt und sei weggelaufen. Da sei er ihm nachgelaufen und habe mit ihm reden wollen. Da Claudio aber nicht stehen blieb, habe er ihm einen Faustschlag versetzt.

Ich zeichne den folgenden Ablauf mit Strichmännchen auf ein Blatt Papier:

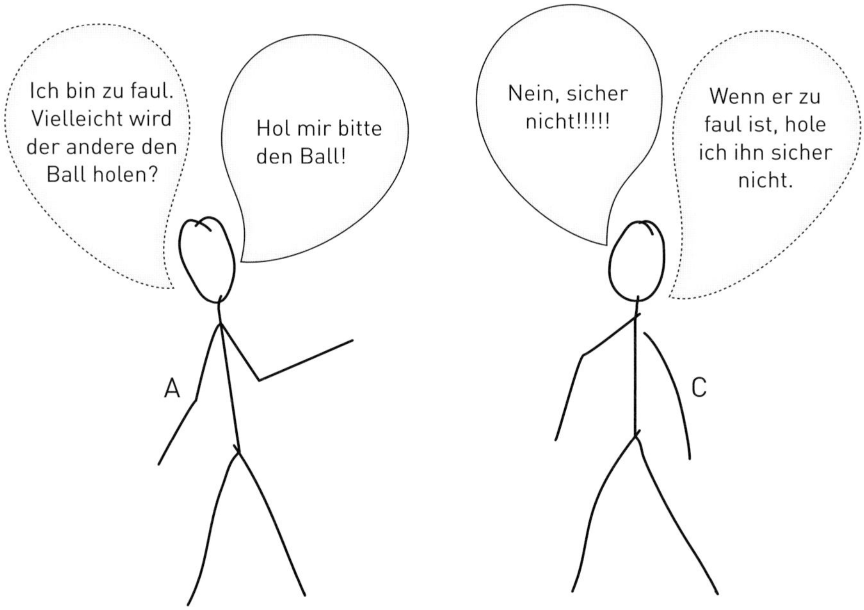
Ich bin zu faul. Vielleicht wird der andere den Ball holen?
Hol mir bitte den Ball!
A
Nein, sicher nicht!!!!!
Wenn er zu faul ist, hole ich ihn sicher nicht.
C

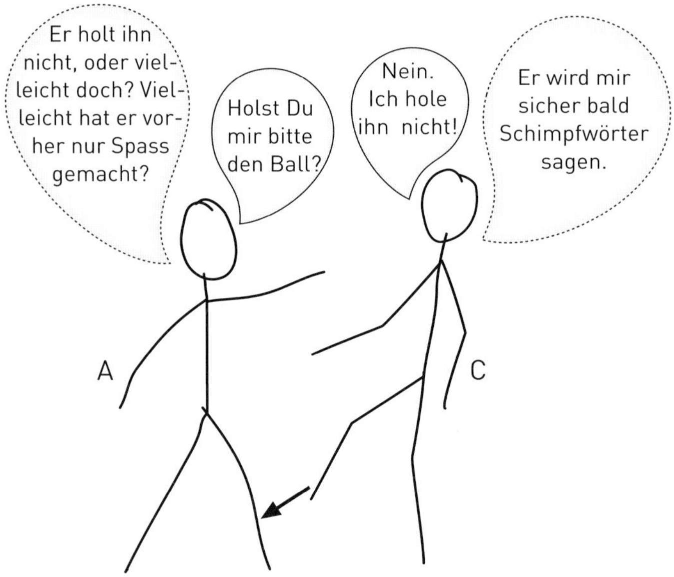
Er holt ihn nicht, oder viel-leicht doch? Viel-leicht hat er vor-her nur Spass gemacht?
Holst Du mir bitte den Ball?
A
Nein. Ich hole ihn nicht!
Er wird mir sicher bald Schimpfwörter sagen.
C

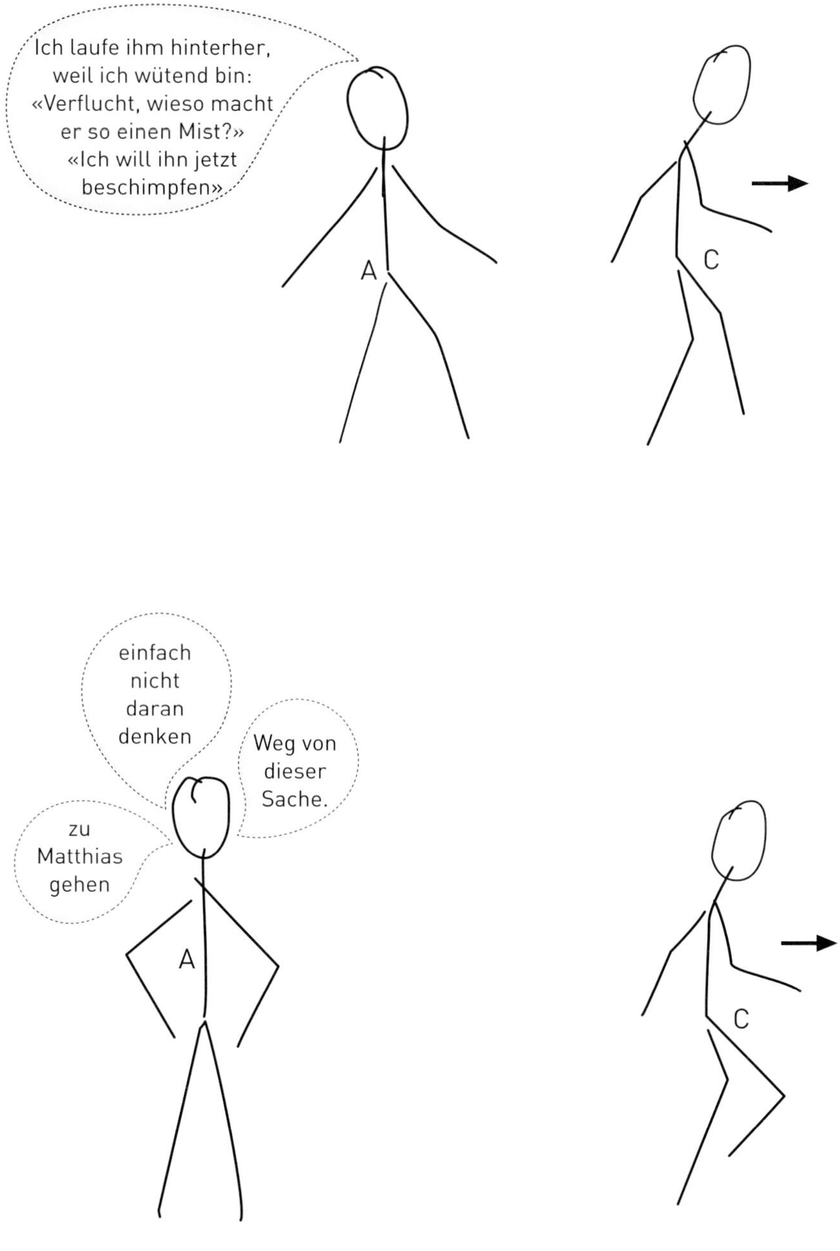

Abbildung 15: Konfliktablauf mit Strichmännchenzeichnungen und Sprechblasen

Mit Hilfe der Strichmännchen trainieren wir nun die Fähigkeit zur Selbstverbalisation: Anton soll lernen, in einer Konfliktsituation durch Selbstverbalisation die impulsive aggressive Reaktion zu verzögern bzw. zu ändern. In einem ersten Schritt rekonstruieren wir den Sprechtext und die möglichen Gedanken der beiden Streitenden zu diesem Konflikt. Es ist dasselbe Vorgehen, wie es bereits im explorativen Rollenspiel beschrieben wurde. Im Verhaltenstraining verlagern wir die Aufmerksamkeit aber in erster Linie auf das dritte Bild mit dem aggressiven Verhalten. Ich zeichne Bild 3 noch einmal, mit drei verschiedenen Gedanken-Blasen, und versuche mit Anton, mögliche andere Gedanken als den zuvor entstandenen Rachegedanken («Ich laufe ihm hinterher, weil ich wütend bin. Verflucht, wieso macht er so einen Mist? Ich will ihn jetzt beschimpfen!») zu finden. Wir entwickeln drei andere mögliche Denksätze: «Zu Matthias gehen» (das ist der Sozialpädagoge), «Einfach nicht daran denken» und «Weg von dieser Sache». Die zweite und dritte Antwort erscheinen mir identisch, aber Anton meint, das sei nicht dasselbe. Ausgehend von dieser Zeichnung besprechen wir die mögliche Entwicklung dieser Auseinandersetzung und suchen nach gewaltfreien Möglichkeiten der Konfliktlösung. »

Kapitän-Nemo-Geschichten

Kapitän Nemo ist eine Figur aus Jules Vernes Abenteuerroman *20 000 Meilen unter dem Meer*. Die *Kapitän-Nemo-Geschichten gegen Angst und Stress* wurden von Ulrike Petermann für verhaltensauffällige Kinder entwickelt. Die Geschichten entführen die Kinder in eine entspannende, fantastische Unterwasserwelt und enthalten gezielte Informationen, um motorische Unruhe und ängstliche Erregung abzubauen. Sie sprechen Kinder im Alter ab etwa fünf und bis ungefähr zwölf Jahre an. Sie sind als Fortsetzungsgeschichten konzipiert und beginnen jeweils mit folgender Einleitung:

« «Stell dir vor, du bist von Kapitän Nemo in sein Unterwasserboot Nautilus eingeladen worden. Ihr fahrt gemeinsam durch alle Weltmeere und seht viele wunderschöne Dinge unter Wasser. Die schönsten Stunden sind immer die, wenn Kapitän Nemo dich auf seine Unterwasserausflüge mitnimmt. Dazu ziehst du einen speziellen Taucheranzug an. Er hat eine besondere Wirkung auf dich. Du merkst schon beim Anziehen, dass du vollkommen ruhig wirst. Zuerst steigst du mit einem Bein in den Taucheranzug. Du merkst und sagst zu dir: *Mein Bein ist ganz ruhig*. Dann kommt das andere Bein dran. [...] Nacheinander gleiten Kapitän Nemo und du durch die Einstiegsluke der Nautilus ins Wasser. Du landest weich auf dem feinen weißen Sand des Meeresbodens. Heute will dir Kapitän

Nemo einen Korallenwald zeigen. Er führt dich durch die Unterwasserwelt, in der es viele wundersame Tiere gibt. Das Wasser ist hell und warm und sonnendurchflutet. [...] Ein kleiner heller Wald taucht vor dir auf. Seine Bäume haben weiße und orangene Äste, aber keine Blätter. Langsam lassen sie im Wasser ihre Äste und Arme hin- und herpendeln, als ob sie sehr schwer wären. Da bemerkst du, dass deine Arme im Wasser auch auf besondere Art schwer werden. Du sagst zu dir: *Mein einer Arm ist auf besondere Art im Wasser schwer ...*» (Petermann 2001, S. 49) »

In dieser imaginativen Rollenübernahme werden die Kinder in verschiedene Unterwasserwelten geführt und machen in diesem Entspannungsverfahren eine positive Kontrollerfahrung zu körperlichen Schwere- und Wärmeerlebnissen.

Rollenspiel-Hausaufgaben

Die im Rollenspiel während den Therapiesitzungen ausprobierten und erworbenen neuen Verhaltensweisen müssen in den Alltag übertragen werden. Dazu erhält der Klient Rollenspiel-Hausaufgaben; er wird aufgefordert, außerhalb der Therapiesituation problematische Situationen aufzusuchen und analog zu den bereits durchgeführten Rollenspielen das Zielverhalten in Alltagssituationen umzusetzen.

« Dazu ein Beispiel aus dem *Skills-Training* von Marsha Linehan (1996, S. 151); sie fordert die Klienten auf, die im Training erweiterten zwischenmenschlichen Fertigkeiten in verschiedensten Alltags-Rollenspielsituationen zu üben, beispielsweise:

- Wenn Sie mit jemandem sprechen, wechseln Sie einmal das Thema.
- Bitten Sie Ihre Kollegen um einen Gefallen – z.B. beim Kaffekochen eine Tasse für Sie mitzukochen – oder darum, Ihnen in Bezug auf etwas, das Sie bei Ihrer Arbeit gemacht haben, eine Rückmeldung zu geben.
- Lehnen Sie die Meinung eines anderen Menschen ab.
- Vertreten Sie in Bezug auf irgendein Thema (z.B. eine Fernsehsendung, ein Buch, ein politischer Standpunkt) eine andere Meinung als Ihre Eltern, Ihr Ehemann, Ihre Partnerin oder ein enger Freund.
- Gehen Sie in eine Veranstaltung und kommen Sie dabei 10 Minuten zu spät. »

Es kann zwischen folgenden Varianten von Rollenspiel-Hausaufgaben unterschieden werden (in Anlehnung an Fehm & Helbig 2008):

- eine Beobachterrolle einnehmen und das eigene Verhalten protokollieren und bewerten;
- aus einer anderen Rolle heraus eine problematische Situation beobachten und beurteilen (z. B. aus der Rolle einer Person des anderen Geschlechts, aus der Sicht eines Asylbewerbers, aus der Sicht des Vorgesetzten).
- bewusst oder übertrieben eine problematische Verhaltensweise ausführen (Symptomverschreibung);
- eine Verhaltensweise ausführen, die direkt das Problemverhalten blockiert (Auszeit, Entspannungsübung);
- eine problematische Verhaltensweise in reduziertem Maß ausführen (z. B. nur noch zu bestimmten Zeiten die Hände gründlich waschen);
- eine «normale» Verhaltensweise anstelle einer problematischen Verhaltensweise ausführen (z. B. dem Partner eigene Bedürfnisse mitteilen).

Die Hausaufgaben werden mit dem Klienten zusammen spontan entwickelt und vorbesprochen. Bezüglich Inhalt und Form dieser Rollenspiel-Hausaufgaben kann der Therapeut seine ganze Kreativität walten lassen.

« Hierzu ein Beispiel aus der Behandlung einer generalisierten Angststörung: «Wir haben heute festgestellt, dass es für Sie extrem wichtig ist, keine Fehler bei der Arbeit zu machen – deshalb gehen Sie bereits am Abend vorher den folgenden Arbeitstag durch und überlegen sich, welche Probleme auf Sie zukommen können. Das hat für Sie den Vorteil, dass Sie sich vorbereitet und sicher fühlen. Auf der anderen Seite klappt es bei der Arbeit dann nicht immer so, wie Sie es vorgeplant haben – und das Grübeln belastet Sie sehr. Wenn Sie langfristig das Grübeln reduzieren wollen, ist es wichtig, in Erfahrung zu bringen, welchen Nutzen das Grübeln für Sie tatsächlich hat. Ich schlage Ihnen dafür folgendes Experiment vor: Versuchen Sie bitte in der nächsten Woche, unvorbereitet zur Arbeit zu gehen. Verbringen Sie den Abend vorher mit anderen Aktivitäten wie Lesen oder Fernsehen und überprüfen Sie, welche Auswirkungen das auf Ihre Arbeitsleistungen hat. Um einen Vergleich zum Grübeln zu haben, schlage ich vor, dass Sie abwechselnd einen Tag grübeln und einen Tag ohne Vorbereitung zur Arbeit gehen.» (Aus Fehm & Helbig 2008, S. 44) »

Es ist aus lernpsychologischer Sicht empfehlenswert, solche Hausaufgaben als «Experimente» zu planen, d. h. als experimentelle Verhaltensversuche. Bei diesen Verhaltensexperimenten hat der Klient mehrere Möglichkeiten, erfolgreich zu sein: einerseits beim erwünschten Zielverhalten und anderseits bei der Vorhersage dieses Verhaltens («Werde ich erfolgreich sein, wenn ich gut vorbereitet bin? Was wird geschehen, wenn ich nicht gut vorbereitet bin?»). Der Klient wird damit eingeladen, die Rollenspiel-Hausaufgabe als «Lernexperiment» zu sehen, bei dem Fehler und Versagen möglich und lehrreich sind. Wichtig ist hierbei, dass der Klient lernt, das eigene Verhalten zu antizipieren und Vorhersagen über Erfolg und Misserfolg des Experiments zu treffen. Dazu kann er auf einem Arbeitsblatt seine Prognose und Erfahrung bei der Realitätsprüfung notieren; im oberen Teil des Arbeitsblatts stehen dabei die Fragestellungen, im unteren notiert der Klient seine Prognosen und Erfahrungen (Tab. 9).

Sinn und Zweck der obenstehenden Hausaufgabe mit Arbeitsblatt ist es, Rollenkonserven und gewohnheitsbedingten Einstellungen entgegenzuwirken, denn diese können nur durch konkretes Denken und Handeln im Alltag nachhaltig verändert werden.

Hausaufgaben mit Selbst-Protokollbogen werden in der Verhaltenstherapie oft zur Dokumentation von selbstgeleiteten Konfrontationsübungen eingesetzt, bei-

Tabelle 9: Arbeitsblatt: Realitätsprüfung

Datum, Zeit	Welches Verhalten wollen Sie testen?	Welche Annahme wollen Sie überprüfen? Wahrscheinlichkeit, dass die Annahme zutrifft? (Auf einer Skala von 0–10 einschätzen)	Experiment: Was haben Sie getan, um die Vorhersage zu überprüfen?	Ergebnis: Was geschah tatsächlich? Wurde Ihre Annahme bestätigt?	Welche Ergebnisse folgern Sie aus diesem Experiment? Hat sich die Überzeugung geändert? Wahrscheinlichkeit, dass Überzeugung in Zukunft zutrifft? (Skala von 0–10)
Freitag, 29.11.08	*Unvorbereitet, also ohne «Grübeln» zur Arbeit gehen und die vorgesehene Sitzung leiten*	*«Wenn ich unvorbereitet bin, dann werde ich die Sitzung nicht adäquat leiten können und das Gespräch entgleitet mir» Grad der Überzeugung: 9*	*«Ich habe mich erst fünf Minuten vor der Sitzung mit den Themen/Inhalten befasst und war daher während der Sitzung sehr nervös»*	*«Die Besprechung verlief nicht wie geplant, aber sie war trotzdem produktiv»*	*«Es war nicht so schlimm wie befürchtet. Ich hatte aber zeitweise das Gefühl, die Leitungsautorität zu verlieren.» Überzeugung: 7*

spielsweise bei Klienten mit phobischen Ängsten. Dazu können einfache Protokollbögen entworfen werden, siehe Muster in Tabelle 10 (in Anlehnung an Fehm & Helbig 2008, S. 140):

Das Arbeitsblatt eignet sich für Klienten mit phobischen Ängsten, die bereits in Begleitung des Therapeuten Konfrontationsübungen durchgeführt haben. Für jede Übung wird eine Zeile ausgefüllt und es wird jeweils die erlebte Angst zu Beginn, an ihrem Höhepunkt und am Ende der Übung eingetragen.

Ein schönes Beispiel für Rollenspiel-Hausaufgaben im Rahmen eines Trainings von Sozialkompetenzen finden wir bei Hinsch & Pfingsten (2002, S. 180, nachfolgend gebe ich das Beispiel in einer gekürzte Version wieder). Hierbei soll der Klient noch während der Sitzung die aufgeführten Situationen nach ihrer Schwierigkeit einschätzen und sich danach entscheiden, welche Situation er bis zum nächsten Mal im Alltag durchführen will.

« **Hausaufgaben:** «*Um Sympathie werben*»: Im Folgenden finden Sie eine Reihe von Situationen. Wir möchten Sie zunächst bitten, sie bezüglich ihrer Schwierigkeit einzuschätzen. Dann wählen Sie bitte *eine* Situation aus, die Sie in der folgenden Woche angehen wollen. Beachten Sie dabei, dass Sie sich auf keinen Fall eine zu schwierige Situation auswählen. Entscheidend ist nicht, dass Sie eine schwierige, sondern dass sie unbedingt eine dieser Situationen *in der Realität* angehen.

Mögliche Situationen *(Einschätzung der Schwierigkeit auf einer Skala von 1–10)*

1. Rufen Sie bei einem Geschäft Ihrer Wahl (oder einem Kino) an und erkundigen Sie sich nach dem Preis oder den besonderen Eigenschaften eines bestimmten Produkts (oder nach Filmen und Anfangszeiten).

Tabelle 10: Arbeitsblatt: Konfrontationsübung: Beurteilung von erlebter Angst auf einer Skala von 0 (keine Angst) bis 10 (sehr starke Angst)

Datum/Zeit	Situation und beteiligte Personen, Tiere, Dinge, Verkehrsmittel etc.	Angst zu Beginn	Angst «mittendrin»	Angst am Ende	Bemerkungen

2. Rufen Sie jemanden an, den Sie lange nicht mehr gesehen haben, und sprechen Sie mit ihm mindestens 10 Minuten darüber, wie es ihm und Ihnen in der letzten Zeit ergangen ist.
3. Stellen Sie sich in die Schlange in einem Supermarkt, an der Bushaltestelle o.Ä. Machen Sie gegenüber dem Nächstbesten eine Bemerkung, die ein Gespräch einleiten könnte.
4. Sprechen Sie auf der Straße einen Passanten an und lassen Sie sich fürs Telefonieren (oder für Zigaretten) Geld wechseln.
5. Gehen Sie in ein Lokal (Café) und fragen Sie, ob Sie dort telefonieren könnten. Verzehren Sie nichts, sondern führen Sie nur das Telefongespräch (überlegen Sie sich vorher, wen Sie anrufen könnten).
6. Machen Sie beim Bezahlen in einem Geschäft, auf dem Markt, in einem Restaurant o.Ä. eine Bemerkung, aus der sich ein kürzeres Gespräch ergeben könnte. Erkundigen Sie sich etwa nach einem Rezept für eine bestimmte Speise o.Ä.

Ich werde in der kommenden Woche Situation … durchführen. »

Von zentraler Bedeutung ist, dass die Ausführung der Hausaufgabe in der darauf folgenden Sitzung eingehend ausgewertet wird. Dabei wird auf folgende Fragen eingegangen:

- Wie haben die anderen Personen reagiert?
- Wie beurteilen Sie die Schwierigkeit der Aufgabe im Nachhinein?
- Wie haben Sie sich vor und nach der Situation gefühlt?
- Wie schwierig wäre es, die Aufgabe noch einmal auszuführen?
- Was würden Sie an dieser Aufgabe verändern, damit sie für Sie noch einfacher umsetzbar wird?

Computerspiele und Serious Games

Das Grundprinzip im Rollenspiel ist die imaginative, figurative oder körperliche Schaffung eines symbolischen Erlebensraums, in welchem der Klient auch immaterielle Gegenstände aus seiner psychischen und sozialen Welt (den Welten 2 und 3) sichtbar und handhabbar machen kann. Die subjektive Realität des Klienten erhält dadurch auf der Spielbühne einen Mehrwert, im Psychodrama *Surplus-Reality* genannt (vgl. von Ameln et al. 2004, S. 226). Eine vielversprechende Entwicklung in Bezug auf diese Surplus-Reality sind verschiedene Computerspiele.

Das Online-Rollenspiel *World of WarCraft* wird derzeit von ca. 8 Millionen Personen weltweit gespielt. Was passiert in diesem figurativen Rollenspiel? Jeder Spieler übernimmt eine Rolle, d. h. er erschafft einen «Avatar», eine Art Ideal-Selbst. Es stehen hierbei 10 «Rassen», 6 «Klassen» und diverse spezifische Talente, Berufe und berufliche Fertigkeiten zur Auswahl. Dieser Avatar wird nun Urlandschaften der Erde entdecken und dabei in Echtzeit mit unzähligen Mitspielern, bzw. deren Avataren, in Kontakt kommen. In der Urlandschaft leben Monster aller Art, die mit Strategie, Kooperation und speziellen kämpferischen Fertigkeiten besiegt werden können. *World of WarCraft* ist ein strukturiertes figuratives Rollentraining: Innerhalb einer klar vorgegebenen Spielstruktur wählt der Spieler die Eigenschaften seines Avatars aus und erfüllt bestimmte vorgegebene Aufgaben. Es wird hierbei, wie im richtigen Leben, früher oder später gestorben, wobei es eine zweite Chance gibt: eine Wiedergeburt als «Geistfigur». Das Spiel ist ein figuratives Rollentraining, hat aber auch einen stark explorativen Charakter: Den Spieler (bzw. seinen Avatar) begleiten auf seinen Reisen ständig Fragen wie «Wer bin ich?», «Was will ich?», «Welches sind meine moralischen Prinzipien und Werte?».

Jürgen Fritz (2004, S. 225) vergleicht Computerspiele wie *World of WarCraft* mit Märchen: «Im Computerspiel wird die Zuversicht genährt, mit den Gefährdungen des Lebens klarzukommen. Ein erfolgreich abgeschlossenes Bildschirmspiel kann ebenso ermutigend wirken wie der gute Schluss in einem Märchen – wenn der Weg zum Erfolg nur genug anstrengend war.»

Relativ unstrukturiert und thematisch mehr auf die reale Alltagswelt Bezug nehmend ist *Second-Life*. Für dieses Online-Rollenspiel sind ca. 10 Millionen Spieler weltweit registriert. In *Second Life* muss der Mitspieler seine Rolle (d. h. seinen Avatar) selber erfinden. Es gibt auch keine vorgegebenen Abenteuer und Aufgaben: Wie im richtigen Leben muss der Avatar selber wissen, was er machen will. Im *Second Life* kann der Avatar wie im richtigen Leben ins Restaurant gehen, Freunde kennenlernen, in die Bibliothek gehen, einen Beruf ausüben, Land kaufen, ein Unternehmen aufbauen, eine Familie gründen etc. – und das alles in einer Surplus-Realität, bevölkert von Avataren, bzw. Spielern, aus der ganzen Welt. Das Rollenspiel *Second Life* ist für viele Spieler zu einer Ersatzwelt geworden und hat vermutlich eine große Auswirkung auf die Entwicklung der Persönlichkeit und der sozialen Kompetenzen der Spieler.

Das Ausmaß solcher Auswirkungen auf Gesundheit und Wohlbefinden kann heute noch nicht beurteilt werden. Was aber sicher ist: Diese Online-Rollenspiele machen Spaß und bewirken etwas. Ausgehend von dieser Erkenntnis wurden zahlreiche «ernsthafte Computer-Rollenspiele» zu pädagogischen und therapeutischen Zwecken entwickelt. Diese *Serious Games* sollen bestimmte Wissensinhalte vermitteln oder bestimmte motorische und psychosoziale Kompetenzen trainieren. Dabei soll die Haupteigenschaft von Computerspielen beibehalten werden: Die Spieler sollen beim Lernen auch Spaß haben. Die *Serious Games* sind so aufgebaut, dass eine bestimmte Rolle übernommen werden muss, der Rollenspieler in eine Fiktion eintaucht und ein vorgegebenes Ziel erreichen soll. Damit sie lernwirksam ist, muss der Spieler seine Erfahrung als angenehm und spannend erleben können. In fast allen Berufen können heute mit fachspezifischen *Serious Games* gezielte berufliche Kompetenzen trainiert werden: z. B. die Leitung eines Friseur-Salons, ein chirurgischer Eingriff, die Führung eines mittleren Bauunternehmens oder die militärische Kriegsführung.

Es gibt auch verschiedenste *Serious Games* zur Vermittlung von politischen und ethischen Inhalten. Im Computerspiel *Global Conflicts: Palestine* übernimmt beispielsweise der Teilnehmer die Rolle eines Journalisten, der für eine Reportage in den Nahen Osten geschickt wird. Zur Auswahl stehen zwei Rollen: eine jüdische Jorunalistin oder ein junger Journalist mit arabischen Wurzeln, beide aus New York. Sie haben den Auftrag, vor Ort Recherchen vorzunehmen und schließlich einen Artikel zu schreiben. Zur Auswahl stehen dazu verschiedene Themen, beispielsweise eine Auseinandersetzung zwischen israelischen Siedlern und einem palästinensischen Bauern (vgl. www.seriousgames.dk).

Diese *Serious Games* können teilweise dem explorativen Rollenspiel zugeordnet werden, sie haben aber auch die klare Zielsetzung eines Verhaltenstrainings. In den letzten Jahren haben die *Serious Games* auch eine große Bedeutung in der Rehabilitation von Personen mit Hirnschädigung und in der Psychotherapie mit schwerkranken Kindern und Jugendlichen erhalten. Dieser Ansatz wurde durch die Entdeckung des Netzwerks der Spiegelneuronen stark gefördert. Wie im Kapitel über die Spiegelneuronen beschrieben, werden diese Nervenzellen nicht nur dann aktiviert, wenn wir selber eine Bewegung ausführen, sondern auch dann, wenn wir bloß beobachten, wie andere Personen diese Bewegung ausüben. Die Spiegelneuronen haben bei der Planung und Ausführung von Bewegungen und beim Erkennen von Emotionen eine zentrale Bedeutung. Es ist daher naheliegend, dieses neuronale Netzwerk mit Computerspielen zu aktivieren. Am Rehabilitationszentrum des Kinderspitals Zürich wird beispielsweise ein Computerspiel eingesetzt, um bestimmte motorische Fähigkeiten wie das Greifen oder das Drehen des Unterarms zu trainieren. Mittels zweier «Datenhandschuhe» steuert das Kind zwei Bildschirm-Arme und -Hände, um figurative Karotten vor dem Zugriff gefräßiger Hasen zu retten. Das Kind erhält in diesem Spiel so etwas wie verlängerte Arme: Es sieht auf dem Bildschirm zwei Arme und tut so, als ob es seine eigenen Arme wären.

Bei Kindern mit chronischen Krankheiten wie Muskeldystrophie, Krebs, Diabetes und Asthma gibt es bereits mehrere Beispiele für den erfolgreichen Einsatz von

Computerspielen. Diese Spiele führten die Kinder zu mehr gesundheitsbezogenem Verhalten und signifikant selteneren Arztbesuchen, verglichen mit Kindern einer Kontrollgruppe, die ein kommerzielles Spiel erhalten hatten (vgl. Brezinka et al. 2007, S. 15). Das Spiel *Re-Mission* beispielsweise richtet sich an krebskranke Kinder und Jugendliche. Der Patient übernimmt die Rolle eines *Avatars* (hier: eine Art Roboter-Mensch), der in krebskranke Körper eingeschleust wird und dort Krebszellen und andere Feinde zerstören soll (z.B. Bakterien oder Veränderungen der Schleimhaut). Als Waffen dienen ihm dabei u.a. Antibiotika, Bestrahlung und Chemotherapie. Unterstützung erhält der spielende Patient durch einen Avatar-Begleiter, eine Art Mentor-Roboter. Dieser versorgt ihn mit Informationen, Warnungen, Ermutigungen und Handlungsanweisungen. Eine Wirksamkeitsstudie hat bei *Re-Mission*-Spielern eine Vergrößerung der Fähigkeit zum Selbstmanagement im Umgang mit Symptomen und krankheitsbezogenen Problemen aufzeigen können (Beale et al. 2007). Das Spiel ist unter www.re-mission.net aufzufinden.

Serious Games sind also, zusammenfassend gesagt, figurative Rollenspiele mit der Zielsetzung, bestimmte Fertigkeiten zu trainieren oder neues Wissen über komplexe Zusammenhänge zu erwerben. Wichtig ist, dass der Spieler nicht merkt, was er lernen sollte. Je besser die didaktische Absicht versteckt wird, umso mehr Spaß am Spiel wird entstehen. Das didaktische Grundprinzip ist die Immersion: Die Spieler sollen in das Spiel eintauchen und das Gefühl bekommen, dass sie (in der Rolle des Avatars) selber zur Spielwelt gehören, und dabei ihre vielfach schwierige Alltagsrolle vergessen.

Computerspiele eignen sich hervorragend, um Neugier und Freude am Training zu fördern. Das elektronische Spieldesign erlaubt die Gestaltung von wunderbaren Welten, die mit unseren inneren Bildern vergleichbar sind. Computerspiele enthalten eine *Surplus-Reality:* Diese Welt wird wirklicher als die Wirklichkeit. In Computer-Rollenspielen wird nicht ein Sachinhalt gelernt, sondern der Spieler lernt, sich in einer ständig wechselnden Umwelt zu bewegen und zu entwickeln. Es ist ein Lernen durch die figurative Übernahme von Rollen, durch Versuch und Irrtum und durch Spaß am Spiel.

H Basics

Die 10 schlimmsten Fehler

Fehler Nr. 1: Viel Technik, keine Strategie

Das größte Risiko, das für Sie mit dem Lesen dieses Fachbuchs verbunden sein kann, ist, dass Sie in Zukunft wahllos zahlreiche Rollenspiel-Techniken in Ihren Beratungen und Therapien einsetzen wollen: zuerst mal einen Szenenaufbau, dann ein Rolleninterview und sogleich ein Rollentausch, dazwischen noch erfolgreich Doppeln und Spiegeln – und zum Abschluss noch der «leere Stuhl». Dem Klienten hat es wunderbar Spaß gemacht, und Sie sind ganz zufrieden, etwas bewegt zu haben. Es ist aber ein grober Fehler, eine Technik ohne Strategie einzusetzen, nur weil es eine «Aktionsmethode» ist. Nicht die Aktion ist das Ziel, sondern der Weg. Vereinbaren Sie zuerst mit dem Klienten, wohin die Reise gehen soll, welchen Weg sie gemeinsam gehen und welches «Verkehrsmittel» (Technik) sie dabei benützen wollen. Und bedenken Sie, dass die Verkehrsmittel heutzutage teuer sind: was zu Fuß erreichbar ist, soll auch zu Fuß erreicht werden.

Fehler Nr. 2: «Wir machen jetzt ein Rollenspiel»

Vermeiden Sie den Begriff *Rollenspiel*. Das Wort *Rolle* wird oft mit *Maske* und *Täuschung* gleichgesetzt – das Wort *Spiel* mit einem ziellosen Zeitvertrieb oder mit kindlicher Handlung. Sagen Sie beispielsweise ganz einfach: «Ich schlage vor, wir stellen das mal mit Figuren dar», oder: «Stellen Sie sich vor, auf diesem Stuhl hier sitzt ...».

Besondere Vorsicht ist jedoch mit traumatisierten Klienten angezeigt. Hier empfiehlt es sich, ihnen genau zu erklären, warum es wichtig ist, dass wir etwas – ein belastendes Ereignis – szenisch darstellen. Auch brauchen diese Klienten präzise Angaben zu Dauer, Verlauf und möglicher Beendigung des Rollenspiels.

Fehler Nr. 3: Keine Bühne

«In diesem Rollenspiel sind Sie also Frau A. und auf diesem leeren Stuhl da drüben sitzt, so stellen wir uns vor, Herr B.». Ohne eine Veränderung des Ortes kann kein Rollenspiel stattfinden. Es ist ein krasser Fehler, das Rollenspiel am selben Ort durchzuführen, an dem das Beratungsgespräch stattfindet. Es muss zwingend ein klar definierter Spielraum eingerichtet werden. Beim figurativen Szenenaufbau kann dies der Tisch zwischen dem Therapeuten und dem Klienten sein; dann sprechen wir von einer «Tischbühne». In diesem Fall führen die Figuren das Rollenspiel durch, der Klient bleibt in seiner Klientenrolle. Aus dieser Rolle heraus bewegt er die Spielfiguren und kann auch für sie sprechen, er befindet sich aber selbst nicht auf der Bühne. Wenn er aber eine Rolle übernehmen soll, muss er aufstehen und auf einem als «Spielbühne» defininierten Teil des Raums das Spiel beginnen.

Fehler Nr. 4: Eine lange (An-) Leitung

«... Ich erkläre Ihnen zuerst einmal, wie das geht: In einem ersten Schritt tun wir so, als ob hier eine Bühne wäre. Und auf dieser Bühne werden Sie dann in einem zweiten Schritt so tun, als ob Sie Sie selber wären, aber eben in dieser anderen Situation, die Sie mir gerade erzählt haben. Und wir tun so, als ob auf diesem leeren Stuhl Ihr Vorgesetzter säße, natürlich nicht richtig, sondern so, wie Sie sich ihn vorstellen ... gewissermaßen das innere Bild Ihres Vorgesetzten, aber nicht als Bild, sondern als Statue. Und weiter tun wir dann auch so, als ob ich nicht da wäre. Verstanden?» – Ich auch nicht. Geben Sie nur knappe Anleitungen, und nicht bereits im Voraus, sondern auf der Bühne, «by doing». Es ist ein Fehler, zuerst alles erklären zu wollen, um dann «ungestört» spielen zu können.

Fehler Nr. 5: Keine eigentliche Rollenübernahme

Herr Blum hat berichtet, wie schwierig die Begegnungen mit seinem Vater sind. Ich schlage ihm vor, diese Begegnung in einem Rollenspiel darzustellen: «Stehen Sie doch bitte auf und stellen Sie sich hierhin, und da auf diese Seite stelle ich einen Stuhl hin, für Ihren Vater. So, nehmen Sie bitte die entsprechende Position ein, wie fühlen Sie sich?» Vergessen habe ich hierbei, die Rollenübernahme vorzuschlagen: «An welchem Tag, zu welcher Zeit, an welchem Ort findet die Begegnung statt? ... Sie sind jetzt Herr Blum, der am kommenden Wochenende seinem Vater einen Besuch abstattet!» Der Klient, Herr Blum, übernimmt nun seine eigene Rolle, aber zu einer anderen Zeit, in einem anderen Kontext, an einem anderen Ort. Wenn ich dies nicht tue, versäume ich es völlig, das Potenzial des Rollenspiels auszuschöpfen.

Fehler Nr. 6: Rollen-Namen

Rollenwechsel: «Frau Arni, kommen Sie doch einmal hier herüber und setzen sich auf den Stuhl Ihrer Chefin … Also, Frau Arni, was denken Sie als Chefin über …?» Fehler! Bei der Übernahme einer fremden Rolle immer den Namen wechseln und dazu zuerst folgende Fragen klären: «Wie heißt Ihre Chefin?» (Antwort der Klientin: «Frau Pulver».) «Wie lange arbeitet Frau Pulver schon da? Wie lange arbeiten Sie schon zusammen? Wie sitzt sie da? Wie ist die Körperhaltung, Mimik, Gestik? … Ungefähr so? Also gut: Stellen Sie sich vor, Sie sind jetzt Frau Pulver, Sie …». Es geht im Rollenspiel um die Wiedergabe der subjektiven Wirklichkeit der Klientin. Auch wenn Frau Arni ein ihr wichtiges Haustier, eine Pflanze oder ein unbelebtes Objekt (Schrank, Spiegel, Buch etc.) oder ein Symbol spielt, erhält sie den entsprechenden Namen bzw. die entsprechende Bezeichnung: «Sie sind ein wertvolles Buch, ich sage einfach ‹Buch› zu Ihnen, ist das recht?»

Fehler Nr. 7: Der fehlende Notausgang

Ein Rollenspiel ist eine freiwillige Handlung, die innerhalb gewisser festgesetzter Grenzen von Zeit und Raum nach freiwillig angenommenen, aber bindenden Regeln verrichtet wird. Das Spiel macht nur Sinn, wenn es von einem Gefühl der Spannung und des Wollens begleitet wird. Es kann sein, dass der Klient im Verlauf eines Rollenspiels neue Erfahrungen macht und zu neuen Bewertungen findet – und dass er zu dem Schluss kommt, dass er dieses Spiel nicht fortsetzen will. Sie müssen im Verlaufe eines Spiels immer wieder prüfen, ob der Klient noch weiterspielen will. Rollenspiele, die nur fortdauern, weil die vereinbarte Zeit noch nicht abgelaufen ist, der Therapeut abwartet und der Klient nicht weiß, wie er das Spiel beenden kann, sind grässlich. Der Klient wird sich schlecht fühlen und sich dafür später rächen.

Fehler Nr. 8: (K)ein Schauspiel

Das Rollenspiel in Psychotherapie und Beratung ist keine Schauspielprüfung. Viele Leiter richten ihre Aufmerksamkeit vor allem auf die schauspielerische Leistung und loben den Klienten, wenn er ein gutes Spiel geboten hat. Hingegen kritisieren sie den Klienten, wenn er beim Spielen lacht oder nicht in der Rolle ist. Diese emotionalen «Störungen» sind Teil des Spiels, sie gehören zum *Interpretandum.* Zu verstehen, warum das passiert, ist das Ziel unserer Arbeit.

Fehler Nr. 9: Warten, bis etwas passiert

Oft habe ich als Rollenspiel-Leiter den Eindruck: «Das kann es doch nicht gewesen sein!» Daher lasse ich das Rollenspiel noch etwas weiterlaufen, in der Hoffnung, dass doch noch etwas Wichtiges passiert. Bei diesem *Warten auf etwas* verpasse ich dann aber den zentralen Moment des Rollenspiels: Es geht um nichts anderes als darum, dem Klienten zu ermöglichen, seinen gewöhnlichen Bezugsrahmen und sein automatisiertes Alltagsdenken für die Zeit des Spiels aufzuheben und achtsam für das eigene Rollenverhalten und Empfinden zu sein. Nichts Außergewöhnliches, nur Alltägliches.

Fehler Nr. 10: Meine Begeisterung

Manchmal schlage ich dem Klienten ein Rollenspiel vor, das mir ganz spontan zu seinem Problem einfällt. Das Rollenspiel ist intensiv, der Klient ist bewegt und ich bin nach der Therapiestunde von mir selbst begeistert. Am Abend erzähle ich meiner Frau, dass ich heute wieder etwas Geniales gemacht habe und der Klient dabei einen wichtigen Entwicklungsschritt tun konnte. Mit etwas Abstand muss ich dann feststellen, dass in diesem Rollenspiel gar nichts passiert ist. Meistens sind die einfachen und stillen Rollenspiele die wirksamsten.

Zusammenfassung der Rahmenbedingungen und Instrumente

Funktion des Rollenspiels

Das Rollenspiel kann im Rahmen einer Therapie, einer Beratung oder eines Coachings zum Erreichen von vier verschiedenen Zielsetzungen eingesetzt werden:

1. *diagnostisches Rollenspiel:* das Rollenspiel als Selbst- oder Fremdbeobachtung, bezogen auf bestimmte Persönlichkeitseigenschaften oder Kompetenzen;
2. *exploratives Rollenspiel:* Durchs Rollenspiel können problematische Interaktionssequenzen nachgespielt werden, um eigene Bedürfnisse, Ziele, Emotionen,

Wünsche, Konflikte und mögliche Ressourcen erkennbar zu machen; es können auch alternative Verhaltensweisen ausprobiert werden, mit denen die Problemsituation zukünftig besser bewältigt werden könnte;

3. *Rollenspiel-Rituale* bieten einen Rahmen, um neue Lebensabschnitte bewusst zu gehen, Zurückzulassendes zu betrauern, neue Lebensrollen anzunehmen; Rituale können auch dazu beitragen, die Kohäsion des sozialen Netzes zu erhöhen und die Zugehörigkeit zu Personen und Gruppen zu festigen;
4. das *Rollenspiel als Rollentraining* ist ein wesentlicher Bestandteil verhaltenstherapeutischer Methoden; Zielsetzungen sind das Erlernen von neuem Rollenverhalten und das Einüben von spezifischen Fertigkeiten, die zu einer bestimmten sozialen Rolle gehören; als Expositionstherapie kann das Rollenspiel auch zum Abbau von Ängsten eingesetzt werden.

Zeit-Dimension

Ein Rollenspiel kann sich mit Erinnerungen, Fantasien, Ängsten und Träumen aus der Vergangenheit befassen oder mit Dingen, die in der Zukunft möglicherweise eintreten werden. Eine Konfliktsituation kann beispielsweise rückwärtsgerichtet bearbeitet werden (z. B.: «Wie erinnern Sie diese Situation?», «Wie haben Sie sich dabei gefühlt?», «An was hat Sie diese Situation erinnert?») oder vorwärtsgerichtet (z. B.: «Was wird passieren, wenn Sie sich so verhalten?», «Von wem wünschen Sie sich Unterstützung?»). Nur in seltenen Fällen wird im Einzelsetting ein Rollenspiel im Hier und Jetzt der Beratungssituation eingesetzt.

Spielbühne

Es wird zwischen Besprechungsort (Begegnungsbühne) und Spielort (Spielbühne) unterschieden. Für die Spielbühne gibt es mehrere Möglichkeiten:

- innere Bühne (oft im Katathymen Bildererleben und der Klinischen Hypnose eingesetzt);
- Leinwandbühne (oft in der Traumatherapie);
- Tischbühne (oft in der Kinder-Psychotherapie);
- Raumbühne (oft im Psychodrama);
- Alltagsbühne (oft in der Verhaltenstherapie).

Drei Methoden der Inszenierung

Ich unterscheide drei Methoden der Inszenierung:

1. *imaginatives Rollenspiel:* Der Klient schließt die Augen und stellt sich die Konfliktsituation vor, wie einen inneren Film (meistens auf der inneren Bühne);
2. *figuratives Rollenspiel:* Er stellt mit Holzklötzen, Tierfiguren oder Stühlen die Konfliktsituation dar (meistens auf der Tischbühne, bei größeren Figuren auf der Raumbühne);
3. *körperliches Rollenspiel:* Er spielt sich selbst oder eine andere Rolle in dieser Simulation, indem er die Rolle körperlich spielt (auf der Raumbühne oder der Alltagsbühne).

Welche Art der Inszenierung angezeigt ist, kann nicht generell definiert werden, sondern ist fallspezifisch. Als Tendenz kann aber angenommen werden, dass für das Rollentraining eher das körperliche Rollenspiel indiziert ist. Imaginatives und figuratives Rollenspiel werden oft in der Traumatherapie eingesetzt.

Zwei Arten der Rollenübernahme

Unabhängig von der Methode der Inszenierung können zwei unterschiedliche Arten der Rollenübernahme angewendet werden:

1. Die körperliche Rollenübernahme (*embodied simulation*) ist eine spontane Einfühlung in eine Rolle und beruht, neuropsychologisch gesehen, zu einem großen Teil auf dem Netzwerk der Spiegelneuronen.
2. Die Standard-Simulation beruht auf einer *Theory of Mind*: Der Klient verfügt über alltagspsychologische Konzepte von mentalen Zuständen anderer Personen oder von sich selbst in bestimmten Situationen («Wenn ich in der Lage dieser Person wäre, würde ich denken, dass …»). Strukturierte Rollenspiele mit vorgegebenen Rollenanweisungen führen meistens zu einer Standard-Simulation.

Tabelle 11: Tabellarische Zusammenfassung der Rahmenbedingungen

Dimension	Varianten in der Ausführung
Vier mögliche Funktionen des Rollenspiels	1. Diagnostik 2. Exploration 3. Ritual 4. Rollentraining
Drei Zeitdimension	• Rückwärts • Vorwärts • Hier und jetzt
Verschiedene Spielbühnen	• Innere Bühne • Leinwandbühne • Tischbühne • Raumbühne • Alltagsbühne
Drei Methoden der Inszenierung	1. Imaginatives Rollenspiel 2. Figuratives Rollenspiel 3. Körperliches Rollenspiel
Zwei Formen der Rollenübernahme	1. Körperliche Rollenübernahme (*embodied simulation*) 2. Standard-Simulation (*Theory of Mind*-Simulation)
Grundtechniken	• Rollenwechsel und Rollentausch • Rollendialog und Zur-Seite-Sprechen • Doppeln • Spiegeln • Regietechniken: Einfrieren, Rückwärtsspulen, Zeitlupe, Stummfilm • Szenenwechsel

Dimension	Varianten in der Ausführung
Auswertung	• Rollenfeedback • Sharing • Selbstbeurteilung • Rückmeldung der Leitung
Rolle der Leitung	• In Exploration und Ritual eher eine fragend-begleitende Rolle • In Diagnostik und Training eher eine zielangebend-führende Rolle

Leitlinien für den Rollenspiel-Prozess

Aus den beschriebenen Theorien, Instrumenten und Techniken des Rollenspiels ergeben sich Leitlinien für die praktische Anwendung in Beratung, Coaching und Therapie:

1. Das Rollenspiel findet immer auf einer Bühne statt: auf einer imaginären inneren Bühne oder einer imaginären äußeren Bühne (z.B. Leinwand); auf einer Tischbühne; oder in einem Teil des Therapieraumes, der als Bühne benutzt wird.

2. Der Klient befindet sich im Rollenspiel in einer ganz spezifischen Rolle in einer ganz konkreten Situation: Sprechen Sie ihn daher im Rollenspiel nicht in seiner Rolle als Klient an, sondern in seiner aktuellen Spielrolle. Wenn Sie ihn als Klienten ansprechen wollen, gehen Sie auf eine Metaebene, indem Sie das Spiel erkennbar unterbrechen und eventuell mit dem Klienten an den Bühnenrand gehen. Die Rückmeldungen zum Verhalten im Rollenspiel richten sich entsprechend auch nicht an die Rolle des Klienten («Das war wirklich mutig, wie Sie da …»), sondern an die spezifische Spielrolle: «Das war wirklich mutig, wie Sie in dieser Rolle …». Hierbei drückt der Therapeut körperlich immer wieder aus, dass er über das Verhalten auf der Bühne spricht, indem er sich zwischendurch der Bühne zuwendet.

3. Ermöglichen Sie dem Klienten, im Rollenspiel möglichst viel von einer Erkenntnisebene auf die andere zu wechseln: von der Welt 1 (konkretes Verhalten) zu Welt 2 (Emotionen) und zu Welt 3 (Einstellungen, Theorien, Ziele, Wünsche). Lenken Sie seine Aufmerksamkeit mit gezielten Interventionen von einer Ebene auf die andere.

4. Fordern Sie den Klienten auf, im Rollenspiel in einem Zustand der achtsamen Beobachtung in Bezug auf alles zu bleiben, was in ihm und um ihn geschieht. Fordern Sie ihn auf, seine Achtsamkeit speziell auch auf kleine Details der Inszenierung zu richten, auf jene Dinge, die uns oft als unscheinbar und unbedeutend erscheinen. Alles, was der Klient auf die Bühne bringt, ist wichtig und kann exploriert werden.

5. Begleiten Sie den Rollenspieler auf seinem Weg der Entdeckung innerer Landschaften. Seien Sie ein Bergführer, der die Möglichkeit verschiedener Wege aufzeigt, aber nur bei Gefahr eingreift. Führen Sie den Klienten nicht in eine Richtung, die er nicht will. Das Rollenspiel erfordert beides: folgen und führen.

6. Wenn Sie ein Rollenspiel mit einem konkreten Rollentrainings-Ziel planen, müssen Sie als Leiter mehr *führen* (sogenannte strukturierte Rollenspiele). Bei einem Rollenspiel mit einer offeneren Zielsetzung ist ein relativ unstrukturiertes Vorgehen zu empfehlen: Da müssen Sie mehr *folgen.*

7. Vergessen Sie nicht, dass auch der Klient Spiegelneuronen hat: Er wird implizit Ihre Bewertungen, Gefühle und Eindrücke wahrnehmen. Versuchen Sie also nicht, ihm etwas vorzuspielen, wenn das Spiel in Ihnen eindeutige Gefühle und Bewertungen auslöst. Seien Sie selektiv authentisch: Teilen Sie ihm möglichst wohlwollend Ihren Eindruck mit.

8. Vermeiden Sie Hilflosigkeit im Spiel. Ermöglichen Sie einen Spielraum, in welchem der Klient sein Problem in Szene setzt und dabei die positiven Erfahrungen der Kontrolle und Selbstwirksamkeit machen kann.

9. Fordern Sie den Klienten auf, im Rollenspiel das eigene Handeln, Denken und Fühlen zu beobachten, ohne dass er sofort etwas «Vernünftiges» machen muss. In einem ersten Schritt geht es um Achtsamkeit im Hier und Jetzt des Rollenspiels: kein Aktivismus, keine Lösungen «von der Stange»; erst einmal Empfindungen und Gefühle wahrnehmen, selbst wenn sie unangenehm oder schmerzhaft sind; mit Worten beschreiben, ohne zu beurteilen; nicht sofort auf «Rollenkonserve» schalten.

10. Vergessen Sie nicht, die Aufmerksamkeit des Rollenspielers auch auf die schönen und angenehmen Erfahrungen, Dinge und Gefühle zu lenken. Fragen Sie: «Was gibt es Schönes hier? Welche Kleinigkeiten geben Ihnen Kraft? Wovon möchten Sie noch mehr?»

11. Alle mentalen Prozesse beruhen letztendlich auf Erfahrungen, die wir als handelnde körperliche Wesen machen. Der Klient sollte möglichst viele «Spiegelerfahrungen» machen können, indem er das Problem als Handelnder aus

unterschiedlichen Perspektiven betrachten kann: von der Ebene der Welt 2, der Ebene der Welt 3 her, in Bildern, mit Worten, in Zeitlupe, im Rollenwechsel, aus der Perspektive des Therapeuten, aus der Perspektive eines imaginären Dritten, als Worst-Case-Szenario, als Wunschtraum.

12. Sagen Sie dem Klienten immer wieder, dass das Rollenspiel eine Methode ist, bei der man Fehler machen darf – ja sogar Fehler machen muss: Fehler sind das lernwirksame Prinzip.

Wirksamkeitsnachweise fürs Rollenspiel in der Psychotherapie

Einen umfassenden Überblick über den Einsatz und die Erforschung der Wirksamkeit des Rollenspiels in unterschiedlichen Settings gibt Krysia Yardley-Matwiejczuk (1997). Sie stellt fest, dass das Rollenspiel oft und vielfältig eingesetzt wird: in sozialpsychologischen Experimenten, im beruflichen Assessment, in der Persönlichkeitsdiagnostik, in der Psychotherapie, im Training von Sozial- und Fachkompetenzen, in der Selbsterfahrung, im Coaching, in der Supervision u.a.m. Yardley-Matwiejczuk stellt hierzu mit Erstaunen fest, dass das Rollenspiel ganz spontan eingesetzt wird: ohne Vorüberlegungen über Rahmenbedingungen, Grundregeln und Wirkfaktoren. Es scheint Teil unseres Alltagsverstandes zu sein, dass ein Rollenspiel wirkt. Hinterfragt wurde diese Methode nur selten und die Ergebnisqualität auch kaum geprüft. Die Frage, ob das Rollenspiel wirksam ist, wurde nur selten gestellt.

Einen grundlegenden Beitrag dazu lieferten Mann & Mann (1959): «Sie konnten experimentell nachweisen, dass das Rollenspiel überhaupt einen Effekt hat. Dies klingt trivial, ist es aber nicht: Sie fanden heraus, dass das Beleben einer Rolle im Rollenspiel das Beleben dieser Rolle im späteren Leben erleichtert. Darüber hinaus konnten sie zeigen, dass das Spielen einer Serie von Rollen grundsätzlich die Rollenübernahme später verbessert. Und last not least konnten sie belegen, dass das Rollenspiel grundsätzlich die allgemeine Effektivität des späteren Rollenhandels verbessert» (Stadler & Spörrle 2008, S. 183).

Wesentliche Beiträge zur Struktur- und Prozessqualität des Rollenspiels kamen vom Psychodrama. Mit den Instrumenten der Bühne, des Szenenaufbaus, der Rollenübernahme und verschiedenen Techniken (z.B. Spiegeln, Doppeln, Rollentausch) wurde versucht, das Rollenspiel theoretisch zu begründen. Und für den zentralen unspezifischen Wirkfaktor, die therapeutische Beziehung, stellt das Psychodrama ebenfalls theoretische Konzepte zur Verfügung (Begegnungsbühne, Entwicklungstheorie, Rollentheorie, sich eindenken und einfühlen [vgl. die Spiegelneuronen], Kreativität und Spontaneität).

Wenn wir die Ergebnisqualität des Rollenspiels prüfen wollen, müssen wir zwischen den vier unterschiedlichen Anwendungsbereichen unterscheiden: Diagnostik, Exploration, Ritual und Training. Wir stoßen dabei aber immer auf dieselbe Schwierigkeit: Das Rollenspiel ist immer nur eine «Schlaufe» in einem größeren Behandlungsparadigma. Das Ergebnis sagt also nicht, dass das Rollenspiel wirksam ist, sondern lediglich: Behandlungsprozesse mit dem Rollenspiel sind wirksam.

Für die Brauchbarkeit des Rollenspiels als diagnostisches Instrument gibt es nur wenige Belege (vgl. Yardley-Matwiejczuk 1997, S. 26 f.). Dass das Rollenspiel dennoch häufig eingesetzt wird, um Persönlichkeitseigenschaften und Kompetenzen zu erfassen, muss wohl darauf zurückgeführt werden, dass die praktischen Erfahrungen mit diesem Verfahren offensichtlich positiv sind. Durch kontrollierte Studien lässt sich die Verwendbarkeit des Rollenspiels in der Diagnostik kaum belegen.

Zur therapeutischen Wirksamkeit des explorativen Rollenspiels können wir Untersuchungen aus der Gestalttherapie, der emotionsfokussierten Therapie, der integrativen Therapie, dem Achtsamkeitsansatz und dem Psychodrama heranziehen. In der *emotionsfokussierten Therapie* wird u.a. die Technik des *leeren Stuhls* eingesetzt. Die Wirksamkeitsstudien beziehen sich vor allem auf die Behandlung der Depression, und hierbei konnten gute Ergebnisse nachgewiesen werden (siehe hierzu Philippot 2007, S. 189). Klinische Studien zum *gestalttherapeutischen Rollenspiel* belegen die Wirksamkeit dieser Intervention, wobei besonders das Spielen von aversiven, symptomauslösenden Reizen (z.B. wenn ein aggressiv-antisozialer Jugendlicher das Verhalten einer Person spielt, von der er sich provoziert fühlt) hervorgehoben wird (vgl. Hartmann-Kottek 2008, S. 407 f.). Auch in der *integrativen Therapie* ist das explorative Rollenspiel von großer Bedeutung. Die Effektivität der integrativen Therapie bei der Behandlung von Depression, somatoformen Störungen und der posttraumatischen Belastungsstörung wird in verschiedenen Studien belegt (vgl. Petzold et al. 2000).

Wie ich in Teil B zu den Rahmenbedingungen erläutert habe, ist das Training der Achtsamkeit ein bedeutender Wirkfaktor des Rollenspiels. Baer (2003) hat in einer Meta-Analyse die Untersuchungen zur Wirksamkeit des Achtsamkeitstrainings zusammengestellt. Er kommt zum Schluss, dass bei unterschiedlichen Störungsbildern (wie z.B. Depression, generalisierte Angstzustände, Essstörung, chronische Schmerzen) die Wirksamkeit dieses Ansatzes in Bezug auf die Symptomreduktion belegt ist. Auch hier muss betont werden, dass das Achtsamkeitstraining immer in Kombination mit weiteren therapeutischen Instrumenten eingesetzt wird.

Wieser (2004, 2007) fasst die Untersuchungen zur Wirksamkeit einer Psychodrama-Therapie zusammen und teilt die Studien in drei Kategorien ein: randomisiert, naturalistisch-kontrolliert und anderweitig naturalistisch. Er kommt zu dieser Kategorisierung, weil das spontane Rollenspiel des Psychodramas sich nur schwer in randomisiert-kontrollierte Gruppenstudien einreihen lässt. Wieser kommt zu dem Schluss, dass es gute Ergebnisse in Bezug auf die Wirksamkeit einer Psychodrama-Therapie gibt, dass aber noch einige unbelegte Störungsbereiche (bezogen auf das Klassifikationsschema für psychische Störungen der WHO) vorliegen.

Zur Wirksamkeit des Rollenspiels als Ritual liegen mir keine Studien vor. Ausgehend von den Wirksamkeitsstudien der systemischen Therapie und Familientherapie (Sydow et al. 2007) können wir vermuten, dass Rollenspiele als Elemente einer systemischen Intervention wirksam sind.

Wir können annehmen, dass im Bereich des Rollentrainings die Wirksamkeit des Rollenspiels gut belegt ist, denn der evidenzbasierte Nachweis sollte bei «Rollenspielen für Uhren» (Verhaltenstherapie) doch einfacher zu erreichen sein als bei «Rollenspielen für Wolken». Die Wirksamkeit von verhaltenstherapeutischen Interventionen (mit Rollenspiel) in Bezug auf verschiedene Störungsbereiche bei Kindern, Jugendlichen und Erwachsenen ist gut belegt (Kröner-Herwig 2004). Das Rollenspiel wird in verschiedensten Variationen eingesetzt, beispielsweise:

- in der Simulation von angstmachenden Situationen;
- im imaginativen Nacherleben von Traumatisierungen;
- in der Konfrontation mit belastenden Ereignissen;
- im Training von Sozialkompetenzen;
- in der Bearbeitung dysfunktionaler kognitiver Schemata;
- als Verhaltensexperiment.

Bei dieser methodischen Vielfalt wäre zu erwarten, dass es Konzepte und Theorien über spezifische Wirkfaktoren einzelner Rollenspiel-Techniken gibt und eine spezifische Ergebniskontrolle einzelner Methoden vorliegt. Nichts dergleichen ist der Fall: Das Rollenspiel in der Verhaltenstherapie ist eine Art «Black Box»: Wir wissen nicht, was darin passiert, aber wir messen in Vor- und Nachhermessungen die Wirkung. In der Verhaltenstherapie sind Rollenspiele immer in ein strukturiertes störungsspezifisches Behandlungsparadigma eingebettet, dessen Wirksamkeit als Ganzes belegt ist. Wir können aus diesen Studien also nur eingeschränkt Aussagen über die spezifische Wirksamkeit des Rollenspiels treffen.

Zusammenfassend können wir sagen: Das Psychodrama liefert einen theoretischen Hintergrund für ein fundiertes Wissen und Können von Rollenspiel-Interventionen bei verschiedenen psychiatrischen Störungsbildern. Es gibt gute Belege für die Wirksamkeit der Psychodrama-Therapie, die Forschung muss aber diesbezüglich noch erweitert werden. Insbesondere gilt es, Modelle von Wirksamkeitsforschungen zu entwickeln, die «wolkenähnliche» Behandlungsformen erfassen und beurteilen können. Mehrere Therapierichtungen haben Methoden des Psychodramas integriert, und es liegen viele Studien vor, die eine Wirksamkeit von multimodalen Interventionen mit dem Rollenspiel belegen. Die Verhaltenstherapie kann diesbezüglich zahlreiche Studien mit positiven Resultaten vorweisen. Diese Studien ergeben aber keine direkten Hinweise auf die Wirksamkeit des Rollenspiels, sondern nur auf die Wirksamkeit von Behandlungsparadigmen, in denen das Rollenspiel ein Element darstellt.

Literatur

Aichinger, H. & Holl, W. (2002). *Kinderpsychodrama.* Mainz: Grünewald.

Ameln, F. von, Gerstmann, R. & Kramer, J. (Hrsg.) (2004). *Psychodrama.* Berlin u.a.: Springer.

Baer, R. A. (2003). Mindfullness training as a clinical intervention: A conceptual and empirical review. *Clinical Psychology: Science and Practice, 10,* S. 125–143.

Baim, C., Burmeister, J. & Maciel, M. (Hrsg.) (2007). *Psychodrama. Advances in theory and practice.* London: Routledge.

Bateson, G. (1983a). *Ökologie des Geistes. Anthropologische, psychologische, biologische und epistemologische Perspektiven.* 6. Aufl. Frankfurt a. M.: Suhrkamp.

Bateson, G. (1983b). Eine Theorie des Spiels und der Phantasie. In: Bateson, G., *Ökologie des Geistes.* Frankfurt a. M.: Suhrkamp, S. 241–260.

Baudrillard, J. (1999). *L'Echange impossible.* Paris: Galilée. (Deutsche Übersetzung: *Der unmögliche Tausch.* Berlin: Merve-Verlag 2000.)

Bauer, J. (2006). *Warum ich fühle, was du fühlst. Intuitive Kommunikation und das Geheimnis der Spiegelneurone.* München: Heyne.

Beale, I. L., Kato, P. M., Marin-Bowling, V. M., Guthrie, N. & Cole, S. W. (2007). Improvement in cancer-related knowledge following use of a psychoeducational video game for adolescents and young adults with cancer. *Journal of Adolescent Health, 41,* S. 263–270.

Blatner, A. (2007). The role of the meta-role: An integrative element in psychology. In: Baim, C., Burmeister, J. & Maciel, M. (Hrsg.), *Psychodrama.* London: Routledge, S. 53–66.

Bliesener, T. & Brons-Albert, R. (1994). *Rollenspiele in Kommunikations- und Verhaltenstrainings.* Opladen: Westdeutscher Verlag.

Bodenmann, G., Perrez, M., Schär, M. & Trepp, A. (2004). *Klassische Lerntheorien. Grundlagen und Anwendungen in Erziehung und Psychotherapie.* Bern: Huber.

Brezinka, V., Götz, U. & Suter, B. (2007). *Serious Game Design für die Psychotherapie.* Zürich: Update-Verlag.

Brücher, K. (2005). *Therapeutische Räume. Zur Theorie und Praxis psychotherapeutischer Interaktion.* München: Elsevier.

Buer, F. (2004). *Morenos therapeutische Philosophie und die psychodramatische Ethik.* In: Fürst, J., Ottomeyer, K. & Pruckner, H. (Hrsg.), *Psychodrama-Therapie.* Wien: Facultas, S. 30–58.

Buer, F. (2005). Aufstellungsarbeit nach Moreno in Formaten der Personalarbeit in Organisationen. *Zeitschrift für Psychodrama und Soziometrie,* 2, S. 285–310.

Burmeister, J. (2004). *Diagnostik im Psychodrama.* In: Fürst, J., Ottomeyer, K. & Pruckner, H. (Hrsg.), *Psychodrama-Therapie.* Wien: Facultas, S. 81–102.

Cantieni, B. (2006). Wie gesundes Embodiment selbst gemacht wird. (Kapitel 4) In: Storch, M., Cantieni, B., Hüther, G. & Tschacher, W., *Embodiment.* Bern: Huber, S. 99–125.

Cierpka, M., Schick, A., Ott, I. & Schütte, I. (2001). *Faustlos. Ein Curriculum zur Prävention von aggressivem und gewaltbereitem Verhalten bei Kindern der Klassen 1 bis 3.* Göttingen: Hogrefe.

Clement, U. (2002). *«Offene Rechnungen» – Ausgleichsrituale in Paarbeziehungen.* In: Welter-Enderlin, R. & Hildenbrand, B. (Hrsg.), *Rituale – Vielfalt in Alltag und Therapie.* Heidelberg: Carl-Auer-Systeme, S. 122–138.

Coelius, C. (2006). *Fit fürs Assessment.* Hamburg: CC-Verlag.

Daimler, R. (2008). *Basics der Systemischen Strukturaufstellung.* München: Kösel.

Damasio, A. R. (2005). *Der Spinoza-Effekt. Wie Gefühle unser Leben bestimmen.* Berlin: Ullstein.

Emde, R. N., Wolf, D. P. & Oppenheim, D. (2003). *Revealing the inner worlds of young children.* Oxford u. a: Oxford University Press.

Ermert, C. (1997). *Scenotest-Handbuch.* Bern: Huber

Fehm, L. & Helbig, S. (2008). *Hausaufgaben in der Psychotherapie. Strategien und Materialien für die Praxis.* Göttingen: Hogrefe.

Fliegel, S., Groeger, W., Künzel, R., Schulte, D. & Sorgatz, H. (1998). *Verhaltenstherapeutische Standardmethoden. Ein Übungsbuch.* 4. Aufl. Weinheim: PVU.

Först, H. (2006). *Theory of Mind: Soziologie sittlichen Verhaltens.* Berlin: Springer.

Frede, U. (1992). *Behandlung unheilbar Erkrankter. Psychodramatherapie in Theorie und Praxis.* Weinheim: PVU.

Fritz, J. (2004). *Das Spiel verstehen. Eine Einführung in Theorie und Bedeutung.* Weinheim: Juventa

Fürst, J., Ottomeyer, K. & Pruckner, H. (Hrsg.) (2004). *Psychodrama-Therapie. Ein Handbuch.* Wien: Facultas.

Gallese, V. (2007). Dai neuroni specchio alla consonanza intenzionale. Meccanismi neurofisiologici dell'intersoggettività. *Rivista di Psicoanalisi,* LIII, 1, S. 197–208.

Gallese, V., Migone P. & Eagle, M. (2006). La simulazione incarnata: I neuroni specchio, le basi neurofisiologiche dell'intersoggettivita ed alcune implicazioni per la psicoanalisi. *Psicoterapia e Scienze Umane,* XL,3, S. 543–580. www.psicoterapiascienzeumane.it

Galliker, M. & Weimer, D. (2006). *Psychologie der Verständigung. Eine Einführung in die kommunikative Praxis.* Stuttgart: Kohlhammer.

Goffman, E. (1980). *Rahmen-Analyse. Ein Versuch über die Organisation von Alltagserfahrungen.* Frankfurt a. M.: Suhrkamp.

Grawe, K. (2004). *Neuropsychotherapie.* Göttingen: Hogrefe.

Greenberg, L. S. (2006). *Emotionsfokussierte Therapie. Lernen, mit den eigenen Gefühlen umzugehen.* Tübingen: dgvt.

Hartmann-Kottek, L. (2008). *Gestalttherapie.* Heidelberg: Springer.

Harris, T. A. (2005). *Ich bin o.k. – du bist o.k. Eine Einführung in die Transaktionsanalyse.* Reinbek: Rowohlt.

Hermer, M. & Klinzing, H. G. (2004). *Nonverbale Prozesse in der Psychotherapie.* Tübingen: dgvt.

Hinsch, R. & Pfingsten, U. (2002). *Gruppentraining sozialer Kompetenzen: GSK. Grundlagen, Durchführung, Materialien.* 4. Aufl. Weinheim: Beltz/PVU.

Hochreiter, K. (2004). Rollentheorie nach J. L. Moreno. In: Fürst, J., Ottomeyer, K. & Pruckner, H. (Hrsg.): *Psychodrama-Therapie.* Wien: Facultas, S. 128–146.

Hüther, G. (2004). *Die Macht der inneren Bilder.* Göttingen: Vandenhoeck & Ruprecht.

Hüther, G. (2006): Wie Embodiment neurobiologisch erklärt werden kann. (Kap. 3) In: Storch, M., Cantieni, B., Hüther, G. & Tschacher, W. (2006). *Embodiment.* Bern: Huber, S. 73–98.

Imber-Black, E., Roberts, J. & Whiting, R. A. (1995). *Rituale: Rituale in Familien und Familientherapie.* 2. Aufl. Heidelberg: Carl-Auer-Systeme.

Kabat-Zinn, J. (1999): *Stressbewältigung durch die Methode der Achtsamkeit.* Freiamt: Arbor.

Kanning, U. P. (2003). *Diagnostik sozialer Kompetenzen.* Göttingen: Hogrefe.

Kipper, D. A. (2007). Reformulating psychodrama as an experiential reintegration action therapy (ERAT). In: Baim, C., Burmeister, J. & Maciel, M. (Hrsg.), *Psychodrama.* London: Routledge, S. 41–52.

Kröner-Herwig, B. (2003). *Die Wirksamkeit von Verhaltenstherapie bei psychischen Störungen von Erwachsenen sowie Kindern und Jugendlichen.* Tübingen: dgvt.

Künzler, A., Böttcher, C., Hartmann, R., Nussbaum, M.-H. (Hrsg.) (2009 [im Druck]). *Körperzentrierte Psychotherapie im Dialog.* Grundlagen, Anwendungen, Integration. Der IKP-Ansatz von Yvonne Maurer. Heidelberg: Springer.

Lammers, K. (2004). Allgemeine Techniken im Psychodrama. In: Fürst, J., Ottomeyer, K. & Pruckner, H. (Hrsg.), *Psychodrama-Therapie.* Wien: Facultas, S. 222–243.

Lauterbach, M. (2007). *Wie Salz in der Suppe. Aktionsmethoden für Gruppen und Einzelarbeit.* Heidelberg: Carl-Auer-Systeme.

Lazarus, A. A. (1978). *Multimodale Verhaltenstherapie.* Frankfurt a. M.: Fachbuchhandlung für Psychologie.

Leciejewski, K. D. & Fertsch-Röver, V. (2007). *Assessment-Center.* Planegg/München: Haufe.

Leutz, G. (1986). *Psychodrama 1. Das klassische Psychodrama nach J. L. Moreno.* Berlin: Springer.

Linehan, M. (1996). *Trainingsmanual zur Dialektisch-Behavioralen Therapie der Borderline-Persönlichkeitsstörung.* München: CIP-Medien.

Lippmann, E. (Hrsg.) (2006). *Coaching. Angewandte Psychologie für die Beratungspraxis.* Heidelberg: Springer.

Ludewig, K. & Wilken, U. (2000): *Das* **Familienbrett**. *Ein Verfahren für die Forschung und Praxis mit Familien und anderen sozialen Systemen.* Göttingen u. a.: Hogrefe.

Maeder, A. (1952). *Sendung und Aufgabe des Arztes. Ausblick eines Psychotherapeuten.* Zürich: Rascher.

Mann, J. H. & Mann, C. H. (1959). Insight as a measure of adjustment in three kinds of group experience. *Journal of Consulting Psychology,* 23 (1), 91.

Mead, G. H. (1934). *Mind, self, and society. From the standpoint of a social behaviorist.* Chicago: University Press. (Deutsche Übersetzung: *Geist, Identität und Gesellschaft. Aus der Sicht des Sozialbehaviorismus.* Frankfurt a. M.: Suhrkamp 2008.)

Meyer, P. C. (2000). *Rollenkonfigurationen, Rollenfunktionen und Gesundheit.* Opladen: Leske & Budrich.

Mitchell, R. & Friedmann, H. S. (1997). *Konzepte und Anwendung des Sandspiels.* München: Ernst Reinhardt.

Moreno, J. L. (1989). *Psychodrama und Soziometrie.* Hrsg. von J. Fox. Köln: Edition Humanistische Psychologie.

Moreno, J. L. (2008). *Gruppenpsychotherapie und Psychodrama. Einleitung in die Theorie und Praxis.* 6. Aufl. Stuttgart u. a.: Thieme.

Mussen, P. H. (1993). *Lehrbuch der Kinderpsychologie.* Stuttgart: Klett-Cotta.

Oerter, R. & Montada, L. (2002). *Entwicklungspsychologie.* Weinheim: Beltz.

Osten, P. (2000). *Die Anamnese in der Psychotherapie.* München: Ernst Reinhardt.

Ottomeyer, K. (1987). *Lebensdrama und Gesellschaft. Szenisch-materialistische Psychologie für soziale Arbeit und politische Kultur.* Wien: Deuticke.

Ottomeyer, K. (2004). *Das Psychodrama zwischen Psychoanalyse und kritischer Gesellschaftstheorie.* In: Fürst, J., Ottomeyer, K. & Pruckner, H. (Hrsg.), *Psychodrama-Therapie.* Wien: Facultas, S. 59–80.

Papoušek, M. (2000). Einsatz von Video in der Eltern-Säuglings-Beratung und -Psychotherapie. *Praxis der Kinderpsychologie und Kinderpsychiatrie,* 8, S. 611–627.

Peichl, J. (2006). *Die inneren Trauma-Landschaften. Borderline, Ego-State, Täter-Introjekt.* Stuttgart: Schattauer.

Peichl, J. (2007). *Innere Kinder, Täter, Helfer & Co. Ego-State-Therapie des traumatisierten Selbst.* Stuttgart: Klett-Cotta.

Petermann, F., Natzke, H., Gerken, N. & Walter, H.-J. (2006). *Auf Schatzsuche. Ein Arbeitsheft für Kinder zum «Verhaltenstraining für Schulanfänger».* 2. Aufl. Göttingen u.a.: Hogrefe.

Petermann, F. & de Vries, U. (2007). *Übergewichtige Kinder. Hilfen für Eltern.* Weinheim: Beltz/PVU.

Petermann, F. & Petermann, U. (2003). *Training mit Jugendlichen. Förderung von Arbeits- und Sozialverhalten.* Göttingen: Hogrefe.

Petermann, F. & Petermann, U. (2005). *Training mit aggressiven Kindern.* 11. Aufl. Weinheim: Beltz.

Petermann, F. & Petermann, U. (2006). *Training mit sozial unsicheren Kindern.* 9. Aufl. Weinheim: Beltz.

Petermann, U. (2001). *Die Kapitän-Nemo-Geschichten. Geschichten gegen Angst und Stress.* Freiburg: Herder.

Petzold, H. G. (2004). *Integrative Therapie.* Paderborn: Junfermann.

Petzold, H. G., Hass, W., Märtens, M. & Steffan, A. (2000). Wirksamkeit Integrativer Therapie in der Praxis. Ergebnisse einer Evaluationsstudie im ambulanten Setting. *Integrative Therapie,* 2/3, S. 277–354.

Philippot, P. (2007). *Emotion et psychothérapie.* Wavre: Madraga.

Polt, W. & Rimser, M. (2006). *Aufstellungen mit dem Systembrett. Interventionen für Coaching, Beratung und Therapie.* Münster: Ökotopia.

Popper, K. R. (1973). *Objektive Erkenntnis. Ein evolutionärer Entwurf.* Hamburg: Hoffmann und Campe.

Popper, K. R. & Eccles, J. C. (1989). *Das Ich und sein Gehirn.* München: Piper.

Pöppel, E. (2006). *Der Rahmen. Ein Blick des Gehirns auf unser Ich.* München: Hanser.

Rahm, D., Otte, H. & Bosse, S. (1999). *Einführung in die integrative Therapie.* Paderborn: Junfermann.

Ratey, J. J. (2001). *Das menschliche Gehirn – Eine Gebrauchsanweisung.* Düsseldorf: Walter.

Reddemann, L. (2001). *Imagination als heilsame Kraft.* Stuttgart: Pfeiffer bei Klett-Cotta.

Rizzolatti, G. & Sinigaglia, C. (2006). *So quel che fai. Il cervello che agisce e i neuroni specchio.* Milano: Raffaello Cortina Editore. (Deutsche Übersetzung: Rizzolatti, G. & Sinigaglia, C., *Empathie und Spiegelneurone.* Frankfurt a. M.: Suhrkamp.)

Roth, G. & Grün, K. J. (2006). *Das Gehirn und seine Freiheit.* Göttingen: Vandenhoeck & Ruprecht.

Rytz, T. (2006): *Bei sich und in Kontakt. Körpertherapeutische Übungen zur Achtsamkeit im Alltag.* Bern: Huber.

Sachse, R., Püschel, O., Fasbender, J. & Breil, J. (2008). *Klärungsorientierte Schemabearbeitung. Dysfunktionale Schemata effektiv verändern.* Göttingen: Hogrefe.

Satir, V. & Baldwin, M. (1988). *Familientherapie in Aktion. Die Konzepte von Virginia Satir in Theorie und Praxis.* Paderborn: Junfermann.

Schacht, M. (2003). *Spontaneität und Begegnung. Zur Persönlichkeitsentwicklung aus der Sicht des Psychodramas.* München: InScenario

Schacht, M. (2009). *Das Ziel ist im Weg. Störungsverständnis und Therapieprozess im Psychodrama.* Wiesbaden: VS Verlag für Sozialwissenschaften.

Schaller, R. (2005). *Wege, an sie ranzukommen. Selbstmanagement- und Psychodrama-Training mit gewaltbereiten Kindern und Jugendlichen.* Weinheim: Juventa.

Schaller, R. (2006). *Das große Rollenspiel-Buch. Grundtechniken, Anwendungsformen, Praxisbeispiele.* 2. Aufl. Weinheim: Beltz.

Schaller, R. (2007). Das Hier-und-Jetzt der Gruppe als psychodramatische Bühne. Selbstmanagement-Training mit aggressiv-antisozialen Jugendlichen. *Zeitschrift für Psychodrama und Soziometrie,* 1, S. 83–98.

Schulz von Thun, T. (1999). *Miteinander reden 3: Das «Innere Team» und situationsgerechte Kommunikation.* Reinbek: Rowohlt.

Siegel, D. (2007). *Das achtsame Gehirn.* Freiburg: Arbor.

Sparrer, I. (2006). *Systemische Strukturaufstellung.* Heidelberg: Carl-Auer-Systeme.

Specht, M. & Petermann F. (1999). Der Einsatz des Rollenspiels im Training sozial ängstlicher Kinder. *Kindheit und Entwicklung,* 8, S. 218–225.

Stadler, C. & Spörrle, M. (2008). Das Rollenspiel. Versuch einer Begriffsbestimmung. *Zeitschrift für Psychodrama und Soziometrie,* 2, S. 165–188.

Stangier, U., Heidenreich, T. & Peitz, M. (2003). *Soziale Phobien. Ein kognitiv-verhaltenstherapeutisches Behandlungsmanual.* Weinheim u. a.: Beltz.

Stavemann, H. H. (2003). *Sokratische Gesprächsführung in Therapie und Beratung.* Weinheim: PVU.

Stern, D. (2003). *Die Lebenserfahrung des Säuglings.* Stuttgart: Klett-Cotta.

Storch, M. (2006). Wie Embodiment in der Psychologie erforscht wurde. (Kapitel 2) In: Storch, M., Cantieni, B., Hüther, G. & Tschacher, W., *Embodiment.* Bern: Huber, S. 35–72.

Storch, M. & Riedener, A. (2005). *Ich packs! – Selbstmanagement für Jugendliche.* Bern: Huber.

Storch, M., Cantieni, B., Hüther, G. & Tschacher, W. (2006). *Embodiment. Die Wechselwirkung von Körper und Psyche verstehen und nutzen.* Bern: Huber.

Sydow, K. von, Beher, S., Retzlaff, R. & Schweitzer, J. (2007). *Die Wirksamkeit der Systemischen Therapie/Familientherapie.* Göttingen: Hogrefe.

Ullrich, R. & Ullrich de Muynck, R. (1980). *Diagnose und Therapie sozialer Störungen. Das Assertiveness-Training-Programm ATP.* München: Pfeiffer.

Verhofstadt-Denève, L. (2000). *Theory and practice of action and drama techniques.* London: Jessica Kingsley Publishers.

Verhofstadt-Denève, L. (2003). Der Schritt ins persönliche Universum. Modell einer entwicklungsorientierten Psychotherapie mit Aktions- und Dramatechniken. *Zeitschrift für Psychodrama und Soziometrie,* 2, S. 351–369.

Verne, J. (1990). *20 000 Meilen unter dem Meer.* (Ausgewählte Werke in Einzelausgaben, Bd. 9) Berlin: Verlag Neues Leben.

Vetter, S. & Smucker, M. R. (Hrsg.) (1997). *Imagery Rescripting. Therapiemanual zur Behandlung von posttraumatischen Belastungsstörungen (PTSD) nach sexuellem Missbrauch.* Thun: Vetter.

Vogt, M. & Dreesen, H. (2008). *Rituale, Externalisieren und Lösungen.* Dortmund: Borgmann.

Wagner, R. F. (2003). Rollenspiel und Rollentausch in der Kognitiven Verhaltenstherapie. *Zeitschrift für Psychodrama und Soziometrie,* 1, S. 69–77.

Watzlawick, P., Beavin, J. H. & Jackson, D. D. (1974). *Menschliche Kommunikation. Formen, Störungen, Paradoxien.* 4. Aufl. (11. Aufl. 2007) Bern: Huber.

Watzlawick, P., Weakland, J. H. & Fisch, R. (1992). *Lösungen. Zur Theorie und Praxis menschlichen Wandels.* 5. Aufl. (7. Aufl. 2008) Bern: Huber.

Weber, G., Schmidt G. & Simon F. B. (2005). *Aufstellungsarbeit revisited ... nach Hellinger?* Mit einem Metakommentar von M. Varga von Kibéd. Heidelberg: Carl-Auer-Systeme.

Wendlandt, W. (2003). *Veränderungstraining im Alltag.* Stuttgart: Thieme.

Welter-Enderlin, R. & Hildenbrand, B. (Hrsg.) (2002). *Rituale – Vielfalt in Alltag und Therapie.* Heidelberg: Carl-Auer-Systeme.

Wieser, M. (2004). *Wirksamkeitsnachweise für die Psychodrama-Therapie.* In: Fürst, J., Ottomeyer, K. & Pruckner, H. (Hrsg.), *Psychodrama-Therapie.* Wien: Facultas, S. 427–446.

Wieser, M. (2007). *Studies on treatment effects of psychodrama psychotherapy.* In: Baim, C., Burmeister, J. & Maciel, M. (Hrsg.), *Psychodrama.* London: Routledge, S. 271–292.

Wissemann, M. (2006). *Wirksames Coaching. Eine Anleitung.* Bern: Huber.

Yardley-Matwiejczuk, K. M. (1997). *Role play: Theory & practice.* London: Sage.

Index

A

Achtsames Gewahrsein 21, 124, 125
Achtsamkeit 21, 22, 44, 45, 62, 63, 64, 70, 71, 90, 94, 97, 99, 123, 124, 163, 209, 211
Als-ob-Schlaufe 20–23, 123, 153
Anamnese 114, 167
Anteile
– innere 133, 135, 140
Assertiveness-Training-Programm 15
Assessment-Verfahren 104, 210
Atom
– soziales 76, 104
Aufmerksamkeit 16, 17, 34, 35, 37, 42, 43, 44, 50, 55, 71, 73, 85, 97, 98, 100, 101, 118, 136, 143, 152, 155, 158, 163, 166, 167, 169, 176, 192, 203, 208, 209
– Aufstellung 16, 63, 75, 76, 77, 105
– Familien- 76, 105, 152
Auswertung 48, 66, 67, 68, 96, 97, 100, 105, 134, 135, 138, 163, 164, 166, 169, 171, 186, 208
Aversionstherapie 14

B

Bedürfnis 18–24, 28, 31, 42, 90, 91, 110, 123, 128, 130, 132, 134, 136, 137, 139, 141, 204
Beobachtung 25, 33, 71, 90, 104, 115, 120
– Fremd- 42, 101, 102, 104, 120, 204
– Selbst- 15, 37, 42, 44, 101, 102, 120, 204
best case 45, 87, 88, 128
Bewertung 16, 19, 26, 35, 37, 45, 68, 84, 91, 121, 128, 135, 153, 156, 165, 167, 203, 209
Bilder
– innere 23, 30, 36, 57, 70, 128
Bildschirmtechnik 181, 182
Bodenanker 77, 78
Bühne 9, 18, 19, 38, 40, 48, 53, 66, 70, 82, 91, 99, 110, 134, 149, 154, 163, 168, 170, 202, 205
– Alltags- 54, 55, 119, 121, 158, 161, 164, 184, 193, 205
– Begegnungs- 40, 142, 205
– innere 8, 49, 50, 56, 178, 181
– Leinwand- 50, 51, 129, 181, 182, 205
– Raum- 53, 54, 76, 88, 93, 94, 95, 112, 114, 129, 176, 205
– Tisch- 51, 52, 57, 77, 114, 115, 129, 135, 174, 178, 202, 205

C

Comicgeschichten 65, 85, 87, 88, 172, 187, 189
Computerspiel 197, 198, 199, 200

D

Diagnostik 10, 37, 42, 44, 51, 60, 71, 77, 84, 101, 102, 103, 106, 112, 115, 116, 117, 120, 126, 207, 208, 210
Dialog
– sokratischer 82, 83, 91, 125
Doppeln 90, 91, 123, 130, 137, 166, 171, 201, 207, 210
Dreischritt
– dialogischer 126, 127
drei Welten 18–26, 31, 53, 71, 84, 94, 110, 123, 124, 132, 153, 197, 208, 210

E

Ego-States 136, 137
embodied memory 61
embodied simulation 28, 61, 63, 64, 67, 206, 207
Embodiment 23, 62

Emotion 15, 19, 20, 21, 22, 26, 27, 31, 37, 42, 44, 53, 58, 60, 69, 70, 90, 92, 95, 112, 113, 125, 128, 135, 142, 149, 151, 153, 157, 163, 170, 178, 199, 204, 208, 211
Empathie 27, 59, 172
Entrollen 66
Expertengespräch 112, 113, 142, 150

F
Familienbrett 118
Familiensystemtest 117
Feedback 48, 67, 68, 118, 119, 154, 157, 164, 166, 169, 172, 186, 187, 193, 208
Feldkompetenz 43, 71, 72, 73, 102

G
Geschichten-Ergänzen 83, 114, 116, 117
Gestalttherapie 11, 16, 56, 95, 211

H
Hausaufgaben 158, 159, 164, 171, 185, 193, 194, 195, 196
Hypnose 11, 16, 56, 64, 205

I
Ich-Mich-Modell 32, 130, 132
Identität 31, 32, 56, 62
Imagination 49, 50, 51, 63, 96, 129, 140, 143, 163, 165, 166, 178
innere Bilder 23, 30, 36, 57, 128

K
Katathymes Bilderleben 11, 16, 56, 64, 205
Katharsis 45, 95, 100, 128
Konfrontation 40, 64, 81, 92, 93, 142, 167, 195, 196, 196, 212
körperliche Simulation 28, 61, 62, 63, 130

L
Leerer Stuhl 15, 16, 20, 53, 55, 93, 94, 110, 112, 123, 136, 138, 145, 157, 158, 167, 169, 201, 202, 211
Leitung 22, 38, 40, 48, 57, 58, 66–73, 91, 152, 170, 208, 209
Lösung 15, 16, 17, 20, 21, 43, 70, 73, 78, 124, 127, 135, 138, 147, 149, 192, 209

M
Meta-Ebene 34, 40, 49, 208, 211
Meta-Rolle 132, 133
Meta-Selbstbild 131
Modelllernen 13, 15, 17, 54, 70, 162, 171, 172, 173, 183, 186
Modulation 36, 37, 38, 40, 41

N
Netzwerk
– soziales 42, 44, 76, 104, 105, 106, 107, 114, 124

P
Parts 166, 133, 134, 136
Perspektivenwechsel 9, 22, 45, 47, 59, 60, 67, 68, 70, 77, 79, 92, 97, 104, 113, 128, 146, 148, 156, 164, 210
Problemanalyse 43, 44, 100, 106, 120, 128, 161
Protokoll 170, 194, 195, 196
Psychoanalyse 11, 15, 16, 136
Psychodrama 9, 11, 15, 16, 37, 42, 61, 62, 64, 67, 75, 76, 79, 80, 90, 95, 104, 123, 132, 133, 156, 161, 198, 205, 210–213

R
Rahmentheorie 10, 33, 34, 35, 36, 37, 38, 39, 40, 49, 71, 87, 125, 151, 204
Realitätsprüfung 164, 195
Regietechnik 97
– Einfrieren 22, 97, 166, 177, 204
– Maxiemierung 100, 139, 183
– Rückwärtsspulen 51, 98, 99, 207
– Stummfilm 99, 207
– Vorwärtsspulen 51, 98, 183
– Zeitlupe 99, 100, 154, 207, 210
Reskription 176, 178, 181, 182
Resonanz 25, 27, 28, 90
Ressourcenförderung 42, 45, 50, 62, 68, 100, 105, 107, 128, 135, 141, 143, 146, 150, 152, 163, 165, 168, 173, 205
Rituale 10, 36, 40, 41, 43, 44, 45, 55, 70, 71, 72, 103, 126, 151–159, 169, 170, 205, 207, 211, 212
Rollenanalyse 108
Rollendialog 79, 82, 85, 91, 123, 207

Rollenfeedback 68, 208
Rollenhaushalt 31, 78, 107, 108, 133, 150, 184
Rollenkonserve 92, 124, 161, 195, 209
Rollenspiel
– Hier-und-jetzt- 48, 55, 64, 80, 81, 92, 185
– In-vivo- 54, 158, 164, 167, 169, 185, 193, 194, 196
Rollentausch 80, 81
Rollentheorie 31, 130, 132, 210
Rollenübernahme 10, 16, 48, 51, 55, 58–66, 78, 88, 129, 131, 137, 176, 178, 193, 202, 206, 207, 210
– figurativ 51, 65, 85–88, 110, 111, 114, 134, 174
– imaginativ 50, 129, 135, 154, 155, 178–180
– körperlich 20, 38, 53, 75, 76, 92, 94, 177, 178
Rollenwechsel 78, 79, 80, 81, 88, 89, 108, 110, 130, 137, 140, 154, 156, 165, 166, 171, 172, 186, 203, 207, 210

S
Sandspiel 115
Scenotest 115, 116
Schemata
– dysfunktionales 147, 212
Selbstbild 30, 32, 57, 78, 107, 130, 131
Selbstsicherheitstraining 172
Serious Games 199, 200
Sharing 68, 208
Skills-Training 193
– Skulptur 16, 75, 101, 105, 137, 144
So tun, als ob 20, 36, 37, 38, 48, 57, 94, 111, 118, 202
Sozialkompetenz 13, 15, 42, 103, 116, 120, 162, 196, 212
Spiegeln 80, 91–93, 130, 166, 171, 201, 207, 210
Spiegelneuronen 23–29, 36, 61, 90, 100, 206, 209, 210
Spontaneität 11, 17, 22, 27, 36, 41, 49, 61, 62, 69, 70, 124, 161, 206, 210
Symbol 20, 29, 53, 56, 67, 79, 95–97, 113, 131, 134, 138, 151–159, 168, 172, 182, 197, 203
Systembrett 118
Szene 15, 38, 48, 61, 64, 75, 90, 110, 115, 124, 127
Szenenaufbau 22, 48, 55, 57, 63, 66, 75, 82, 100, 115, 166, 170, 202
– figurativer 51, 52, 56, 65, 85, 87, 114, 116, 129, 134, 192
– imaginativer 50, 56, 110, 129, 135, 154, 166, 192
– körperlicher 55, 75, 79, 88, 98, 101, 109, 112, 126, 129, 131, 137, 140
Szenenwechsel 48, 65, 66, 100, 207

T
Theory of Mind 62, 66, 206, 207
Therapie
– deliktorientierte 39, 40, 81, 92, 100, 138, 139, 142, 182, 184
– emotionsfokussierte 95, 211
– integrative 62, 211
– körperzentrierte 16, 62
– systemische 11, 15
Transaktionsanalyse 132
Transfer 164, 166, 169

V
Verhaltensexperiment 54, 120, 164, 194, 212
Verhaltenstherapie 11, 14–16, 43, 55, 62–64, 79, 164, 171, 172, 195, 205, 212, 213
Video 93, 97, 118, 119, 162, 165, 166, 170, 172, 186, 187

W
Wirkfaktor 21, 58, 62, 124, 125, 210, 212
Wirksamkeit 10, 49, 58, 164, 200, 209–213
worst case 45, 87, 88, 128, 137, 165, 210

Z
Zur-Seite-Sprechen 85, 90, 173